ESSAI

3102

SUR

LA VIE DE TISSOT.

ESSAI

SUR LA

VIE DE TISSOT,

Docteur en Médecine de la Faculté de Montpellier ; Professeur de Médecine dans l'Académie de Lausanne, et à l'Université de Pavie ; Membre des Sociétés Royales de Londres, Paris, Milan, Stockholm, etc.; des Sociétés de Bruxelles, Rotterdam, Berne, Bâle, etc.

CONTENANT DES LETTRES INÉDITES

de

TRONCHIN, VOLTAIRE, HALLER, ZIMMERMANN, ROUSSEAU, BONNET, STANISLAS AUGUSTE II, NAPOLÉON BONAPARTE, ETC.

PAR

Ch. Eynard.

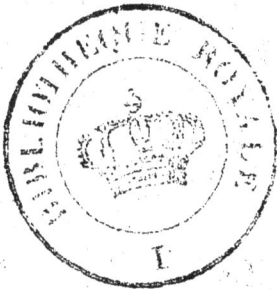

LAUSANNE,

IMPRIMERIE ET LIBRAIRIE DE MARC DUCLOUX,

EDITEUR.

—

1839.

« La première place dans la mémoire des hom-
» mes est accordée à ceux qui ont détruit les hom-
» mes, la seconde à ceux qui les ont amusés ; à
» peine en reste-t-il une pour ceux qui les ont
» servis. »

CUVIER, *Eloge de Lemonnier*.

La famille Tissot est d'origine italienne. Alessandro Tisoni, cadet d'une des premières maisons de Spolète, suivit, contre le gré de son père, Louis le Jeune dans la croisade qu'il entreprit en 1147, à la sollicitation de St. Bernard. On sait quelle en fut la triste issue. Echappé aux désastres du siége de Damas, Alessandro Tisoni regagna l'Europe avec les misérables débris de l'armée de Louis. Ne pouvant retourner à Spolète, il ne lui restait d'autre chance de fortune que l'héritage de trois chevaliers ses frères d'armes, qui en mourant lui avaient légué tous leurs biens; ce fut son premier soin à son retour de la terre sainte, que de chercher à les recueillir et de s'en mettre en possession. Un seul des trois, du nom de Tschiernhausen, avait laissé quelques terres et une sœur que Tisoni épousa autant par amour que pour éviter un procès.

Peu de temps après (1152), Tisoni s'établit
dans les terres de Tschiernhausen en Franche-
Comté. Il y changea son nom en celui de Tissot,
pour faire cesser tous les rapports qui pourraient
encore exister entre lui et ses parens de Spolète.
Sa grande taille et sa force l'avaient fait surnom-
mer *Patte d'Ours*, dont on fit plus tard *Patours*
et enfin *Patot*. Ce nom resta à la seigneurie. [1]

Un de ses petits-fils acheta dans le siècle suivant
le château et la terre de Rances ayant droit de

[1] Ces détails sont extraits :

1° Des papiers de la branche hollandaise, qui descend
de Simon Tissot, né à Genève, où son grand-père s'é-
tait fixé dans le seizième siècle. Simon Tissot, quittant
Genève pour s'établir en Hollande, emporta une attesta-
tion de bonne conduite et de noblesse qui commence par
ces mots : « Nous syndics et conseils de Genève ayant été
» requis par noble Simon Tissot, natif de Genève, fils de
» défunt noble Antoine Tissot, habitant de cette cité, etc. »
Genève, 24 février 1652.

Signé : LE FORT.

2° De diverses notes et papiers de famille.

3° D'un arbre généalogique remontant à Etienne Tissot, 1400, etc. Pour compléter ces détails, il faudrait
faire des recherches dans les archives de Rances, de
Grancy et de Genève. J'ai quelques raisons de douter de
l'existence de cette seigneurie de Patot. Il me paraît plus
probable que les Tissot dit Patot ont changé le *dit* en *de*,
à leur arrivée en Hollande. Le nom de Tissot signifiant
autrefois *tisserand*, a toujours été commun.

haute et basse justice, dont ses descendans ont joui jusqu'à la fin du 16e siècle.

La vie des cadets de famille n'était pas fort agréable dans ces temps chevaleresques. En 1400, l'un d'eux, nommé Etienne, quitta Rances pour se fixer à Grancy. La terre qu'il y possédait a toujours appartenu à sa famille. Celle-ci tenait le premier rang après le seigneur, et avait un banc derrière le sien dans le temple, où était sculpté l'écusson des Tissot. A diverses époques les Tissot ont contracté des alliances avec les de Venoge, les de Beausobre, de Diesbach, Quizard de Crans, de Martines, de Verace, et d'autres familles distinguées du pays de Vaud.

Onze générations se sont succédé depuis Etienne Tissot jusqu'à celui qui va nous occuper. Il naquit de Pierre Tissot, commissaire arpenteur, à Grancy. L'extrait suivant du livre de raison

---

[1] C'est par erreur que M. Galiffe * fait descendre les Tissot de Lausanne de ceux de Genève. Aucun des aïeux du professeur ne fut, je crois, bourgeois de Lausanne ni de Genève. Il reçut le premier la bourgeoisie de Lausanne en 1762, et son frère, le colonel, celle de Genève en 1775, moyennant une somme de 7000 florins, un fusil, une giberne, et cent florins pour la bibliothèque. Il est qualifié de Noble, ffeu Noble Pierre Tissot, etc.

* Galiffe. Notices généalogiques, t. 1, p. 508.

dans lequel Pierre Tissot inscrivait les événemens importans de sa vie, nous fournit quelques détails, que nous transcrivons ici, à cause de leur couleur locale et de leur naïveté :

« Le 11 mars 1727, en passant à Lavigny, ve-
» nant de Genève aux environs de 4 heures du
» soir, mon frère, étant pasteur à Lisle, a béni le
» mariage que j'ai contracté par la permission di-
» vine avec noble demoiselle Jeanne-Charlotte
» Grenus, fille de feu noble Jacob Grenus, quand
» vivait citoyen de Genève et lieutenant-colonel,
» même brigadier par brevet au service de LL.
» HH. PP. les Etats de Hollande, et de noble de-
» moiselle Renée Dumant, ses père et mère.
» Nous avions pour témoins Mesdemoiselles Ju-
» dith, fille de Monsieur le doyen Butini et Jeanne
» De La Rue du dit Genève.

» La nuit du 19 au 20 mars 1728, ma femme
» est heureusement accouchée d'un gros garçon à
» 2 heures ³⁄₄ après minuit, sur le samedi, sous le
» signe de l'écrevisse, la lune croissant entre le
» premier et le second quartier.

» Vendredi 9 avril suivant, il a été baptisé par
» spectable Georges Jordan, notre ministre à
» Grancy, et présenté au saint baptême par noble
» et généreux Samuel de Senarclens, l'aîné de la

» famille de Grancy, major et capitaine du régi-
» ment d'Hacbrett, au service de S. M. le roi de
» Sardaigne, noble Guillaume-Auguste de Senar-
» clens son frère, noble André Grenus, frère de
» mon épouse, citoyen de Genève, et spectable et
» savant David Tissot, mon frère, ministre du
» Saint-Evangile à Lisle. Il a eu pour marraines
» les nobles demoiselles de Grancy, Louise Bé-
» nigne, Elizabeth et Susanne, avec noble demoi-
» selle Jeanne Grenus, sœur de mon épouse.
» Celle-ci et M. Grenus n'ont pas paru. Il a été
» baptisé Samuel-Auguste-André-David. Dieu
» veuille le combler de ses faveurs les plus tendres
» et pour le corps et pour l'âme, et pour cette vie
» et pour celle qui est à venir ! [1] »

[1] M. A. Pidou, dans une lettre adressée à un ami pour
y relever une erreur contenue dans le *Journal de Lausanne* de 1797, n° 8, sur le professeur Tissot, s'exprime
en ces termes sur M. P. Tissot : « Vous savez, mon cher
» ami, avec quel enthousiasme je vous ai toujours parlé
» de ce bon grand-père, de ce respectable vieillard, au-
» près de qui je passai ma première enfance. Quel esprit
» sage et modéré ! Quelle égalité d'humeur ! Quelle dou-
» ceur ! Quelle aménité dans le commerce ! Quel cœur
» simple et droit ! Quelle simplicité inaffectée et toujours
» en mesure avec son objet ! En un mot, quel patriarche !
» Sa mort qui arriva en 1768 laissa à tous ses proches
» ainsi qu'à tous ceux qui l'ont connu de longs regrets. »

A l'âge de six ans ses parens le confièrent à son oncle, homme instruit, et tout dévoué aux fonctions de sa place, qui se fit un vrai plaisir de cultiver les heureuses dispositions de son neveu.

Le jeune Tissot était doué d'une intelligence vive et prompte, et d'une heureuse mémoire; il y joignait beaucoup de sensibilité, de la douceur, un sens droit et une présence d'esprit bien rares dans un enfant de sept ans. En voici un trait.

Un dimanche matin que M. le pasteur Tissot tardait à arriver au temple à l'heure du service, son neveu crut devoir prendre sa place, et lut dans la Bible à haute voix, avec un sérieux et une onction qui touchèrent tous les assistans. Son oncle fut naturellement très-surpris de voir sa chaire occupée, et dut attendre un moment que la lecture fût finie pour y monter.

Souvent il le menait avec lui dans la demeure du pauvre et de l'affligé. Il ne cherchait point à lui voiler les réalités pénibles de la vie, et lui faisait part des enseignemens de la Parole de Dieu sur les causes et le but de l'épreuve si nécessaire pour détacher l'homme pécheur de cette terre, et élever ses pensées vers la patrie céleste. La vue de tant de souffrances, en excitant la sensibilité de l'enfant, lui fit naître de bonne heure le désir de les soulager. Son esprit observateur et réfléchi semblait le rendre propre à la pratique de la médecine, aussi ses parens se décidèrent à l'envoyer à Genève pour suivre des cours de belles-lettres et de philosophie.

Pendant son séjour à Lisle, son oncle lui avait fait contracter l'habitude de se lever matin et de se coucher tôt; il ne craignait ni le froid ni le chaud; il n'avait besoin ni d'être servi ni d'être amusé; habitué à la vie des champs, la perspective d'un séjour à la ville ne lui plaisait qu'à demi. Profitant de cette appréhension, un vieux intendant qui régissait la terre de Lisle faillit renverser tous les plans du jeune Tissot, en lui racontant ses campagnes. M. de Kelmayer, c'était son nom, avait été soldat; c'était un grognard de cette époque, échappé des guerres de la succession d'Espagne, conteur, bavard, ayant beaucoup vu, et ne connaissant rien de mieux que le service d'Autriche pour former un jeune homme. L'impression produite par ses récits était si vive, et ces bruits de gloire enflammèrent tellement l'imagination de son complaisant auditeur, que ce ne fut pas sans quelque hésitation qu'il vit s'approcher le moment de s'enrôler sous l'étendard pacifique des Cramer, des Jalabert et des Calandrini.

Voici les arrangemens que M. Tissot avait pris à Genève pour la pension de son fils, tels qu'ils sont consignés dans son livre de raison. «En vue » de seconder les talens que Dieu lui a donnés, » nous l'avons placé à Genève, le 15 mai 1741, » chez M. Fougereux, où il était en pension à cent » écus blancs par année, argent courant au dit » lieu, outre tous les autres frais, blanchissage, » bois, chandelles, livres, maîtres, qui ont excédé » la pension, parce qu'il y a eu des congés déduits.»

Le jour même de son arrivée à Genève, il fut immatriculé dans l'auditoire de belles-lettres[1]. Ses commencemens ne furent pas brillans; il fit fort peu de choses la première année; dès la seconde il fut classé parmi les meilleurs étudians.

Bien accueilli par la famille de sa mère, il fut assez longtemps avant de former des relations avec ses camarades d'étude; une fois en philosophie, il se lia assez intimement avec quelques-uns d'entre eux. Dans les beaux jours d'été ils allaient souvent ensemble s'exercer à la natation, mais la mort de l'un de ces jeunes gens qui se noya près de

[1] On trouve l'inscription suivante dans les registres académiques : *David Tissot Granciscennis humaniorum litterarum studiosus. Die maji decimâ-quintâ anni* 1741.

Tissot sans qu'il lui fût possible de le sauver, vint bientôt empoisonner ce plaisir. Il cessa dès-lors de se baigner dans le lac, tant ce souvenir lui était douloureux. Pendant un séjour qu'il fit à Lisle [1], il eut la petite vérole. Sa vocation pour la médecine était déjà prononcée, aussi portait-il une grande attention aux remèdes que lui prescrivait son médecin, homme âgé et respectable. Une nuit, après avoir pris de la thériaque, alors généralement employée dans le traitement de cette maladie, il se sentit si mal, qu'il refusa absolument d'en reprendre une seconde fois, et il s'en trouva bien [2].

Au mois d'août 1745, Tissot obtint le grade de maître-ès-arts, et après un court séjour à Grancy, il en partit le 14 septembre, accompagné des vœux les plus tendres et de la bénédiction de ses parens. Montpellier, où il allait suivre ses cours de médecine, était alors célèbre par les travaux de Boissier de Sauvages, déjà connu sous le nom du grand Sauvages. Ce fut chez lui que Tissot se mit en pension.

[1] Au mois d'août 1742.
[2] « *J'ai appris par là pour ne l'oublier de ma vie*, dit-il » dans sa lettre à Haller, *que les échauffans ne valent rien* » *dans la petite vérole.* »

Simple dans ses mœurs comme dans son caractère, Sauvages communiquait sans peine ce qu'il savait, et recevait aussi volontiers des autres ce qu'ils
pouvaient lui apprendre. Ses connaissances passaient sans faste dans ses conversations, et si dans
le monde on lui faisait un reproche d'avoir cet air
d'homme de cabinet qui ne s'allie guères avec les
grâces et l'enjouement, on s'accordait à trouver
que sa bienveillance réelle et sentie était pleine
de charmes. Les rapports qui s'établirent entre le
professeur et son jeune pensionnaire ne tardèrent
pas à devenir agréables à tous les deux; mais, nous
le disons à regret, ils ne furent que cela. Chez
Sauvages comme chez bien d'autres savans à cette
époque, la science et une certaine moralité extérieure tenaient lieu de vie chrétienne; ses principes ne reposaient point sur les seuls fondemens
véritables et solides; aussi ne s'embarrassa-t-il
guère de la conduite morale de son élève, qui, se
trouvant entièrement libre de ses actions, livré
à lui-même au milieu de tentations de tout genre,
et entouré d'exemples bien dangereux, paraît avoir
cédé à leur séduction. Jusqu'où se laissa-t-il entraîner? Nous l'ignorons. Les pages du livre de
raison qui renfermaient des renseignemens sur le
séjour du jeune Auguste à Montpellier ont été cou-

pées. Sur le revers on lit ces mots : « C'est moi
» qui ai coupé pour raison les trois feuilles qui
» manquent ici. »

> Atteste Tissot , commissaire. »

Plus bas se trouvent ces mots de la main du
colonel Tissot : « Ce sont les trois feuilles où étaient
» les comptes de feu mon cher frère aîné, le pro-
» fesseur en médecine, et de son inconduite et
» folles dépenses à Montpellier, où il était en pen-
» sion chez M. le professeur en médecine de Sau-
» vages. Il a coûté plus de douze mille francs de
» Suisse [1]. »

Sans pouvoir l'affirmer, on peut supposer qu'un
des moyens dont Dieu se servit pour le ramener,
fut la correspondance et les remontrances pieuses
de ses parens. A leurs exhortations pleines de tendresse succéda un avertissement bien plus grave.

---

[1] J'ai hésité à transcrire cette accusation assez vague,
qui d'ailleurs n'était point destinée à la publicité. Toutefois le désir d'être vrai ne m'a pas permis de taire cette
circonstance, que la conduite régulière, les écrits sages
et la conversation toujours décente de M. Tissot depuis
cette époque, n'auraient jamais laissé soupçonner. J'ajouterai que M. le prof. Tissot, ayant entre ses mains ce livre
de raison dès l'année 1768 à 1797, aurait pu faire dispa-
raître les trois lignes ajoutées par son père et qu'il ne l'a
point voulu.

Au mois de juin 1746, éclata à Montpellier une épidémie de petite-vérole, qui en moins de trois mois enleva plus de 2000 personnes. La désolation était au comble ; des familles entières disparurent par cet horrible fléau, que Tissot, appelé comme les autres étudians à un service actif, dut voir de bien près. Dès lors, il se rattacha fortement à une vie d'étude qui le mit en état de se présenter aux examens avec honneur.

Le 18 avril 1749, il soutint une thèse *de maniâ, melancholiâ et phrenitude.* Elle fut suivie de la thèse de bachelier. « Il y a précisément huit jours, » annonce-t-il à son oncle le pasteur, « que je passai » bachelier. Le sujet de ma thèse était l'hydropho-» bie, ou la rage. Les causes et le traitement que » j'indique étaient choses nouvelles pour MM. les » professeurs, qui enseignaient tout autrement de-» puis cinquante ans ; aussi regardaient-ils ma thèse » comme un crime de lèse-faculté ; j'eus de grandes » difficultés à essuyer, je tâchai de m'en tirer le » mieux qu'il me fût possible, quoique malheu-» reusement ce mieux ne soit pas grand'chose.... » L'étude de la médecine me paraît immense, je » suis souvent effrayé du parti que j'ai pris ; ce-» pendant, loin que cet abîme me désespère, je re-» double mes efforts pour le franchir, au moins

» en partie. Je me croirai bien heureux si mes com-
» patriotes peuvent retirer quelques secours de
» mes travaux. Mon cher père me mande que j'au-
» rai bientôt l'honneur de vous embrasser tous,
» c'est un bien que je souhaite ardemment...... Il
» me reste treize examens publics sous un seul pro-
» fesseur, et un particulier en présence de tous les
» professeurs, sans compter la licence et le docto-
» rat qui ne sont que des cérémonies. »

D'autres lettres de Montpellier apprirent à ses
parens ce que sa modestie leur avait caché. Mais
on peut déjà pressentir dans celle-là cet amour
de la patrie, ce désir d'apprendre, ce dévoûment
à ses semblables qui devaient plus tard assurer à
Tissot un rang si distingué parmi les amis de l'humanité.

Le 25 juin il eut la joie de rentrer au sein de
sa famille, dans laquelle Dieu le ramenait pour lui
accorder une grande faveur. De crainte de l'affliger, on lui avait caché que sa mère était atteinte
d'une hydropisie aggravée par des remèdes peu
convenables, qui mettait sa vie en danger. Son
fils, par un traitement complètement opposé, eut
le bonheur de la guérir et de lui rendre la santé
dont elle jouit encore pendant de longues années.
Dans sa lettre à Haller sur l'hydropisie, Tissot se

plaît à reconnaître la bonté de Dieu qui avait daigné se servir de lui pour conserver la vie à cette
mère si aimée et si digne de l'être.

La petite-vérole régnait à Lausanne. Tissot put
alors y faire l'heureuse application de son expérience de Montpellier. Plusieurs cures remarquables fixèrent sur lui les regards du public. En même
temps il travaillait avec zèle à s'instruire et continuait à recevoir de précieuses directions de M.
de Sauvages : « J'ai un vrai plaisir, lui écrivait
» ce dernier [1], de voir que vous vous occupiez sé-
» rieusement de votre profession, et je vous en fé-
» licite. Vous avez des talens distingués, et je suis
» persuadé que vous réussirez si vous continuez à
» aimer la médecine. Je ne puis qu'approuver ce
» que vous avez écrit sur la petite-vérole et sur la
» rage ; cependant voici les écueils que vous de-
» vez éviter : de donner au public de simples com-
» pilations, et il est impossible que vous donniez
» autre chose sur la pratique, jusqu'à ce que vous
» ayez pratiqué et observé vous-même. Quand on
» n'a pas vu soi-même les malades, il n'est pas
» aisé de dire quelque chose d'exact, même en co-
» piant de bons auteurs.

» Il faut bien éviter de s'attacher au cabinet

[1] 15 août 1751.

» quand on peut voir des malades et faire des con-
» naissances utiles. Le cabinet doit être votre dé-
» lassement; vous devez viser à pratiquer, non à
» professer, et on pratique bien plutôt en voyant
» les malades qu'en conversant avec les morts. Il y
» a quelques mots peu latins dans votre ouvrage;
» vous y avez omis aussi les indications générales:
» du reste vous écrivez très-bien, et sûrement cet
» ouvrage, écrit dans ce goût, quoiqu'il ne puisse
» être parfait, vous fera honneur. On assure que
» Haller va à Berne, profitez de son séjour; sur
» toutes choses voyez des malades. »

Ces excellens conseils furent exactement suivis,
et au bout d'une année de séjour à Lausanne,
Tissot s'était assez fait connaître pour être chargé
de la place peu rétribuée, mais fort honorable, de
médecin des pauvres de la ville.

Il dut l'exercer conjointement avec M. le docteur Dapples qui (ce sont les termes de l'arrêté du
Conseil de ville) « ne peut suffire seul à la visite
» des pauvres malades, qui sont en très-grand
» nombre, quoiqu'il leur donne tous ses soins et
» son assiduité avec une approbation générale,
» etc., etc. » Le brevet de cette place est donné
par le Bourguemaître, Conseil, rière-Conseil,
soixante et vingt de Lausanne.

M. Dapples, déjà avancé en âge, trouvant son collègue rempli de bonne volonté, ne tarda pas à se reposer complètement sur lui de ses pénibles fonctions.

Ce fut dans cette pratique que Tissot apprit à connaître l'état misérable des classes pauvres et le peu d'habileté de ceux qui trafiquaient de la santé publique. Le peu de médecins qui avaient étudié en Allemagne ou en France étaient placés dans les villes ; dans les campagnes on ne trouvait guère que des chirurgiens maladroits, des charlatans et des mèges, qui levaient sur la crédulité du peuple un impôt aussi productif pour eux qu'onéreux pour ceux qui les appelaient. Sur le point de retourner en Hollande après un séjour de quelques semaines au sein de sa famille, Théodore Tronchin adressait à Tissot quelques mots d'adieu, dans lesquels il peint l'état médical du pays de Vaud sous d'assez tristes couleurs. Sa lettre est datée d'Etoy.

« Le petit voyage de Lausanne ne pouvant se » faire cette année, et mon départ étant proche, » j'ai voulu du moins par ce billet vous assurer de » ma reconnaissance et du plaisir que je me fais de » cultiver votre amitié. Vous aimez votre art, je » l'aime aussi, c'est assez de ce goût pour nous

» unir. Je voudrais, Monsieur, qu'il vous fût aussi
» aisé d'écarter les obstacles qui s'opposent à ses
» progrès dans ce pays ; car je crains qu'ils ne vous
» rebutent, et surtout qu'ils ne vous empêchent de
» tirer de votre application tout le fruit que vous
» avez droit d'en attendre. Je gémis du désordre
» où je trouve ici le plus utile, le plus nécessaire,
» le plus beau, le plus dangereux des arts. Le
» temps et les Arabes ont fait moins de mal à
» Palmyre que l'ignorance des médecins n'en a fait
» ici à la médecine. Libre de toute règle et sans
» lois, elle est devenue un fléau d'autant plus
» affreux qu'il frappe sans cesse. Il faut que le
» souverain y mette ordre, ou en redressant les
» abus, ou en défendant, sous de rigoureuses pei-
» nes, l'exercice d'un art si funeste ; ou, enfin,
» en ordonnant dans tous les temples des prières
» publiques. L'exil fournirait sans doute un moyen
» plus prompt, mais vous savez que dans les ré-
» publiques, il est souvent très-difficile ; et que
» l'exemple de Rome ne vous trompe pas : les
» médecins qu'elle chassa étaient Grecs, et en les
» chassant elle ne choquait ni les usages ni les lois. »

T. Tronchin.

Peu après sa nomination de médecin des pauvres, Tissot fut chargé par le libraire Bousquet

d'abréger les titres, de retrancher les préfaces, les dédicaces, les légendes de vers inutiles qui se trouvaient dans la belle collection de thèses que Haller venait de livrer à l'impression ; ce qui fournit à Tissot l'occasion toute naturelle d'entamer une correspondance qui dura sans interruption jusqu'à la mort de Haller. Au bout de peu de temps, ce dernier conçut une haute opinion du jeune médecin Lausannois, et le mit à l'épreuve en le chargeant de la traduction de son *Essai sur l'irritabilité.*

Nous avons vu les premiers succès de M. Tissot dans le traitement de la petite-vérole. L'inoculation était alors peu pratiquée. Quelques années auparavant, Jacques Dapples avait obtenu du Conseil de ville, non sans peine, de pouvoir l'introduire à Lausanne. Depuis que l'archevêque de Saint-André avait solennellement déclaré en chaire qu'il ne doutait pas que le mal de Job ne fut l'inoculation pratiquée par le diable en personne, on inoculait bien çà et là, mais avec une hésitation que les tâtonnemens de quelques inoculateurs maladroits ne pouvaient qu'augmenter.

L'Inoculation justifiée fut écrite pour la mettre en honneur. Voici en quels termes Tissot en parle en envoyant son manuscrit à M. de Haller, depuis

peu établi à Berne (**22** février 1754). « J'espère
» que vous voudrez bien m'accorder vos avis au
» sujet d'une petite composition que mon père
» aura l'honneur de vous remettre. C'est un essai
» sur l'inoculation que l'on m'engagea à rédiger
» en peu d'heures pour une société littéraire que
» nous avons ici ; l'impression qu'il fit sur les per-
ɪ sonnes qui la composent leur persuada qu'il se-
» rait avantageux de le rendre public. J'ai refusé
» de le faire jusqu'à ce que vous m'eussiez fait la
» grâce de me dire ce que vous en pensez, et de
ɪ m'indiquer les fautes à corriger, les changements
» à faire, les vides à remplir. Outre les imperfec-
» tions que j'y trouve à tous égards, je suis per-
» suadé qu'il y en a un grand nombre qui ne
» vous échapperont pas. Je suis fort éloigné de
» chercher à le rendre parfait, et dans la position
» où je me trouve, avec des lumières trop bornées,
» sans secours, sans une bibliothèque suffisante,
» il serait ridicule de vouloir écrire pour les mé-
ɜ decins, et ce n'est point le but de cette bro-
» chure. Je la destine à mes amis, et la commu-
» niquerai à ce public aussi ignorant qu'eux en
» médecine. »

Tissot ne connaissait point en effet tout ce qui
avait été écrit depuis 1721 ; mais Hâller ayant

approuvé son travail, il ne craignit plus de le faire paraître.

« Votre ouvrage,» lui écrivait Bruhier d'Ablan-court, rédacteur du *Journal des Savans*, et connu par son esprit fin et mordant, « votre ouvrage est
» écrit avec bien de la vivacité, beaucoup plus de
» pensées heureuses qu'on n'en trouve communé-
» ment dans les livres de médecine. Vous avez dit
» en faveur de l'inoculation tout ce qu'on peut
» dire ; malgré cela je ne me ferai point inoculer
» et je ne le conseillerai à personne. »

Dans son histoire de la médecine, Sprengel es-time que Tissot a presque épuisé tout ce qu'on peut dire à l'avantage de cette méthode. Aussi son livre fut-il promptement lu et attira-t-il à son jeune au-teur d'honorables suffrages.

Tissot avait dédié ce traité à son oncle le pas-teur. Rien de plus touchant que l'affection et la reconnaissance qu'il témoigne pour ce bon vieil-lard dans son épître dédicatoire. Voici quelques mots de la réponse de son oncle. « Je ne vous ai
» point accusé réception jusqu'à présent, Monsieur
» mon très-cher neveu, du livre que vous m'avez
» envoyé, parce que j'espérais que vous seriez
» venu faire un tour dans nos quartiers, que j'au-
» rais le plaisir de vous voir et de vous faire mon

» remerciement de bouche ; puisque vous ne ve-
» nez point je m'acquitte de ce devoir par lettre ;
» je vous remercie donc du livre en lui-même et
» surtout de la dédicace que vous m'en avez faite.
» Je voudrais mériter tout ce que vous dites d'o-
» bligeant sur mon compte. J'ai lu votre livre
» avec un plaisir infini, persuadé qu'il vous fera
» honneur et qu'il vous donnera un nom distingué
» dans le monde.... Je bénis le bon Dieu, mon
» cher neveu, des talens qu'il vous a donnés et du
» bon usage que vous en faites, persuadé que vous
» en rapporterez toujours toute la gloire à Dieu,
» en vous souvenant de ce que dit St. Paul (1 Cor.
» IV. 7) : *Qu'est-ce qui vous distingue des autres, et*
» *qu'avez-vous que vous ne l'ayez reçu? et si vous*
» *l'avez reçu, pourquoi vous en glorifiez-vous com-*
» *comme si vous ne l'aviez point reçu?* »

L'amitié de Zimmermann et de Tissot dont nous
aurons souvent à entretenir nos lecteurs, date aussi
de cette publication. Jean-Georges Zimmermann,
né en 1728, appartenait en quelque sorte au pays
de Vaud, car sa mère était une demoiselle Pache,
de Morges, fille d'un avocat distingué au parlement de Paris. A son retour de Montpellier, Tissot
avait trouvé la société de Morges sous l'impression très-vive de l'esprit et des talens de Zimmer-

mann, qui y avait fait quelque séjour. *L'Inocula-*
tion justifiée les lia. « Je crus devoir, » dit Tissot
dans sa vie de Zimmermann, « en offrir un exem-
» plaire au médecin qui m'avait appris beaucoup
» de choses dont je faisais usage dans cet ouvrage,
» et j'accompagnai mon envoi d'une lettre hon-
» nête. Sa réponse en exigeait une ; après quel-
» ques lettres, nous jugeâmes que nous nous con-
» venions, et depuis ce moment jusqu'au dernier
» de sa vie, notre correspondance a toujours été
» celle de la plus vraie et de la plus tendre ami-
» tié. »

Enfin Voltaire, à qui il avait fait hommage de
son livre, lui répondit : « J'aurais déjà dû vous
» remercier, Monsieur, de votre excellent ouvrage
» sur l'insertion de la petite-vérole. Cet ouvrage
» est un service rendu au genre humain. L'état
» déplorable où m'a réduit ma mauvaise santé m'a
» empêché de vous faire mes remerciemens aussitôt
» que je l'aurais voulu, mais un médecin doit ex-
» cuser un malade. N'attribuez qu'à mes souffran-
» ces continuelles le peu que je vous écris. Ma
» lettre serait plus longue si je pouvais m'aban-
» donner à tous les sentimens d'estime que vous
» m'inspirez. »

J'ai l'honneur, etc.

Le malade VOLTAIRE.

Tissot, ignorant alors que Voltaire eût fait de cette épithète un accompagnement obligé de son nom, le croit en danger, et presse de questions sur cette maladie son collègue Tronchin qui le rassure en ces mots : « Quant à M. de Voltaire, » une bile toujours irritante et des nerfs toujours » irrités ont été, sont et seront la cause éternelle » de ses maux. »

Depuis que le docteur genevois était de retour dans sa patrie, Tissot avait des occasions fréquentes de le consulter, et se guidait par ses conseils dont il se trouvait bien. Sa reconnaissance s'exprimait assez vivement pour que Tronchin crût devoir quelquefois s'en défendre. Nous en citerons pour exemple ces deux lettres qui donnent une idée assez curieuse de l'élégante recherche de son style.

« [1] On ne peut être, Monsieur, plus sensible » que je le suis aux marques d'amitié dont vous » m'honorez ; je trouve mon compte à n'en rien » rabattre ; il n'en est pas de même des politesses » que vous y ajoutez : elles pourraient avoir un » dangereux effet ; vous vous le reprocheriez, j'en » souffrirais sans doute beaucoup, et je serais

[1] 8 juillet 1755.

» moins véritablement, Monsieur, votre très-hum-
» ble et très-obéissant serviteur. »   T. T.

« [1] Vos politesses, Monsieur, embarrasseraient
» à la fin ma reconnaissance, et ce n'est pas, j'es-
» père, votre intention. Souffrez donc que je vous
» en avertisse, vous êtes trop bon pour vouloir
» faire de la peine à ceux qui voudraient ne vous
» faire que du plaisir. »

Tronchin faisait preuve de sagesse dans ces paroles. Les éloges et l'admiration d'un jeune homme
ne sont pas sans appel. Quelques années plus tard
Tissot en fit l'expérience, et devenu lui-même juge
compétent, il regretta quelquefois d'avoir fatigué
Tronchin des témoignages de son enthousiasme.
Au reste, il faut avouer que le courage avec lequel Tronchin affrontait, depuis vingt ans, les médecins, les ecclésiastiques et les gouvernemens
accoutumés à s'opposer aux progrès de l'esprit
humain, était bien propre à lui attirer l'estime
qu'on accorde à tout homme de cœur et de con-
viction. Ce fut cette persévérance qui le désigna
en 1756 au choix du duc d'Orléans pour inoculer
ses enfans. Louis XV, que le Duc avait consulté
sur cette opération, lui avait répondu brusque-

_____

[1] 3o décembre 1755.

ment : « Vous êtes le maître de vos enfans, » et
cette parole avait suffi pour paralyser la main de
tous les inoculateurs parisiens. Aussi le Duc en
chercha-t-il un vainement. On ne saurait s'étonner de cette puissance de la parole royale, quand
on voit Grimm, dans sa correspondance, affirmer
sans crainte d'être démenti que le duc d'Orléans,
en appelant Tronchin à Paris pour lui confier l'inoculation de ses enfans, a fait l'action la plus cou-
rageuse qu'on eût vue depuis long-temps.

Tronchin reçut du duc d'Orléans pour cette
opération 10,000 écus, sans compter des boîtes
et des bijoux. Il fut l'homme le plus à la mode
qu'il y eut en France pendant plusieurs semaines ;
les femmes ne portaient que des bonnets à l'inoculation, et leurs robes du matin s'appelaient des
tronchines, depuis que l'Esculape genevois leur
avait recommandé de faire de l'exercice le matin. Tissot, qui s'intéressait vivement au triomphe
de l'inoculation, ne manquait pas une occasion de
s'informer de ce qui y avait trait. « Vous deman-
» dez ce que l'on pense de M. Tronchin, lui ré-
» pondait Bruhier ; vous ignorez apparemment
» que la faculté dit du mal de tout ce qui ne lui
» est point attaché. Des gens qui me paraissent
» impartiaux m'ont dit qu'en consultation il bril-

» lait pour la théorie, et était fort maigre dans la
» pratique ; je ne prends rien sur moi. » Et ailleurs, en parlant de l'inoculation du duc de Chartres et de Mlle de Montpensier : « Les malades se
» portent bien. Ce M. Tronchin gagnera plus pen-
» dant son voyage, que vous pendant toute votre
» vie ; les louis pleuvent chez lui comme s'ils ne
» coûtaient rien. Oh ! le bon pays que Paris pour
» les étrangers ! »

Tissot avait fait suivre l'*Inoculation justifiée*
d'un *Essai sur la mue de la voix,* dans lequel il
se déclare hautement pour le système de Ferein,
qui prétend que la voix humaine est produite par
un instrument à cordes et à vent qu'il nomme le
dicorde pneumatique. Sans entrer dans le détail
des raisonnemens par lesquels Tissot appuie cette
hypothèse, je dois dire un mot d'une erreur qui
lui valut peut-être quelques années d'expérience.

Tout préoccupé de son opinion, Tissot avait
cité comme très-concluant en faveur de Ferein le
témoignage de « cet homme illustre dont le génie
» également vaste, juste et fécond paraît ne s'être
» exercé dans tous les genres que pour prouver
» sinon à ses contemporains, du moins à l'équita-
» ble postérité, cette proposition si satisfaisante
» pour l'humanité : l'universalité des talens s'est
» trouvée avec leur perfection. »

A ces traits, l'équitable postérité pourrait bien
ne pas reconnaître le cynique et paradoxal Diderot;
c'est pourtant bien de lui qu'il est ici question.
Dans un livre qu'on ne lit guère maintenant, Diderot avait cherché à jeter du ridicule sur Férein
et son système tout en le comblant d'éloges, dont
personne n'avait eu de peine à démêler la fausseté;
Férein lui-même en avait conçu tant de dépit que
ses amis craignirent qu'il n'en perdît la tête. Le
suffrage de Tissot pouvait donc passer pour une
ironie sanglante, et malheureusement il ne fut averti
de sa bévue que lorsqu'il n'y avait plus aucun
moyen de la réparer, aussi ce ne fut pas sans une
secrète angoisse qu'il attendit le numéro du *Journal des savans*, dans lequel son ouvrage devait être
analysé par le malin Lavirotte, qui heureusement
ne s'aperçut pas de cette erreur. Bruhier se hâta
de le lui annoncer. « A bon compte Lavirotte a
» donné un petit extrait de votre inoculation dont
» vous devez être content. Je crois cependant qu'il
» ne vous aurait pas fait grâce de la méprise au
» sujet de Diderot, s'il s'en était aperçu, car il
» est méchant et n'a pas de plus grand plaisir que
» de mordre. Il ne me ménage pas plus que les
» autres. »

Tissot, dont l'âme noble et sensible se laissait

3

facilement aller à l'enthousiasme, s'étudia dès lors à en éviter les écueils, et souvent il y parvint. Quelques mots de Sauvages nous apprennent qu'à Lausanne de même qu'à Montpellier, il avait su gagner tous les cœurs. « J'apprends que vous » tenez à Lausanne un rang distingué parmi les » médecins, et vous le méritez par bien des en- » droits. Je vous souhaite du meilleur de mon » cœur les plus grandes prospérités ; votre bonté, » votre douceur, feront toujours que ceux qui » vous connaissent vous voudront tout le bien pos- » sible, et vos talens, votre esprit, votre savoir, » vous attireront l'estime générale. »

Sauvages avait prédit juste, et se réjouit d'apprendre que cet horoscope de l'amitié allait recevoir son accomplissement de la façon la plus complète [1] par le mariage de M. Tissot avec une fille de M. le professeur Dapples de Charrières. Mariée en premières noces et trompée dans ses affections, elle avait obtenu son divorce et vivait chez son père depuis quelques mois. Elle était douée d'une grande mobilité d'impressions, d'un caractère facile et d'une humeur agréable ; ses malheurs, autant que ses qualités personnelles,

[1] 1755.

touchèrent le cœur de M. Tissot, et le déterminèrent dans son choix, où les considérations de fortune n'eurent aucune part. En effet, Mme Tissot
lui apportait une dot de 4000 L. et un trousseau
valant 300 L. Quant à lui, il avait l'espérance de
subvenir par son travail aux besoins de celle qui
associait sa destinée à la sienne, mais il ne possédait en réalité que 900 L. de capital, une rente
de 160 L. et un sac de froment que lui envoya
son oncle de Lisle, pour l'aider à se mettre en
ménage. C'était un petit commencement, mais
M. et Mme Tissot avaient confiance en Dieu, et
se trouvaient riches de leur affection mutuelle,
de l'harmonie de leurs sentimens et du contentement d'esprit qui naît d'une vie régulière, labo-
rieuse et dévouée au soulagement de ses semblables.

Dans la maison de son beau-père, M. Tissot
trouva une bibliothèque considérable formée par
plusieurs générations d'hommes de lettres, médecins ou théologiens. Il sut la mettre à profit,
sans perdre de vue la traduction du traité de
Haller sur les parties sensibles et irritables des
animaux, qu'il fit précéder d'un discours pré-
liminaire, dans lequel il s'attache à faire sentir
l'importance des découvertes de Haller pour l'é-

tude de la physiologie. Peut-être dans quelques endroits de sa traduction, eût-il pu distinguer avec plus de soin l'irritabilité de la sensibilité. Haller écrivait à Bonnet : « Il m'a paru comme à vous, » qu'il y a quelque chose de gêné dans la traduc- » tion de M. Tissot, d'ailleurs fort aimable jeune » médecin, et je crois de même qu'il est devenu » superflu de vanter les avantages de la physique » expérimentale. »

Au bout d'une année de mariage, Mme Tissot mit au monde une fille qui ne vécut que peu de jours. Cette perte fut d'autant plus douloureuse pour les deux époux, que la santé de Mme Tissot, fort altérée, leur ôtait l'espoir d'avoir d'autres enfans : mais ils se soumirent à cette épreuve et purent dire avec Job : L'Eternel l'a donné, l'Eter- nel l'a ôté, son saint Nom soit béni!

Au printemps 1755, Lausanne fut désolé par une épidémie de fièvre bilieuse très-meurtrière. Tissot dut abandonner le travail du cabinet pen- dant trois mois, et déploya dans cette occasion ce dévouement tranquille et simple qui semble sur- tout le caractériser; puis, comme un guerrier de retour d'une mémorable campagne, il en écrivit la relation; modestes commentaires dont le César fait mieux que de parler de soi à la troisième per-

sonne, puisqu'il ne parle de soi que pour dire ce
qu'il a vu, et pour raconter ses défaites comme
ses victoires. Ces excellentes observations sont
encore une des richesses de la science médicale.
Il fit part à Haller de son projet de les livrer au
public : [1] « Si je jouis cet hiver de quelque moment
» de cet *otium dulce musis,* je pense donner une
» histoire de cette maladie qui nous a si longtemps
» obsédés cette année. Il est certain qu'elle four-
» nirait un grand nombre de faits et de réflexions
» utiles en pratique ; je souhaite, si ce petit ou-
» vrage paraît, que les vrais médecins ne disent
» pas de l'épidémie : Il ne lui manque qu'un ob-
» servateur. »

Tissot s'était fait remarquer à Lausanne par son
désir d'être utile et de travailler à l'avancement de
la science. Ce fut lui qui négocia à Genève l'achat
d'une portion des instrumens de physique du professeur Jallabert, dont M. de Treytorrens se servit
dès-lors pour donner ses cours. Loys de Bochat
mettait à sa disposition les trésors de sa bibliothèque et de sa vaste érudition. D'Arnay, Clavel
de Brenles et Al.-César Chavannes étaient ses amis
de cœur [2].

[1] 8 octobre 1755.
[2] Voici en quels termes Tissot recommandait ce dernier à Haller, qui cherchait un précepteur pour ses en-

¹ On s'occupait alors de la réforme de nos insti-
tutions académiques. Il fut question de créer une
université. MM. de Bonstetten et Haller firent
dans ce but, à Lausanne, un séjour de plusieurs
semaines, qui n'aboutit à rien qu'à une refonte de
règlement, quoi qu'en disent toutes les biographies
de Haller qui citent au nombre de ses glorieux
travaux la création de l'université de Lausanne ².

fants. « Je crois que je pourrais vous procurer un sujet
» auquel j'aurais souhaité de confier l'éducation de mes
» enfans, si la Providence m'en eût accordé. C'est un
» ministre de la pénultième consécration, l'homme des
» mœurs les plus pures, qui a un fort bon génie, et un
» génie extrêmement net, qui a beaucoup de connais-
» sances dans les langues, les belles-lettres, la philoso-
» phie, les mathématiques élémentaires, la physique et
» les sciences qui appartiennent à son état... Il est d'ail-
» leurs accoutumé à enseigner. Je ne crains point de vous
» le nommer; c'est le cadet de MM. les ministres Cha-
» vannes. » — Il paraît que ce projet n'eut aucune suite.
M. Chavannes devint pasteur à Bâle, et en 1766 professeur
de théologie à Lausanne. Ses grands travaux philolo-
giques, sa vaste érudition et ses vertus privées ont justifié
pleinement cet éloge de M. Tissot.

¹ 1757.

² Sauvages écrivait à Tissot : « M. de Haller, que
» je vous prie d'assurer de mes obéissances, ne pourrait
» mieux faire que de travailler à établir une université à

A la fin de cette année parut l'histoire de la fièvre bilieuse de 1755, sous le titre de : *De febribus
biliosis seu historia Epidemiæ Lausannensis*, à laquelle était joint le *Tentamen de Morbis e manustupratione ortis*.

Zimmermann s'empressa d'en écrire son jugement à l'auteur.

[1] « Je félicite la patrie, » lui dit-il, « et, qui plus
» est, je félicite le genre humain de vos succès ;
» j'ai été saisi de la joie la plus vive à la lecture
» de ces excellens ouvrages, et en même temps
» j'ai pleuré comme César à la vue de la statue
» d'Alexandre. Votre gloire me tient peut-être
» plus à cœur qu'à vous-même ; mais j'ai honte
» de ne m'être pas rendu jusqu'ici plus digne de
» votre amitié et de votre estime. Vous employez
» votre temps aussi dignement et aussi noblement
» qu'il est possible ; pour moi, j'ai tant de goûts à
» la fois, je me donne tant de mouvement..... et
» je n'ai rien fait encore dont je ne rougisse !

» Il m'est impossible de vous dire combien je
» suis satisfait de votre livre, combien je fais cas
» de votre érudition, de votre prudence, de votre

_____

» Lausanne et de vous y placer comme il convient. » Il
n'en fut rien.

[1] 13 février 1758.

» sagacité. Que je suis charmé que vous ayez écrit
» en latin! il y a une force, une brièveté, une
» clarté dans votre style qui ne laisse rien à dési-
» rer. Vous êtes plein de votre sujet, vous le trai-
» tez en maître, comme vous avez traité vos ma-
» lades; en un mot, vous serez aussi cher à la
» postérité, que vous l'êtes à mon cœur, et que
« vous devez l'être à vos contemporains.......»

Zimmermann termine en lui soumettant le plan
de son *Traité de l'expérience*. «Tout ceci, dit-il, est
» *rudis indigestaque moles*. Otez, changez, ajoutez-
» y tout ce qu'il vous plaira.» On voit par ces mots
combien il estimait les lumières et la sagesse de
Tissot, qui, moins doué du côté de l'imagination,
de la poésie, et de l'abondance des idées, admirait
encore en Zimmermann cette souplesse, cette facilité, cette heureuse aptitude à traiter les sujets
les plus variés qui le rendait si remarquable.

A peine venait-il d'achever de la décrire que
l'épidémie reparut aussi violente qu'en 1755 et

---

[1] Tissot dédia l'*Histoire des fièvres bilieuses* à M. de
Sauvages, « dont je n'ai jamais entendu quatre leçons,
» écrit-il à Haller, mais qui m'a comblé de marques d'a-
» mitié pendant que j'ai été chez lui et depuis; il était
» bien juste de lui donner quelque marque de reconnais-
» sance qui pût lui faire plaisir. »

1756. Tissot en fut de nouveau complètement
absorbé, mais il vérifia encore l'exactitude de ses
précédentes remarques et l'efficacité du traitement
qu'il avait employé. Sa réputation s'accrut beaucoup par son *Histoire des fièvres bilieuses.* Ce fut
ce qui décida Sénac à lui proposer de se charger
de la publication de son fameux *Traité du cœur,*
« augmenté d'un tiers, raccourci d'autant, changé
» et perfectionné partout. J'ai ajouté plus de cent
» cinquante observations à ce qui regarde les ma-
» ladies ; mais croiriez-vous, monsieur, qu'après
» tant de peines, je suis devenu apathique sur cet
» ouvrage ? je vous avoue, cependant, que je me
» résoudrais à le faire imprimer si j'avais un édi-
» teur sur lequel je pusse compter ; il m'en fau-
» drait un tel que vous, je lui livrerais volontiers
» le fruit de tant de veilles ; vous voyez par là
» combien je vous estime ; on ne saurait être,
» monsieur, avec un attachement plus vif et plus
» sincère, votre, etc. »

La crainte de ne pouvoir faire cette publication à un aussi grand éloignement empêcha Tissot
d'accepter l'offre honorable du vieux médecin de
Louis XV. A Paris, il eût peut-être consenti à s'en
charger ; mais Sénac ne cherchait point à l'y at-

¹ 6 avril 1758.

tirer. D'ailleurs Tissot voyait journellement s'accroître ses ressources et ses moyens d'être utile
à Lausanne; Voltaire venait d'y fixer sa demeure.
Après avoir été longtemps en marché pour le château d'Allaman, il avait dû renoncer à cette acqui-
sition que le gouvernement de Berne n'avait pas
voulu permettre, sous prétexte, le croira-t-on, que
Voltaire était catholique-romain? « Je crois qu'il
» ne peut plus être question d'Allaman, » écrivait-
il à M. de Brenles, « ni d'aucune autre terre sei-
» gneuriale, puisque les lois de votre pays ne per-
» mettent pas ces acquisitions à ceux qui sont aussi
» attachés au pape que je le suis!....... » Il passait donc l'été aux Délices et l'hiver à Monrion,
ancienne campagne des de Crousaz et des Crinsoz
de Collombier. La société de Lausanne lui faisait
fête, et M. Tissot lui tenait lieu de Tronchin [2].

[1] 20 décembre 1754.

[2] Le célèbre Maty, écrivant à Tissot pour lui offrir
de le faire recevoir de la Société Royale de Londres,
lui disait à cette occasion : « Je vous félicite du com-
» merce familier de M. de Voltaire. Que n'eût-on pas
» donné du temps d'Auguste pour converser avec Virgile!
» Il y a ici plus que Virgile ! Je ne sais s'il se souviendrait
» d'un jeune homme de dix-huit ans extrêmement étour-
» di, qu'il vit à Leyde dans le premier voyage qu'il y

Tout en admirant le génie de Voltaire, Tissot était choqué de ses petitesses et de l'âpreté de son humeur. La naïveté avec laquelle cet apôtre de la liberté sollicitait contre ses adversaires des mesures de rigueur dont lui-même entendait être toujours à l'abri, et surtout l'acharnement qu'il mit à écraser le libraire Grasset dont tout le crime était de vouloir faire argent de ses sophismes et de ses blasphèmes, achevèrent d'éclairer M. Tissot sur sa tolérance et sa philosophie.

Mais laissons M. de Voltaire pour nous entretenir d'un savant oublié, ignoré de nos jours, dont le nom rappelle cependant toutes les vertus simples et modestes d'un chrétien humble et fidèle. Avant de parler de ses rapports avec Tissot, je dirai en peu de mots qui était Don Hyacinthe Bernal Quiros, professeur d'histoire ecclésiastique dans l'Académie de Lausanne. Né en Espagne, il avait été appelé à Rome, où ses talens, sa science, sa profonde connaissance des pères et de l'histoire

» fît en 1736, qui, si je ne me trompe, l'accompagna à
» la bibliothèque, où il eut l'imprudence de lui proposer
» une partie d'échecs et de se faire battre par lui. Ce
» jeune homme c'était moi, toujours également pénétré
» d'admiration pour son mérite et un peu mieux en état
» de juger et de profiter de ses écrits. »

ecclésiastique lui avaient fait obtenir le poste de théologien du pape. Avec de l'ambition et un peu de politique, il aurait certainement atteint aux plus hautes dignités ecclésiastiques sous un pape vraiment éclairé et ami des lettres tel que Benoît XIV; mais Dieu en ordonna autrement. Parmi les nombreuses pratiques dont Rome se sert pour s'attacher la foule ignorante, il faut compter les conférences publiques du Carême qui ont lieu dans un grand nombre de paroisses aux approches de Pâques. Deux prêtres placés dans des chaires opposées soutiennent contradictoirement l'un les doctrines de Rome, et l'autre celles de la réformation. Il est inutile de dire que ces dernières, souvent tournées en ridicule, n'y sauraient être présentées que sous un jour faux, puisque la Parole de Dieu sur laquelle elles sont fondées, n'est point admise à Rome comme pouvant seule faire règle en matière de foi. Dans cette lutte, le rôle du champion de Rome, sûr d'avance de la victoire, est toujours facile; cette fois-ci, il n'en fut pas de même. Don Bernal de Quiros, chargé de soutenir la réforme, soit qu'il fût déjà convaincu de la bonté de sa cause, soit que la vérité portât la lumière dans son âme à mesure qu'il la défendait, tint avec tant de force et de puissance le parti de *l'hérésie*, que

bientôt cette vaine parade qu'honorait de sa présence tout le sacré collége, devint un combat sérieux et opiniâtre, dans lequel chacun des com-
battans déployait une ardeur qui laissa pour un
moment la victoire indécise : cette incertitude ne
dura pas. En vain Rome appela à son aide les
moyens les plus forts, et les subtilités les plus in-
génieuses de sa controverse, toutes ses armes vin-
rent se briser contre l'éloquence, la persuasion et
la science véritable de Don Quiros, qui, poursui-
vant ses avantages, ne laissa respirer son adversaire haletant et rendu que lorsqu'il l'eut complétement terrassé et forcé de s'avouer vaincu. La
nouveauté du cas avait excité l'intérêt au plus
haut degré. Plusieurs cardinaux blâmaient *in
petto* l'imprudence de Quiros, mais ils n'osaient
se prononcer sans connaître le jugement de Benoît,
qui le fit bientôt appeler en sa présence. « Don
» Quiros, » lui dit-il, « vous avez admirablement
» défendu la cause de l'hérésie;.... combien ne
» serez-vous pas plus habile et plus fort lorsqu'il
» s'agira de soutenir la cause de la vérité ! Vous
» serez heureux sans doute d'en avoir l'occasion.
» Aussi voulons-nous vous entendre encore dans
» quelques jours. Tenez-vous prêt. » Don Quiros
s'inclina avec respect et balbutia quelques mots

de reconnaissance. Toutefois le ton un peu ironi-
que du pape n'était pas rassurant. Ce furent des
jours solennels pour Don Quiros que ceux qui s'é-
coulèrent jusqu'à la conférence suivante. Jours de
trouble, d'angoisse et de prières, pendant lesquels
Dieu se tint près de lui. A l'heure marquée, l'affluence fut grande; la foule était plus nombreuse
et plus attentive que d'ordinaire. Lambertini et
tous ses cardinaux occupaient leurs siéges, attendant le commencement de la dispute; mais Don
Quiros ne parut point. Trop éclairé pour défendre
les erreurs de Rome, il avait renoncé aux honneurs et à la fortune pour obéir à la vérité, et
avait quitté Rome dans la nuit. On le poursuivit,
mais sans pouvoir l'atteindre, et il parvint heureusement à Lausanne où il fit abjuration au bout
de quelque temps et fut installé comme professeur extraordinaire d'histoire ecclésiastique au
mois de septembre 1752. Rien de plus édifiant
que sa conversation, de plus simple que sa vie
studieuse et retirée du monde, et de plus pur que
ses mœurs; il s'était fait chérir de son auditoire;
mais à Rome on le redoutait encore. Un soir,
quelques étudiants qui venaient s'entretenir avec
lui furent renversés dans l'escalier par deux hommes qui se précipitèrent dans la rue. Parvenus

dans la chambre de Don Quiros, ils le trouvèrent bénissant Dieu de sa délivrance qu'il n'avait due qu'au bruit que ces jeunes gens avaient fait en entrant dans la maison. Cette tentative de ses ennemis ne fut pas la dernière. Souvent il fut averti de prendre garde aux étrangers qu'il admettait chez lui. A sa mort, le bruit se répandit généralement qu'elle n'avait point été naturelle. La lettre suivante de M. Tissot à Haller écarte toute idée d'empoisonnement.

8 novembre 1758.

« Monsieur de Quiros eut jeudi soir une suffo-
» cation très-forte ; le vendredi matin un étourdis-
» sement qui le renversa et le laissa paralytique
» du bras et de la jambe gauche ; il a été traité
» jusqu'à hier soir, que j'allai le voir après avoir
» appris son mal, par un de ses apothicaires. Il
» me demanda instamment la grâce de vous com-
» muniquer son accident ; il n'est plus, j'exécute
» sa volonté en vous apprenant sa mort ; à huit
» heures il se coucha se croyant bien, et ayant
» soupé avec appétit ; à huit heures et demie on
» vint me demander précipitamment. Je le trou-
» vai sans connaissance, assailli à la fois de ca-
» tarrhe suffocant et d'apoplexie dans un état qui
» ne laissait point d'espoir ; j'employai ce qui me

» parut le mieux indiqué ; tout a été inutile, il a
» expiré ce matin entre huit et neuf. J'ai eu des
» preuves qu'il avait les qualités de l'honnête
» homme et du chrétien ; ces gens-là ne sont pas
» communs aujourd'hui, et leur mort est toujours
» une perte pour la société ; celle dans laquelle
» vivait Don Quiros ne paraît pas lui avoir rendu
» justice. Il aimait les lettres ou plutôt cette partie
» des lettres à laquelle il était plus particulière-
» ment voué, et il est rare dans ce pays qu'on
» aime les lettres ; il avait à cœur de remplir les
» devoirs de sa chaire avec distinction. J'en ai
» aussi des preuves particulières, et les bons exem-
» ples peuvent devenir contagieux ; enfin, quoi-
» qu'il eût trop de préjugés et trop peu de phi-
» losophie pour donner des ouvrages parfaits,
» cependant il en aurait donné qui lui auraient
» fait de la réputation, et la réputation d'un mem-
» bre est quelque chose pour un corps qui n'écrit
» point. »

Le *Tentamen de Morbis e manustupratione ortis*
ayant été publié en français à Paris, Tissot fut si
mécontent de cette traduction, qu'il se décida à
en donner lui-même une édition française, qui eut
un prompt débit. Sept autres éditions se succédèrent en quelques mois ; des traductions parurent

en Allemagne, en Angleterre, en Italie, en Hollande; enfin, les lettres et les consultations arrivèrent en si grand nombre à l'auteur, qu'il dut déclarer dans les feuilles publiques qu'il ne répondrait plus à aucune lettre ni à aucun mémoire sur ce sujet [1].

Nous avons laissé l'inoculation victorieuse, grâces à Tissot et à La Condamine; elle ne tarda pas à être de nouveau mise en question par Antoine de Haen, professeur à Vienne, l'un des grands médecins du siècle dernier. Haller avait assuré à Tissot, par erreur, que de Haen était inoculiste. Tissot, en lui envoyant son *Traité des fièvres bilieuses,* lui parla dans ce sens. De Haen s'empressa de le détromper par l'envoi de sa dissertation. Quelques mots de sa lettre montrent l'importance immense que cette question si complétement dépourvue d'intérêt depuis la découverte de la vaccine, avait alors aux yeux du monde savant. «La vérité, dit-» il, nous jugera à l'heure de notre mort; la con-

[1] Dans un discours moral, qui parut en 1760, M. le ministre Dutoit-Membrini entreprit de suppléer à ce qui manquait au Traité de Tissot sous le point de vue moral et religieux. Cet ouvrage ne se trouve plus et laisse une lacune fâcheuse qu'un médecin pieux pourrait remplir utilement.

» templation de la vérité éternelle fera notre bon-
» heur éternel, il est donc bien nécessaire et très-
» naturel de la chérir et de la prendre pour guide
» unique pendant nos jours mortels. Et ainsi, je
» vous supplie, mon cher monsieur, que la diver-
» sité de nos sentiments sur cet article ne soit
» jamais un obstacle à notre amitié en corres-
» pondance ; même j'ose attendre de votre bonté,
» que si en feuilletant ma dissertation vous décou-
» vrez des erreurs, vous me les communiquerez
» avec toute candeur. »

Tissot, ravi de la loyauté du professeur de
Vienne, s'occupa aussitôt de lui répondre, et le
pria d'agréer la dédicace de son travail qui parut
sous le titre de *Lettre à M. de Haen sur l'inoculation,* 1759. Voici sous quelle image M. Tissot
en représente les heureux effets. « Le destin, dit-il,
» assujettit tous les habitans d'un pays à passer
» une fois dans leur vie sur une planche extrê-
» mement étroite sous laquelle roule un torrent
» profond et impétueux. L'expérience des siècles
» a appris que sur dix personnes qui la passent il
» y en a une qui tombe et qui se noie, sans parler
» de celles qui tombent et que l'on peut sauver,
» mais qui, froissées par la chute, conservent toute
» leur vie des infirmités qui leur font envier le sort

» de ceux qui sont morts. On a observé que plu-
» sieurs tombaient par la peur même qu'ils avaient
» de tomber, d'autres parce qu'ils étaient trop
» pesans ; quelques-uns parce qu'ils étaient atta-
» qués de vertiges, ceux-ci parce que la planche
» était couverte de glace ; que ceux-là étaient pré-
» cipités par le vent ; d'autres périssaient parce
» qu'ils passaient de nuit ; des femmes parce
» qu'elles étaient enceintes... Enfin quelqu'un ré-
» fléchit et dit : Puisque ce passage n'est pas né-
» cessairement mortel, puisque ce sont des cir-
» constances accidentelles qui le rendent si dan-
» gereux, puisque nous devons tous le passer une
» fois, établissons pour règle que chacun le pas-
» sera :

» 1° Avant d'en connaître le danger ;

» 2° Avant que d'être devenu trop pesant ;

» 3° Lorsqu'il n'y aura plus de glace ;

» 4° Lorsqu'il ne fera point de vent ;

» 5° Qu'on le passera de jour ;

» 6° Les femmes avant l'époque de la grossesse.

» Pensez-vous que dans cet état de choses il y
» eût un seul père de famille qui ne crût remplir
» son devoir en faisant passer la planche à ses en-
» fans à l'époque favorable avec la chance d'un
» sur 200 plutôt que d'attendre que le hasard les
» y conduise avec celle de 1 sur 10 ? »

Mirabeau, auteur d'un traité fort remarquable sur l'inoculation, avait été si frappé de la justesse de cette comparaison, qu'il l'a citée tout entière de mémoire, dans une lettre à l'un de ses amis, pour l'engager à faire inoculer sa fille unique. Cette lettre fait partie de la riche collection d'autographes de M. Lucas-Montigny. Par une erreur bien pardonnable chez Mirabeau qui avait lu tous les écrits traitant de l'inoculation, il attribue l'œuvre de Tissot à La Condamine, mais en revanche elle a acquis sous sa plume plus d'élégance et de clarté [1].

[1] « Il existe une loi irrévocable qui soumet tous les » habitans d'un pays à passer une fois dans la vie sur » une planche fort étroite. Sous cette planche se préci- » pite un torrent rapide, profond, impétueux. L'expé- » rience de 10 siècles a démontré que de 7 personnes qui » passent, une au moins tombe ou se noie, sans parler » de ceux qu'on sauve des eaux, qui ayant touché contre » les rochers qui hérissent le fond et les bords du tor- » rent, nourrissent toute leur vie des infirmités cruelles » qui leur font envier le sort de ceux qui ont été sur le » champ engloutis. Les observations mêmes qui ont prou- » vé les dangers de ce passage, en ont démontré les causes. » On a vu que plusieurs tombaient par la crainte de tom- » ber; d'autres parce qu'ils étaient trop pesans, et don- » naient à la planche de faux movements, d'autres pour » être attaqués de vertiges, de convulsions, etc. ; d'au-

Voici ce qu'écrivait Tronchin en recevant *la lettre à M. de Haen* : «J'ai reçu, monsieur, avec bien de
» la reconnaissance et lu avec beaucoup de plaisir
» votre réponse à M. de Haen ; jamais bonne cause

» tres parce que la planche était couverte de glace ; ceux-
» ci étaient renversés par des vents furieux ; beaucoup
» se précipitaient pour avoir entrepris le voyage de nuit ;
» des femmes grosses glissaient par la difficulté de main-
» tenir leur corps en équilibre et de voir où elles posaient
» le pied ; un nombre prodigieux périssaient, victimes
» des mauvais conseils de gens bien intentionnés, mais
» mal instruits. Dans ce chaos épais de tant de désastres,
» quelqu'un réfléchit et dit : Ce pas n'est point nécessai-
» rement mortel ; ce sont les circonstances accidentelles
» qui le rendent si dangereux. Puisque la loi veut que
» nous traversions tous la planche et qu'une fois franchie
» il est infiniment rare d'être dans le cas de la repasser
» une seconde fois, décidons que tous la passeront à une
» certaine époque déterminée par l'absence des circon-
» stances funestes à notre salut, avant de connaître le
» péril, avant de devenir trop pesans, dans des temps
» où nous n'avons à craindre ni vents impétueux, ni glace,
» etc. ; quand l'air ne sera point orageux, à midi, etc. ;
» et que les femmes grosses passeront sous la conduite d'un
» bon guide qui déterminera le temps de leur voyage....
» je crois] qu'il n'y a pas un homme de bon sens qui n'ap-
» prouve ce projet auquel, dans les cas les plus défavora-
» bles, on devra le salut de plus des dix-neuf vingtièmes
» des voyageurs.

» ne fut mieux défendue, mais à quoi cela sert-il
» avec gens qui ne veulent point d'inoculation,
» non parce qu'ils la trouvent mauvaise, mais
» parce qu'ils ne la veulent pas. Car on ne peut
» plus dire qu'on ne la connaît pas et qu'il manque
» encore quelque pièce à l'instruction de son pro-
» cès. Tout a été dit, tout a été fait, et c'est sans
» doute de tous les problèmes de médecine celui
» dont la solution est la plus parfaite. C'est au
» temps à présent, qui plus tôt ou plus tard ne man-
» que jamais à la vérité, à triompher de la résis-
» tance que la volonté lui oppose. M. de la Con-
» damine me mandait l'autre jour que Roncalli
» s'est mis à la tête des anti-inoculistes d'Italie ; il
» vient de publier une dissertation qu'il a dédiée
» au Dauphin, il y rapporte deux cas terribles.
» *Casus primus.* Six frères enfants étant morts de
» la petite vérole naturelle, l'oncle prêtre fit ino-
» culer le 7me qui échappa. *Casus secundus.* Une
» petite fille est morte de la petite vérole, prise de
» son frère qui l'avait eue naturellement, d'où il
» conclut que l'inoculation est pernicieuse. N'est-
» ce pas abuser de la permission qu'on a de n'avoir
» pas le sens commun. Ah ! monsieur, que ne
» peut-on l'inoculer ! J'ai l'honneur, monsieur,
» d'être avec bien de l'attachement,

T. TRONCHIN. »

Voici quelle fut la réponse de M. de Haen à
Tissot : « Monsieur, je vous suis très-obligé du
» présent de votre livre. Monsieur le baron van
» Swieten vous en demeure aussi infiniment obli-
» gé. Ceux de mes amis qui l'ont lu louent le style
» comme très-poli, ainsi que la façon dont vous
» avez traité la question ; ils approuvent beaucoup
» vos argumens et croient qu'il y aura de la diffi-
» culté à y répondre ; en un mot, voulez-vous sa-
» voir ce que communément on en pense? que
» vous m'avez fait échec et mat. »

Il demandait ensuite deux mois pour répondre,
au bout desquels parut la *Réfutation de l'inoculation, servant de réponse à MM. de la Condamine et
Tissot* , et dédiée à ce dernier, dans laquelle il
renouvelle toutes ses objections, sans montrer le
défaut des réponses.

Pour cette fois Tissot se tut, bien conseillé en
cela par Tronchin, qui lui prêchait le silence en
ces termes : « Taisons nous, monsieur, et ne dis-
» putons plus contre un homme qui a de l'humeur,
» qui devient le champion de ceux qui en ont en-
» core plus que lui, qui de l'exception fait la règle
» et qui ose soutenir que la petite vérole naturelle
» n'est pas en elle-même une maladie dangereuse.
» Argumente-t-on contre un homme qui nie qu'il

» fait jour en plein midi ? Si la petite vérole n'est
» pas de toutes les maladies les plus fréquentes , la
» plus meurtrière , si elle n'est pas la plus géné-
» rale , s'il est ordinaire qu'on l'ait plusieurs fois ,
» je renonce à croire , je doute de tout. Eh ! que
» m'importe que cinq ou six médecins se rendent
» témoignage à eux-mêmes qu'ils l'ont traitée heu-
» reusement ; je sais que pour ma part j'ai vu au-
» tant de malades qu'eux, et que néanmoins j'ai vu
» des épidémies affreuses , et que dans l'une en-
» tr'autres je perdis onze malades que je vis pour-
» rir vivans , qui tous onze jouissaient quatre jours
» auparavant de la plus parfaite santé. Je sais
» qu'en 1746 les carniers de l'Eglise Sainte-Anne
» à Montpellier se trouvèrent trop petits pour re-
» cevoir toutes les victimes de cette affreuse mala-
» die ; j'en ai la preuve en mains ; je sais que
» Sydenham , de l'autorité duquel on abuse, parle
» d'épidémies *hiemem omnem funestantes,* que Mead
» qui avait vu plus de petites véroles qu'aucun
» médecin de son siècle , a dit en parlant de cette
» maladie : *Mihi vera pestis sui generis esse videtur*
» et que tous les grands médecins en ont parlé du
» même ton. Je gémis , monsieur , de l'opiniâtreté
» avec laquelle on tâch 'de prouver aux hommes
» que 2 et 2 font 5.   T. TRONCHIN. »

Tissot écrivit donc à de Haen pour lui exprimer son intention de cesser une guerre inutile. De Haen avait promis de son côté à Van Swieten de garder le silence, ensorte que ce traité de paix fut bientôt signé. Tissot ne crut pas devoir laisser passer de même la brochure du comte Roncalli qui avait affirmé, entr'autres choses étranges, que l'inoculation passerait comme la transfusion du sang. Cette réfutation parut en latin sous le titre de *Lettre au comte Roncailli*. Elle a été assez lourdement traduite en français par le docteur Vicat. Tissot eut bientôt raison de son antagoniste qui lui écrivit en latin [1] : « En voici assez sur l'i-
» noculation. Que tous les savans fassent tout le
» bruit qu'ils voudront, je suis sourd ; je me
» contente d'avoir, par mes travaux et par mes
» veilles, persuadé ma chère patrie de la bannir ;
» aussi avons-nous le bonheur de voir qu'en Italie
» la seule ville de Pise ait admis cette méthode.
» C'est au point que celui qui voudrait inoculer
» ici, serait bientôt en butte à la moquerie et aux
» sifflets, assailli à coups de pierre, peut-être
» même traîné au dernier supplice. Mais non, on
» ne le livrerait pas à la mort, tous crieraient à
» l'insensé, etc. etc. »

[1] De re inoculatoriâ jam satis, etc.

Le ton d'affection de la fin de la lettre donne à
penser que Roncalli eût pourtant versé quelques
larmes sur le sort de Tissot s'il avait subi la lapi-
dation dont il le menace.

Très-heureux dans son intérieur, Tissot voyait
grandir tous les jours le cercle de ses occupations;
aussi ne pouvait-il répondre aux ouvertures que
lui faisaient ses amis du dehors pour l'engager à
s'expatrier. « Les témoignages d'amitié de M. de
» Sénac, écrivait-il à Haller, me font plaisir,
» mais ne sont pour moi la base d'aucun pro-
» jet. Je n'en fais aucun, je n'ambitionne qu'une
» seule chose, et elle est chimérique, c'est de
» pouvoir vivre à la campagne n'ayant à soigner
» qu'une douzaine de malades, et à m'amuser de
» l'agriculture [1]....

Dans un autre endroit Tissot rend compte à
Haller des motifs qui l'ont déterminé, quoique
jeune et sentant bien ce qui lui manque, à rendre
publics ses premiers essais. Je sais que vous vou-
» driez qu'on n'écrivît sur cette partie de la médecine
» qu'à l'âge de 50 ans. Si l'on suivait cette mé-
» thode, l'on aurait sans contredit moins de mau-
» vais ouvrages, mais l'on en aurait peut-être moins

[1] Janvier 1760.

» de bons. Un homme qui n'a jamais rien écrit ne
» commence guère à 50 ans ; ainsi, monsieur,
» permettez qu'on s'exerce plus jeune : il vaut
» mieux donner des essais dans son genre que dans
» un autre. La composition est d'ailleurs un moyen
» qui attache à l'étude et qui contribue ainsi à
» augmenter les connaissances du médecin au pro-
» fit des malades ; on évite l'écueil trop ordinaire
» de négliger le travail dès qu'on a quelques ma-
» lades. D'ailleurs tous les médecins ne peuvent
» pas se flatter de devenir de vieux praticiens et
» le peu d'observations que les jeunes donnent est
» toujours un fonds qui entre dans le commerce
» et qui perdrait s'ils s'imposaient de n'écrire qu'à
» un âge qu'ils n'atteindront peut-être jamais. »

Depuis que Zimmermann était fixé à Broug comme médecin, il avait avec son ami une correspondance fort active. Il lui faisait confidence de tous
les ennuis, les désagrémens et les dégoûts que son
génie ardent, son genre nerveux sensible et déli-
cat, stimulé par l'ambition et un vif désir de gloire,
lui causaient dans cette enceinte resserrée, où les
intérêts de la science, les lettres et la philosophie
ne touchaient personne. Tout en s'affligeant que
Zimmermann ne sût pas envisager avec plus de
calme et d'optimisme les inconvéniens de ce séjour,

Tissot désirait qu'il pût exercer ses talens sur un plus grand théâtre, et il s'adressa à Haller pour tâcher de lui procurer quelque autre poste. « Notre » ami de Broug, » lui dit-il, « m'écrit une lettre » remplie de lamentations. Ses concitoyens l'en- » nuient, il laisse voir son ennui, ils l'abandonnent » comme médecin, ils le chagrinent comme parti- » culier; il en prend de l'humeur qui ne raccom- » mode rien. Je le plains infiniment sans vouloir » le disculper tout à fait. Je suis persuadé que » l'on peut s'ennuyer à Broug; mais je voudrais » qu'il sût s'accommoder aux circonstances, et sur- » tout j'aimerais à le voir sur un autre théâtre. Il » me paraît qu'on doit avoir besoin de médecins à » Berne; ou même ne pourrait-il point remplir » avec succès quelqu'une des chaires vacantes à » Goettingue? Il vous est tendrement attaché; je » sais, monsieur, que vous l'aimez; je l'aime vé- » ritablement, parce qu'indépendamment de ses ta- » lens, je trouve chez lui un caractère de droi- » ture, de franchise, de probité qui me plaît par- » tout. Je voudrais fort qu'il fût heureux, et je » ne puis l'aider qu'en lui donnant des motifs de » patience; c'est un faible secours, vous pouvez » lui en donner de plus efficaces.... »

Haller n'ayant pu réaliser ces désirs au sujet de

Berne et de Gœttingue où il n'y avait plus de chaire
vacante, Tissot voulut procurer à son ami au moins
une satisfaction de cœur et d'amour-propre en lui
dédiant sa *lettre sur la maladie noire* suivie de
quelques mots sur l'inoculation et les controverses
dont elle était l'objet. « Si les âmes des défunts ont
» encore quelque connaissance des affaires de ce
» monde,» lui répondit Zimmermann, «il faut avouer
» que, si j'avais été mort comme vous pourriez le
» supposer, je n'aurais pas été moins réjoui du
» monument public que vous venez de consacrer
» à notre amitié. Je suis bien fier, d'un côté, de la
» distinction dont vous m'honorez, mais bien ca-
» pot de l'autre, de voir qu'avec les meilleures
» intentions du monde, avec le cœur le plus pur,
» vous avez la mine d'un homme qui se moque de
» moi. J'ai été stupéfait à la vue du frontispice de
» votre ouvrage, des titres que vous me donnez;
» je ne suis pas noble, je suis bourgeois; cepen-
» dant le *nobilissimus* qu'on ne connait point en
» Suisse, est usité en Allemagne; mais *l'illustris-*
» *simus*, c'est le titre d'un *comte*. Dans la patrie des
» titres, dans cette Allemagne un baron est *illus-*
» *tris*, et rien de plus. Le public toujours injuste
» à certains égards, me prendra pour un homme
» semblable à ce fou de Kœnigsfelden, qui donne

» au diable tous ceux qui ne le traitent pas d'Al-
» tesse. Je vous prie donc, je vous supplie, je
» vous conjure de faire réimprimer ce frontispice
» et d'y mettre ce qui aura un air infiniment plus
» gracieux pour moi, *Johanni Georgio Zimmer-*
» *manno suo,* ou quelque chose d'analogue. Je ne
» me plains pas de la *sagacité* que vous m'attribuez
» dans le cours de votre ouvrage et que je n'ai pas;
» ceux qui ne me connaissent pas vous croiront :
» permis à moi de me moquer en secret de leur
» crédulité. Je ne me plains pas de cet *iterum vale*
» *et sive in patriâ tuâ sedeas, contemnere honores*
» *fortis, et in te ipso totus teres atque rotundus, sive*
» *ad grandiora natus, etc.;* il y a dans ce passage
» et cette conclusion une beauté ravissante, qui, in-
» dépendamment de mon amour-propre, m'a frap-
» pé, ébloui, séduit. Je me plains du Zimmer-
» mann *summe mi,* etc. etc. etc., et je vous prie
» de croire une fois pour toutes que le seul titre
» glorieux, le seul dont je suis véritablement
» fier, le seul qui pourrait satisfaire une ambition
» plus forte que la mienne, c'est d'être appelé vo-
» tre ami. C'est par vos ouvrages que la postérité
» apprendra que j'ai existé, c'est pour avoir été
» aimé de vous qu'elle m'estimera, c'est enfin par

» là même que mes contemporains croiront que je
» suis un homme de bien.

» Venons à l'ouvrage, qui dans ses 72 pages ren-
» ferme tout ce qui serait nécessaire pour vous il-
» lustrer, si vous ne l'étiez depuis le moment où
» vous avez commencé à écrire.... » Suivent quelques remarques de détail, qu'il termine ainsi :
« *Quas quanti facies tanti mihi erunt.* Eh bien donc
» je juge que ces 72 pages renferment des obser-
» vations de la plus fine pratique, des règles dic-
» tées par le génie et destinées à l'éternité, enfin
» des idées de théorie aussi lumineuses que pro-
» fondes, aussi neuves que fertiles en vérités nou-
» velles. Le tout annonce un œil qui perce, un
» esprit qui combine, un génie qui crée, et qui
» n'est grand que pour être utile. »

Etre utile était bien certainement la pensée ha-
bituelle de M. Tissot. Il aurait voulu voir se former de bons médecins dans sa patrie; il désirait
aussi que l'hospice de Lausanne fût confié à un
homme distingué et dans ce but il avait fait
des offres à M. le docteur Rast, praticien habile
de Lyon, avec lequel il entretenait une correspondance dont je citerai quelques mots.

L'art et la vie ont des bornes que l'habileté du
médecin ne saurait franchir. Souvent M. Rast

découragé regrettait d'avoir entrepris une tâche
au-dessus de ses forces , et répandait dans ses
lettres tout son fiel contre la médecine.... « Vous
» me pressez le plus obligeamment du monde
» d'aller vous voir, d'accepter un hospice chez
» vous et de me conduire à Roche [1]; c'est trop
» d'avantages et de plaisir à la fois pour que je ne
» sois pas décidé à en profiter sitôt que mes affaires
» me le permettront ; malheureusement je ne crois
» pas que ce soit ce printemps ni cet automne ,
» recevez-en néanmoins ma plus vive reconnais-
» sance, et conservez-moi la même complaisance
» pour un temps plus heureux. Si jamais je puis
» m'expliquer avec vous sur la médecine, que de
» mal n'en dirai-je pas ? Nous nous tuons de peine
» pour apprendre l'art le plus difficile et le plus
» incertain ! Je voudrais arracher de vous l'aveu
» que bien des vieux praticiens m'ont fait et ont
» fait à d'autres, que c'est un métier où on ne voit
» goutte, où on croit atteindre le port tandis qu'on
» est prêt à faire naufrage. Toutes ces réflexions
» font souvent languir en moi le goût du travail.
» Mon voyage sera trop court pour ma satisfaction,
» car je voudrais oublier les misères de la pratique

[1] Haller était alors directeur des salines de Roche.

» pour laquelle je n'étais pas né, et je ne le puis
» pas. Je vous écrivais ceci dans le temps que
» deux malades auxquels je m'intéressais allaient
» mal; comme ils vont mieux, je reprends courage,
» j'apprécie mieux le pouvoir de la médecine, qui,
» entre nous, n'est cependant pas bien étendu et
» veut être placé dans des mains aussi prudentes
» que savantes pour qu'il soit utile. C'est toujours
» le compte de M. Tronchin : la médecine a fait
» plus de maux que de biens au genre humain. »
Tissot luttait avec force contre ce découragement,
il grondait, il représentait vivement à M. Rast
l'inconséquence et l'immoralité du médecin qui
exerce un art auquel il n'a pas foi. La médecine
est une science conjecturale, combien d'autres ne
sont pas dans ce cas? Une conjecture justifiée par
une longue série de faits, devient un principe, et
l'assemblage d'un certain nombre de principes forme une science. Ainsi le médecin peut prédire
jusqu'à un certain point, d'après des règles fixes,
et dans des maladies suffisamment connues, la
naissance, la durée, la fin et le retour périodique
des crises. Les médecins commettent des erreurs,
il est vrai; ces erreurs sont quelquefois meurtriè-
res; mais la crainte du danger ne doit pas nous
faire tomber dans un danger plus grand encore.

Un homme qui a observé sans cesse les faits relatifs à la santé, qui les a enregistrés soigneusement pour en tirer des conséquences, qui a reconnu, distingué et même décrit les diverses maladies d'après leurs symptômes particuliers; qui
des effets sensibles est remonté aux causes secrètes; qui a proposé pour chacune le remède
indiqué par le principe même du mal, et enfin a
constaté l'effet de ce remède pour en faire usage
dans des cas analogues; cet homme n'en saura-t-il
pas plus sur la nature du mal et les moyens de le
guérir que le malade lui-même et les ignorans
qui l'entourent? Joignez à cela l'expérience des
siècles et la connaissance des travaux de ses pré-
décesseurs, si nécessaire aux médecins, et l'on
concevra que Tissot dût insister fortement sur la
nécessité et l'importance de son art auprès de
M. Rast, qui lui répondit : « Je me suis fait
» une grosse querelle avec vous en vous parlant
» contre la médecine, dans un moment d'humeur
» auquel je crois tous les praticiens sujets. Je se-
» rais un malhonnête homme si je ne quittais pas
» promptement mon état, étant persuadé qu'un
» médecin ne saurait faire autant de bien que de
» mal ; je me suis mal énoncé si vous m'avez en-
» tendu ainsi. On doit mettre sur le compte de la

» médecine toutes les fautes que font ceux qui s'en
» mêlent, elle n'existera jamais dans son point de
» perfection, elle n'est dans cet état qu'un être
» imaginaire qu'il ne faut pas considérer. Tout ce
» que j'ai prétendu dire c'est qu'il me paraît vrai-
» semblable que si l'on eût abandonné l'homme à
» son instinct, il y aurait eu plus de maladies gué-
» ries qu'avec tous les secours que portent les
» femmelettes, les barbiers et les médecins. Ce
» qui fait que, tout calculé, l'invention de la méde-
» cine a été nuisible au genre humain. Il serait
» bien à souhaiter, comme vous le dites, mon cher
» confrère, que tous les médecins fussent d'accord
» sur le traitement qu'on doit employer dans un
» cas donné; mais outre qu'il est malaisé de juger
» ce cas, je ne crois pas que l'on trouvât beaucoup
» de médecins d'accord. Voyez-les dans la même
» ville où on suce les mêmes principes, toujours
» en différends dans les consultations verbales, et
» ce qui est bien pis, dans les consultations écrites.
» Si les mélancoliques qui consultent à tort et à
» travers tous les médecins, avaient des idées moins
» noires, ce serait un spectacle bien amusant pour
» eux que celui de leurs contradictions. Je ne m'en
» suis pas rapporté sur cet article à ce que m'en
» ont dit les vieux praticiens qui passaient même

» pour avoir été heureux; je m'en suis rapporté à
» mes yeux, en suivant les malades dans les mains
» d'autres médecins, et surtout entre les miennes.
» J'ai vu beaucoup de malades guéris, à qui la
» médecine n'avait été qu'un faible secours; des
» morts, auxquels elle avait été, avec non moins de
» fondement, nuisible, et enfin des maladies chro-
» niques qui me paraissaient le fruit d'un mauvais
» traitement. Je n'affirmerai pas que la nature elle
» seule n'eût pas produit plus de maux; je me
» contente de me défier de mon art et de mes lu-
» mières; je ne me flatte pas d'avoir été bien utile
» au malade quand il guérit et je crains de lui
» avoir nui quand il meurt. Cette perplexité rend
» la pratique fatigante pour moi et utile à mes
» malades. J'exerce un art dont j'éprouve depuis
» long-temps l'incertitude et la peine; je suis ex-
» cusable si, dans un moment d'ennui, j'ai dit que
» je n'étais pas né pour être praticien. Je doute
» qu'il y ait un homme en qui la raison n'ait pas
» fait à cet égard beaucoup plus que le sentiment.
» Je tâche de ne pas nuire si je ne puis être utile;
» quelquefois je m'amuse en faisant une table qui
» rassemble les contradictions des célèbres méde-
» cins; et en suivant la voie la plus raisonnable, la
» plus battue, je cherche une tranquillité qu'on

» ne saurait trouver qu'après avoir renoncé à la
» pratique de la médecine, ce que je ne suis pas
» prêt de faire, et puisque je suis attaché à une
» rame de galère, je fais mes efforts pour voguer
» avec succès pour les autres et pour moi.

On conçoit bien que la médecine exercée de cette manière fût pour M. Rast un tourment de tous les instants. Dans quelle vocation est-il plus nécessaire que dans celle du médecin d'être soutenu par la foi en son œuvre ? et qui peut avoir cette foi, en dehors du sentiment du devoir, de la confiance en Dieu et d'un ardent amour de ses semblables ? Heureux le médecin chrétien qui, se déchargeant sur Dieu de tout ce qui peut l'inquiéter, exerce sa profession sous son regard, ne cherchant point son intérêt particulier, et s'oubliant pour ne penser qu'au soulagement de ses frères ! Certes, c'est un ministère glorieux que celui dont tous les devoirs se confondent avec ceux de la plus délicate amitié ! Quelle carrière peut offrir plus de traits de ressemblance avec celle de cet ami des hommes qui allait de lieu en lieu faisant du bien !

Le premier besoin de l'être souffrant est d'épancher son âme. Le médecin prête une oreille attentive au récit de ses douleurs ; il le questionne sur ses maux avec intérêt, il le comprend, il le devine;

près du malade rien ne le rebute ; mais s'il possède
cette charité véritable que donne l'Esprit de Christ,
quelles consolations, quel baume précieux ses paroles vont porter au cœur du malade, aigri peut-
être par la souffrance, mais bientôt touché, et disposé à accueillir favorablement celui qui sait l'aimer
et sympathiser avec lui ! C'est dans son regard
qu'une mère, une épouse, cherchent les premiers rayons d'espérance et de joie, et s'il n'a pu
conserver cet ami ou cet enfant, objet de leurs
regrets, qui, mieux que lui, pourra leur faire entendre les seules véritables consolations ? Oh ! qu'il
ne se prive pas d'une si noble fonction ! Assez de
soucis et d'angoisses viendront troubler ces heures
précieuses ! S'il a le bonheur de voir ses travaux
bénis et couronnés de succès, ce n'est qu'un spectacle passager ; d'autres afflictions le réclament ;
s'il veille, ce tableau de douleur le suit partout ; s'il
dort, il le retrouve dans ses songes ; son sommeil
ne dure qu'autant que les autres n'ont pas besoin
de le troubler ; dans les épidémies il partage tous
les dangers ; des miasmes malfaisants empoisonnent
l'air qu'il respire ; la contagion l'environne, elle
le presse, elle l'atteint, il meurt ; et bientôt on
l'oublie . . . . mais celui qui fut sa force et son
soutien ici-bas, ne l'a pas oublié ; il le reçoit dans

l'éternel repos où il n'y a ni larmes, ni travail, et il lui fait entendre cette parole : « Cela va bien , bon et et fidèle serviteur, viens prendre part à la joie de ton maître. »

La *Lettre sur la maladie noire* fut bientôt suivie d'une *Lettre à Haller sur la petite-vérole , l'apoplexie et l'hydropisie.* Elle fait partie du volume des *Epistolæ medicæ.* C'est une des meilleures productions de Tissot , et à cette époque les bons ouvrages se comptaient. On ne faisait point de découverte intéressante ; la science était dans un état de stagnation. Tissot s'en lamentait dans une lettre à Haller du 24 avril 1760.

. . . . . M. Fougeroux, neveu de M. Duhamel,
» vient de publier un mémoire sur les os, pour ser-
» vir de réponse aux objections contre le sentiment
» de M. Duhamel. Si je ne me trompe, j'ai lu une
» lettre de M. Duhamel lui-même à M. Bonnet,
» dans laquelle il l'abjurait. L'ouvrage de Fouge-
» roux sera à la française, c'est-à-dire mauvais. Je
» gémis sur l'état dans lequel les sciences se trou-
» vent dans ce beau royaume. Le génie y est in-
» connu , le savoir inouï, l'esprit y devient rare ,
» le goût est abâtardi : ils ne s'occupent que de fu-
» tilités. Les titres seuls de leurs productions suffi-
» sent pour prouver la décadence des lettres. Ce ne

» sont que méthodes aisées, abrégés, dictionnaires
» portatifs, atlas de poche, clés des sciences, ta-
» blettes, almanachs, etc., etc. Si les plus héroï-
» ques hasardent un titre un peu moins bagatelle,
» ils se retrouvent au niveau des autres dès la pre-
» mière page. Je ne trouve en Italie, en Hollande,
» en Angleterre, aucun homme supérieur; le génie
» et le goût paraissent aujourd'hui fixés chez les
» Allemands. »

La forme un peu absolue de ce jugement n'en
exclut pas la vérité. D'ailleurs l'amour de la science
et des lettres était si réel chez Tissot qu'on lui passe
ce ton un peu tranchant dans une lettre intime.
Lui même, combien de fois ne déplora-t-il pas avec
Haller de n'avoir pu donner à ses études tout le
temps et l'application nécessaires pour acquérir une

---

* A Lausanne il s'était joint à quelques sociétés littéraires, alors fort en vogue, mais il n'en était pas toujours
émerveillé. « Notre société économique, écrit-il à Haller,
» s'assemble, cause, et ne fait rien du tout, tandis que
» plusieurs petites villes ont envoyé de fort bons mémoi-
» res. Nous nous modelons sur l'académie française;
» nous la surpassons même. Leurs académiciens ne font
» qu'un compliment dans leur vie; chez nous, chacun à
» chaque séance fait l'éloge de notre président avant que
» d'opiner. »

plus grande pureté de style. Haller le grondait et
lui soutenait qu'il écrivait assez bien pour ne se point
tourmenter. Sur ce point ils ne pouvaient s'entendre. Tissot préféra toujours le latin. Ce ne fut
qu'assez tard qu'il parvint à écrire en français si ce
n'est avec élégance, tout au moins avec clarté et
naturel.

Ce fut au mois de septembre 1761 que Tissot
fit paraître l'*Avis au peuple sur sa santé.*

La convenance et l'utilité des traités de médecine populaire ont été beaucoup et souvent débat-
tues. On leur reproche de représenter comme simples et faciles des choses dont la connaissance ne
peut pas s'acquérir dans les livres seulement, mais
exige encore une grande habitude d'observer,
jointe à une pratique toute spéciale. Grâce à ce
demi-savoir, dont elles ne soupçonnent pas l'in-
suffisance, des personnes peu judicieuses se li-
vrent avec une pleine sécurité à des pratiques dont
elles ignorent la valeur et la véritable application,
dans des cas dont elles n'ont pas appris à discerner
la nature. Beaucoup d'accidens doivent résulter
de la confiance que leur donne une aussi faible
instruction.

D'un autre côté, l'on ne saurait nier qu'il n'y
ait dans le cours de la vie une multitude de choses

relatives à la médecine qu'il faut connaître pour échapper à l'empire des préjugés, et pour pouvoir se rendre utile à ses semblables, dans des cas urgens ou imprévus.

Personne ne contestera non plus qu'une mère éclairée ne soit souvent le meilleur médecin de ses enfans. Combien de fois par des mesures de prudence ne peut-elle pas empêcher que des indispositions ne dégénèrent en véritables maladies. Il est donc des choses qu'il serait à désirer que personne n'ignorât, et l'on peut poser en fait que des notions vulgaires de médecine sont d'une utilité positive.

Sans doute, il faut que la distinction de ce que l'homme qui n'a pas étudié la médecine doit et peut apprendre soit faite par un esprit juste et sage, et c'est ce que Tissot possédait à un haut degré. Son traité de l'*Avis au peuple* opéra une révolution, et contribua plus qu'aucun autre à mettre des bornes aux exagérations dans lesquelles tant d'hommes ont entraîné la multitude.

Si quelques inconvéniens se sont mêlés au grand bien qu'a fait cet ouvrage, il faut s'en prendre à la condition inévitable de toutes les connaissances humaines dont l'abus est tellement près de l'usage, qu'on ne saurait les séparer.

Telle est, en résumé, l'opinion de plusieurs savans médecins tels que Hallé, Boisseau, Desgenettes, Grégory, etc.; mais en revanche une autre célébrité contemporaine, le chevalier Richerand, a prononcé l'anathème le plus formidable contre Tissot et son ouvrage, « rédigé, dit-il, par » la médiocrité pour l'ignorance. Jamais, » ajoute-» t-il, « aucun maître de l'art, aucun médecin » vraiment illustre, ne s'est abaissé à ce genre de » composition ; son livre a coûté la vie à plus » d'hommes que la guerre la plus meurtrière. La » lecture n'en saurait être interdite trop sévère-» ment.... On s'étonnera peut-être d'une indigna-» tion aussi véhémente, mais à quelque excès qu'elle » puisse se porter contre de semblables livres elle » n'égalera jamais les maux dont ils sont la cause. »

Le spirituel Hoffmann, rendant compte dans le journal de l'Empire *Des erreurs populaires relatives à la médecine*, par M. Richerand, protesta contre ce jugement avec autant de modération que de jus-» cherand n'ait pas un peu plus ménagé l'auteur de tice. « Je finis, » dit-il, « en regrettant que M. Ri-» l'*Avis au peuple*. Tissot a été l'un des plus ar-» dens défenseurs de l'inoculation, dans un temps » où l'on n'avait pas encore deviné les miracles de » la vaccine : il a écrit comme M. Richerand con-

» tre les erreurs populaires, il a été l'un des pre-
» miers à blâmer les sudorifiques et les échauffans
» dans l'éruption de la petite vérole ; il a , comme
» M. Richerand, condamné les spiritueux et les
» vulnéraires dans les cas de chute ou de contu-
» sion ; il a eu les mêmes principes sur le rhume,
» il a déclamé contre les charlatans et les maiges :
» aurait-il tort d'avoir dit , il y a cinquante ans,
» ce que M. Richerand dit encore mieux aujour-
d'hui ? » Cela se pourrait bien.

Qu'il me soit permis, pour la complète justifi-
cation de Tissot, d'ajouter une observation fort
simple, qui n'aurait pas dû échapper à un homme
aussi spirituel que M. Richerand. Les motifs de la
publication de l'Avis au peuple se trouvent énon-
cés dans la préface de la 2ᵉ édition en ces termes :
« Touché du sort des gens du peuple malades dans
» les campagnes de ce pays, où il périt misérable-
» ment par la disette de secours utiles et la multi-
» tude de mauvaises directions, mon seul but en
» écrivant était de prévenir une partie de ces mal-
» heurs. Je n'avais destiné ce livre, qui parut
» pour la première fois au mois de septembre
» 1761 , qu'à une petite enceinte de pays et à un
» petit nombre de personnes, et je fus très-surpris
» en apprenant cinq ou six mois après sa publica-

» tion, qu'il était l'un des livres de science qui
» eût trouvé le plus de lecteurs. »

On voit par là que ce travail n'était destiné
qu'aux Vaudois. A eux seuls s'adressaient les avis
de leur compatriote. Toutes les règles hygiéniques
qu'il donne sont basées sur une connaissance parfaite des mœurs, des usages de notre pays, et
même de la température si variée des bords de
notre lac. Il en est de même des conseils relatifs à
l'enfance, écrits pour un pays où elle est en général saine et vigoureuse et non pour les enfans en-
tassés dans les logemens humides et mal clos d'une
région marécageuse ou dans les rues sales et étroi-
tes d'une ville manufacturière. On ne saurait donc
faire raisonnablement un crime à Tissot, de ce
qu'ayant en vue les besoins d'une certaine classe
d'hommes dans une certaine localité, il n'ait pas
donné un travail qui satisfasse aux exigences de la
France ou de l'Angleterre [1].

[1] Voici quelques lignes d'une lettre de Mme Poivre,
veuve du célèbre navigateur, depuis Mme Dupont
de Nemours, qui témoignent toutefois de l'utilité de
l'*Avis au peuple* dans un climat bien différent du nôtre.
Il serait facile de multiplier les citations de ce genre.

18 pluviose. An 3.
« Monsieur, permettez que je vous demande quelques-

L'introduction de l'*Avis au peuple* traite des causes de la dépopulation dans le pays de Vaud. Il en assigne trois principales ; l'émigration , le petit nombre des naissances , et enfin le manque de secours pour les malades de la campagne , qui meurent faute de soins suffisans. C'est à cette dernière cause qu'il veut apporter un remède , mais il

» uns de vos momens pour mettre sous vos yeux l'état
» d'un de mes voisins de campagne fils d'un fermier res-
» pectable.

» Mais avant d'entrer dans le détail de sa maladie, je
» ne puis m'empêcher, Monsieur, de vous offrir ici
» l'hommage d'une bien tendre et sincère reconnaissance
» pour tout le bien que je vous dois. J'ai eu le bonheur
» de trouver dans vos ouvrages des principes qui m'ont
» constamment servi, tant à l'Ile-de-France, où j'ai
» passé quelques années, que dans ce pays-ci, pour con-
» server à mes enfans et petits enfans une superbe santé,
» et pour être de quelque utilité à mes bons voisins, soit
» en prévenant leurs maux, soit en les éclairant sur les
» moyens de les guérir, soit souvent en les rassurant sur
» de fausses terreurs.

« Ce qui rend vos ouvrages si recommandables, Mon-
» sieur, c'est surtout le véritable amour des infortunés
» qui vous l'a fait entreprendre, qui perce à chaque
» page et échauffe l'âme de l'attrait de la bienfaisance
» en même temps que votre profond savoir éclaire l'esprit.

» Compagne pendant plusieurs années d'un homme de

attaque en même temps, avec beaucoup de force et de talent, les vices et les désordres qui tendent à détruire la force physique dans toutes les classes de la société.

« Le bienfait des lettres [1], » a dit M. Villemain, « se montre surtout dans ces écrivains d'un esprit

» premier mérite, je me suis accoutumée à chérir, à » vénérer les bienfaiteurs de l'humanité, entre les- » quels vous êtes certainement au premier rang. Vous » n'imaginerez jamais, Monsieur, le bien que vos ou- » vrages ont fait et celui qu'ils sont destinés à faire tou- » jours de plus en plus, à mesure que les hommes devien- » dront meilleurs et plus éclairés. »

Jeudi 11 avril 1833. « J'ai trouvé chez le vice-consul » anglais à Damiette l'accueil le plus poli et le plus obli- » geant que je puisse désirer. Il est né dans cette ville et » s'occupe un peu de médecine. Il m'a parlé avec en- » thousiasme de mon compatriote Tissot dont il a traduit » en arabe l'*Avis au peuple.* »

Extrait du *Journal de M. Mestral,* ministre du St-Évangile.

[1] « Lorsque les Suisses étaient vertueux, ils ignoraient » les lettres et les arts. Lorsqu'ils commencèrent à perdre » leurs mœurs, les Haller, les Tissot, les Gessner, les » Lavater parurent. »

Châteaubriand. Essai sur les Révolutions. Liv. I, 1re partie. Chap. *XLVIII.*

» libre et sage qui se servent du talent pour éclair-
» cir et rendre populaires les vérités sociales. »
Ces paroles s'appliquent parfaitement à Tissot, et
tous les contemporains en jugèrent ainsi.

A peine l'*Avis au peuple*, eut-il pénétré en
France, qu'à Paris, Lyon, Rouen, Montpellier
et Avignon, on se hàta d'en faire des contrefaçons.
M. Lebègue de Presle, docteur régent de la Faculté de Paris et censeur royal, avertit sur-le-
champ l'auteur qu'une édition se faisait à Paris,
et l'invita à en donner une seconde lui-même,
dans laquelle il traiterait son sujet d'une manière
plus appropriée à la France et aux environs de
Paris. En attendant, le docteur Marquard s'était
chargé d'y faire quelques additions, fort inférieures
au travail de Tissot.

Enfin, ce qui achève l'éloge de l'*Avis au peuple*,
c'est sa vogue immense, tant en France qu'à l'é-
tranger. Quinze éditions françaises furent épuisées
en peu d'années, et dix-sept traductions parurent
en moins de vingt-cinq ans, à Zurich, Hambourg
et Venise, en Hollande, en Angleterre, en Suède,
en Danemarck, en Russie, en Pologne, en Hon-
grie, en Espagne, en Portugal, en Grèce et en
Flandres. La meilleure édition est celle de Lausanne, 1775, corrigée et augmentée par l'auteur.

C'est celle dont le célèbre professeur Hallé s'est servi pour son édition des œuvres de Tissot ; il l'a enrichie d'excellentes notes devenues nécessaires pour mettre cet ouvrage en rapport avec l'état actuel de la science. « Nous les ajouterons, » dit-il,
» avec la concision et la discrétion que commande
» le respect qu'on doit aux hommes qui nous ont
» frayé la route, et auxquels on doit, même les
» progrès qu'on a fait depuis eux. Nous n'en fe-
» rons guère sur les points de théorie, car la
» différence des idées actuellement reçues avec
» celles qu'adoptait M. Tissot, ne suffit pas, à notre
» avis, pour motiver des réflexions nouvelles. Nos
» observations ne porteront donc que sur les chan-
» gemens qui se sont introduits dans la pratique
» de l'art et sur les faits qui en sont la véritable
» richesse. »

L'*Avis au peuple* rendit le nom de Tissot célè-bre dans toute l'Europe. Il devint surtout classi-que en Allemagne. Les universités de Gœttingue et de Giessen, l'adoptèrent comme livre d'étude. Le grand duc de Hesse-Darmstadt décréta même que les étudians en théologie qui voudraient se faire consacrer dans ses états seraient tenus à des examens sur l'*Avis au peuple*, dont la connaissance devint ainsi obligatoire pour l'exercice du saint

ministère. En Pologne, où il en parut deux traductions différentes, les seigneurs, les primats et
les prêtres s'en servirent aussi avec avantage. De
toutes parts Tissot recevait des adresses et des félicitations ; les uns voulaient qu'il publiât un journal de médecine; d'autres lui reprochaient de n'a-
voir pas joint à l'*Avis au peuple* un traité de
chirurgie populaire, ceux-ci réclamaient un traité
populaire des maladies chroniques; mais il leur
répondait : « Les maladies chroniques sont, il est
» vrai, mal traitées dans les campagnes, mais on
» a le temps et la faculté de conduire les malades
» dans les villes ou de faire venir du secours ; elles
» sont bien plus rares que celles dont j'ai parlé.
» Elles le deviendront bien davantage dès qu'on
» traitera mieux les maladies aiguës dont elles sont
» presque toujours la suite. D'ailleurs elles dépen-
» dent d'un grand nombre de causes réunies,
» inappréciables à ceux qui n'ont pas fait d'études
» de médecine, et par conséquent elles ne pour-
» raient être l'objet d'un traité populaire. »

L'*Avis au peuple* valut à Tissot la bourgeoisie
de Lausanne ; il fut aussi admis dans la société
économique de Berne et reçut de la chambre de
santé une médaille d'or avec la lettre suivante :
« Monsieur, la chambre établie par LL. EE. pour

» veiller et contribuer à tout ce qui est relatif à la
» santé de leurs sujets, a vu paraître avec une
» satisfaction extraordinaire l'excellent ouvrage
» que vous avez publié dernièrement sous le titre
» d'*Avis au peuple sur sa santé*. L'utilité générale
» de cet ouvrage engage les seigneurs de ladite
» illustre chambre à témoigner par mon canal, son
» approbation et son estime distinguée au citoyen
» zélé, et à l'habile médecin qui a fait ce présent à
» sa patrie.

» Je suis chargé, Monsieur, de vous faire par-
» venir la médaille ci-jointe, qui vaut moins par
» elle même que par les sentimens qui engagent
» cette illustre chambre à vous l'offrir.

» Agréez, Monsieur, l'assurance, etc.

25 février 1762. »   A. Groueber.

On sait combien Berne était peu prodigue de
marques d'honneur et de satisfaction.

Ce fut à son père que Tissot dédia l'*Avis au
peuple*. Cette dédicace pleine de sensibilité est un
monument touchant de sa piété filiale. Voici quelques mots de la réponse de M. Tissot-Grenus :

« Quelle joie et quelle consolation pour votre
» mère et pour moi, mon cher fils, de voir que
» nos tendres soins et nos dépenses en votre fa-

» veur, en vue de seconder les talents dont l'Etre
» suprême vous a pourvu, aient si bien réussi
» pour le bien des hommes en général, par la
» bénédiction que Dieu a répandue sur vos étu-
» des. ... Je me sens moi-même pénétré d'un
» juste retour des sentimens filiaux que votre dé-
» dicace renferme ; nous n'en avons jamais douté.
» Les nôtres de tendresse doublent tous les jours
» pour vous ; je me sens bien glorieux si j'ai pu,
» aidé du secours d'en haut, contribuer à ces sen-
» timens de bénéficence que vous avez mis au jour
» pour l'humanité en général et en particulier
» pour les peuples de LL. EE. »

Parmi beaucoup d'autres témoignages d'approbation qu'il reçut de ses amis et des savans, je
citerai la conclusion d'une lettre de M. de Sénac,
premier médecin de Louis XV : « Ne croyez pas, »
dit-il, « qu'il entre de la flatterie dans cet éloge,
» vous n'y trouverez que ce que je pense, j'ajou-
» terai même que si dans quelqu'un, en ces der-
» niers temps, j'ai connu le génie de la médecine,
» c'est en vous. Continuez à vous appliquer, ne
» vous hâtez pas trop ; ne donnez que ce qui vous
» paraîtra digne de vous et de l'art que vous cul-
» tivez ; et soyez assuré que vous serez à la tête
» des plus grands praticiens. C'est mon estime

» pour vous qui me dicte ces conseils et cette pré-
» diction. »

C'est à la publication de l'*Avis au peuple* que se
rattachent les premiers rapports de Tissot avec
J. J. Rousseau. La *Nouvelle Héloïse* et le *Contrat
Social* avaient fait la réputation de Rousseau.
et *Emile* qui parut en 1762 vint l'augmenter
encore. L'opinion variait singulièrement sur le
compte du citoyen de Genève. Tandis que Haller
et Bonnet voyaient en lui le philosophe inconsé-
quent et rempli de lui-même, dont les principes
ne tendaient à rien moins qu'à bouleverser sa patrie, Tissot, Hirzel et Zimmermann le regardaient
comme le philanthrope le plus éclairé, le citoyen
le plus courageux et le plus dévoué. On ne laisse
pas d'être un peu étonné de l'enthousiasme de
Tissot. On l'est moins de voir le grand Haller ré-
primander doucement, mais sans détour, une
admiration excessive, qui s'attachait à l'homme
au moins autant qu'à l'écrivain. « [1] C'est en effet » comme l'a dit M. Vinet, « d'un sentiment
» d'affection personnelle que Rousseau fut l'objet
» de la part de ses zélateurs, ou, pour mieux dire,
» de son siècle. On comprendrait mal et ce siècle

[1] *Revue Suisse*, Tome II, page 78.

» et l'un de ses plus grands hommes, si l'on mé-
» connaissait que le talent de Rousseau fut encore
» moins apprécié que ses intentions et son courage.
» La littérature, à cette époque, était surtout un
» instrument, l'art d'écrire une arme offensive, les
» écrivains étaient pris sur le pied de réforma-
» teurs, l'art reculé au second plan. Dans un
» succès littéraire, on cherchait surtout une ac-
» tion virile ou une bonne œuvre. Le public,
» poussé par les auteurs dans cette voie, les y
» poussait à son tour, et ne leur y permettait ni
» halte ni détour. Voltaire, né bel-esprit et artiste,
» eut besoin de toute la puissance que ses services
» lui avaient conférée (car c'était bien des services
» qu'on demandait à la littérature), pour conser-
» ver à l'art, comme art, quelque part dans l'at-
» tention publique. J. J. Rousseau, encore plus
» artiste peut-être et surtout plus rhéteur, se mé-
» nagea si bien un rôle d'homme dans son rôle
» d'écrivain, se manifesta si vigoureusement à
» travers sa rhétorique, que le siècle entier ne vit
» en lui qu'un philanthrope qui mettait son im-
» mense talent au service de l'homme et de Dieu.
» Il faut le dire, aujourd'hui que bien des presti-
» ges sont dissipés, et que la valeur morale de
» Rousseau a subi un grand rabais, il eut pour

» amis, et pour involontaires complices, les plus
» honnêtes gens de son siècle ; et , dans l'état mo-
» ral et religieux de l'époque , il devait les avoir.
» A moins d'avoir connu la saveur pure de l'Evan-
» gile , saveur qui, une fois goûtée, ne se perd
» jamais, toute âme un peu élevée, toute âme à
» qui Voltaire ne suffisait pas , était tributaire-née
» de J. J. Rousseau. Au point de vue de l'Evan-
» gile, nous ne voulons plus comprendre cet en-
» thousiasme ; c'est pourtant au point de vue de
» l'Evangile qu'il faut se placer pour le compren-
» dre, parce que c'est l'Evangile qui nous apprend
» que, séparé du premier principe, l'amour du
» bien se pervertit et s'égare, et que la vérité
» même devient fallacieuse et funeste. C'était un
» homme éminemment sage que M. Tissot ; il
» avait de la religion ; une vie régulièrement et
» généreusement occupée semblait faite pour re-
» tenir ses jugemens dans la ligne du vrai ; car
» c'est là un des bénéfices de toute existence nor-
» male et concentrée dans le devoir : et cependant
» cet homme si sage et si réservé acceptait de J. J.
» Rousseau ce qu'aujourd'hui des esprits beaucoup
» moins prudens que le sien n'en acceptent plus.
» Il fallait ou une vaste portée d'esprit, ou une
» intelligence alors très-rare de l'Evangile, pour

» ne pas donner, par bonne intention, dans les
» piéges de cette philosophie qui cachait l'épicu-
» réisme sous le manteau de Zénon, le sensualisme
» dans la sentimentalité, et l'adoration de l'hom-
» me dans le culte d'un Dieu factice. Combien
» d'événemens étaient nécessaires pour dissiper le
» charme, et pour réduire aux proportions chéti-
» ves et à l'aspect flétri d'une sorcière, l'Alcine ou
» l'Armide qui avait enchanté tant de véritables
» preux! Des hauteurs de la science et de la foi,
» le grand Haller avait vu et signalé le danger;
» mais ce n'est ni un seul homme qui égare tout
» un siècle, ni un seul homme qui le ramène. »

Haller avait cru devoir communiquer à Tissot
son jugement sur l'*Emile*, Tissot lui répondit :
« A Dieu ne plaise que je justifie ce qu'il y a
» d'irréligieux dans Rousseau ; mais je n'y ai vu
» contre le christianisme que des objections cent
» fois faites et cent fois réfutées. J'y ai trouvé l'exis-
» tence d'un Dieu, la providence, la spiritualité de
» l'âme, son immortalité, la vie à venir, les peines
» et les récompenses, démontrées avec une force
» que l'on ne trouve pas communément ailleurs.
» Il a été maladroit, il a irrité les chrétiens et les
» philosophes modernes, les Buffon, Diderot,

» d'Alembert, Voltaire dont il sape les systèmes [1].
» Ainsi il ne lui reste que ceux qui considèrent la
» vertu, même dénuée de motifs suffisans. Je le
» crois dans le Comté de Neuchâtel. Une dame

---

[1] Il est assez curieux de rapprocher cette opinion de Tissot du jugement porté par Chateaubriand sur les Encyclopédistes, dans son Essai sur les Révolutions.

« On vit enfin sous Louis XV se former une société
» *des plus beaux génies* que la France ait produits : les Di-
» derot, les d'Alembert, Voltaire. Deux grands hommes
» seulement et les deux plus grands refusèrent d'en être,
» Jean-Jaques Rousseau et Montesquieu ; de là la haine
» de Voltaire contre eux et surtout contre le premier,
» l'apôtre de Dieu et de la morale..... Le vrai esprit des
» Encyclopédistes était une fureur persécutante de sys-
» tèmes, une intolérance d'opinions qui voulait détruire
» dans les autres jusqu'à la liberté de penser.
.... L'infatigable Voltaire ne cessait de répéter :
» Frappons, écrasons l'infâme. Une foule de petits au-
» teurs, pour être regardés du grand homme, se mirent
» à écrivailler à l'exemple de leur maître. Le bon ton fut
» bientôt d'être incrédule. Jean-Jacques avait beau crier
» d'une voix sainte : « Peuples, on vous égare ; il est un
» Dieu vengeur des crimes et rémunérateur des vertus ;
» les efforts du sublime athlète furent vains contre le tor-
» rent des philosophes et des prêtres, ennemis mortels
» réunis pour persécuter le grand homme. » (Essai sur
» les Révolutions. Livre Ier 2e partie. Chap. XLIV.)

» bernoise écrit que l'arrèt qui le proscrit est
» l'œuvre de la cabale de Fernex, et écrit de façon
» à le faire croire. Rien ne m'étonne aujourd'hui. »

Haller ne dut pas avoir de peine à montrer à
Tissot le vide et le néant de cette religion sans
culte et de cette morale sans dogmes, dont il avait
pris la défense. Justifier Rousseau en assurant que
ses objections cent fois faites avaient été cent fois
réfutées, ne pouvait venir à l'esprit que d'un admirateur bien passionné; aussi Haller eut-il beau
dire, il ne persuada point, comme on le voit par ces
mots de Tissot: «J'ai vu une heure M. Rousseau...
« Serait-il possible qu'après avoir toléré contre les
» lois de l'Etat un catholique dont les ouvrages
» sont infiniment plus dangereux et plus flétris, et
» dont les mœurs et le luxe ont fait un mal sensi-
» ble, on donnât le *consilium abeundi* à un homme,
» dont l'exemple pourrait arrêter les progrès de
» l'infection, si l'effet des antidotes était aussi sûr
» que celui des poisons. »

Pour mieux comprendre ce sentiment de Tissot,
rappelons que Rousseau était en butte à une per-
sécution assez violente. L'*Emile* venait d'être brûlé
à Paris le 10 juin et à Genève le 19. Décrété de
prise de corps par le parlement de Paris, Rousseau
se sauve à Genève; il apprend en route qu'un

traitement semblable l'y attend ; à Yverdon même
bien lui prit d'être protégé par M. de Gingins de
Moiry et il dut bientôt quitter cette ville pour se
réfugier à Motiers. C'est là que Tissot lui envoya
ses ouvrages. Rousseau l'en remercia en ces termes :

Motiers-Travers. 1762.

« Les embarras d'un délogement imprévu m'ont
» empêché, monsieur, de vous remercier de la
» lettre trop flatteuse que vous m'avez écrite et
» du présent que vous y avez joint. J'ai reçu l'une
» et l'autre avec plaisir et reconnaissance, et moi
» qui ne lis plus, surtout des livres de médecine,
» je n'ai pu quitter les vôtres qu'après en avoir
» achevé la première lecture ; bien fâché de n'a-
» voir pas connu plus tôt le traité *De manustupra-*
» *tione* dont les raisons et l'autorité auraient rendu
» tout autrement fort et bien prouvé ce que j'avais
» à dire sur cet article. Vous me dites que cet ou-
» vrage a été prohibé à Paris ; cela me consolerait
» de ce que le mien y a été brûlé, si la sottise et
» la cafardise, en justifiant ce qu'elles blâment,
» ne montraient la honte et les misères de notre
» espèce. Vous avez, dites-vous, Monsieur, l'am-
» bition de devenir homme: il faudrait presque
» rougir de l'être en voyant le tas de bêtes féroces

» qui portent ce nom. Quoi qu'il en soit les mots
» ne font rien aux choses ; je sais que nous som-
» mes faits, vous et moi, pour nous entendre et
» pour nous aimer. Tous ceux qui pensent comme
» nous, sont amis et frères, et c'est à ce titre que
» je finis dans la simplicité fraternelle en vous sa-
» luant de tout mon cœur. »

J. J. ROUSSEAU.

« Je devrais un remerciement à M. Grasset ;
» mais comment remercier quelqu'un qui nous
» loue? Voulez-vous bien, monsieur, que je vous
» prie, si vous êtes à portée de le voir, de lui faire
» mes salutations. »

Une nouvelle publication de de Haen vint re-
nouveler sa polémique avec Tissot. Depuis la mort
du grand Boerhaave, Van Swieten, comblé d'honneurs par Marie-Thérèse, se flattait d'étendre sur
toute l'Europe l'empire qu'il avait obtenu à Vienne. Les nouvelles découvertes de Haller et les travaux de Zimmermann et de Tissot venaient tout à
coup lui prouver le néant de cette prétention. Sa
mauvaise humeur ne pouvait s'en cacher ; aussi
de Haen qui rêvait dès long-temps la succession
de Van Swieten, se trouvant intéressé personnel-
lement à la chose, se chargea de montrer en son
nom ce que son maître n'osait avouer.

Il attaqua les expériences de Haller et l'opinion
de Tissot sur le siége de la pleurésie dans ses *Vin-*
diciæ difficultatum circa modernorum systema avec
une violence qui lui aliéna généralement les esprits.
Haller opposa à la rudesse et à l'âpreté de son
adversaire un calme et une modération vraiment
chrétienne ; mais Tissot prit le parti de Haller avec
↷ce, dans sa *Lettre à Hirzel sur le siége de la*
pleurésie, suivie de quelques difficultés nouvellement
élevées contre l'inoculation. A cette lettre, de Haen
opposa la *Lettre à un ami.* C'est là que sa bile dé-
borda en expressions qu'on pourrait justement appeler haeniennes. Il y accuse Tissot d'inventer de
fausses observations, et lui prête l'hypocrisie la plus
noire dans son admiration pour Hippocrate, Sydenham et Boerhaave, les trois princes de la médecine.
Cette fois Tissot se contenta d'écrire à M. de
Crantz, à Vienne, une lettre dans laquelle il se
justifie, avec autorisation de la montrer à ses
amis. De Crantz lui-même publia en sa faveur la
Lettre à Tissot qui ferma la discussion.

Monsieur et Madame Tissot eurent le chagrin
de perdre, à la fin de l'année 1762, leur belle-
sœur, Mme Dapples-Guinand, atteinte d'une maladie de langueur rebelle à toutes les ressources
de la médecine. Sentant approcher sa fin, Mme

Dapples recommanda instamment à M. et à Mme Tissot son fils cadet âgé de deux ans. Ce vœu d'une mère, auquel M. Dapples s'empressa de souscrire, devint un ordre pour M. et Mme Tissot, qui dès cet instant recueillirent leur neveu dans leur maison et lui prodiguèrent les soins et l'affection des parens les plus tendres.

M. Tissot trouva aussi un nouveau sujet de peine dans la nouvelle que Haller se préparait à retourner à Gœttingue où on le rappelait. « Je » vois avec bien du chagrin, » lui écrivait-il, » que » vous êtes encore flottant, et que je suis peut- » être menacé de vous perdre. Mais je vous en » conjure, monsieur, que ce ne soit pas pour » Gœttingue. Je suis effrayé de la mortalité qui y » règne, vous êtes à votre famille, à votre patrie » à l'Europe, à vos amis avant que d'être à une » université meurtrière, où vous avez peut-être » déjà abrégé vos jours....... »

Parmi le grand nombre d'étrangers qui venaient journellement consulter M. Tissot, plusieurs se fixèrent à Lausanne pour être plus à portée de ses conseils. De ce nombre fut le prince Louis Eugène de Wurtemberg. Livré de bonne heure au tourbillon du monde, il s'était fait remarquer à la cour de Louis XV par sa grâce et l'élégance de

ses manières. Sa carrière militaire n'était pas sans
gloire. Une intrigue de cour l'ayant éloigné du
commandement, il avait épousé la comtesse Sophie
de Beichlingen, d'une illustre famille de Saxe,
avec laquelle il vivait dans une union très-tendre,
et désirait se consacrer pendant quelques années
à l'éducation de ses filles, loin du monde et de ses
distractions. Depuis qu'il avait fait la connaissance
de Tissot, il ne se passait guère de jour sans qu'il
lui adressât quelque message. « Oui, » lui écri-
» vait-il un jour, « vous êtes, de l'aveu du
» monde éclairé, un des plus grands et des plus
» utiles amis de l'humanité, et par conséquent
» un des hommes les plus respectables et les plus
» chers à mon cœur; » et ailleurs, après avoir
retracé les intrigues de cour qui avaient amené
son éloignement : « Ce n'est pas cette circonstance-
» là qui m'étonne; je connais trop les hommes
» pour en être surpris; mais ce qui me frappe
» toutes les fois que j'y pense, c'est que ce con-
» cours d'incidens ait fait naître mon bonheur et
« ma félicité présente, qui sont augmentés encore
» par la fréquentation et l'amitié d'un homme tel
» que vous. »

Tissot, sans cesse consulté sur l'éducation des
jeunes princesses, était effrayé de la responsabilité

d'une pareille tâche, et imagina d'engager son ami à recourir aux avis de Rousseau. Doué de l'amour du beau, du sentiment des arts, et naturellement porté à l'enthousiasme, le prince de Wurtemberg n'était point choqué de l'espèce d'étalage que Rousseau faisait de sa vie, ni de son amour bruyant pour la vertu. Ses paradoxes passaient à la faveur de son style enchanteur, et d'ailleurs le nom de Rousseau était devenu une espèce de signe de ralliement contre la ligue des Encyclopédistes. Il était persécuté et proscrit. Voltaire son ennemi était riche et tenait une cour brillante à Ferney... Ce dernier avait d'ailleurs à l'égard de Rousseau les premiers torts [1].

Le prince lui demanda donc un plan d'éducation, et ce fut l'origine de la fameuse lettre de Rousseau, qui commence par ces mots : « Si j'avais le malheur d'être né prince, etc. » Dans cette lettre comme dans toutes celles qui suivirent,

---

[1] Voltaire, chargé par une dame de faire passer une lettre à Rousseau, s'avisa de la soustraire. Quelle fut la surprise de cette dame de recevoir, peu après, le sermon des cinquante, au lieu d'éclaircissements sur la religion qu'elle demandait à Rousseau. Stupéfaite, elle lui adressa les plus vifs reproches : il n'eut pas de peine à se justifier. Ce fut peu après qu'il envoya à Voltaire sa Lettre

Rousseau parle de Tissot avec autant d'estime que
de respect, ce qui enchantait le prince de Wurtemberg. « Le style et les pensées de M. Rousseau
» sont rehaussés par la justice qu'il vous rend ;
» c'est votre nom que j'ai lu avec le plus de plaisir
» dans sa lettre, et il prouve d'une manière bien
» glorieuse pour lui, et bien satisfaisante pour
» moi, que ce grand homme est bien éloigné de
» s'acharner, comme a fait un certain génie, con-
» tre les grandes réputations de son siècle. »

Voltaire, c'est le génie dont il est ici question,
désirait cependant capter le prince de Wurtemberg et Tissot. La princesse s'étant rendue à
Genève pour quelques jours, M. Tissot l'accompagna. Là, ses nombreux parens, et des consultations, absorbèrent tellement son temps qu'il
lui fut impossible de se rendre à Ferney. Le lendemain il reçut le billet suivant : « Le vieux ma-
» lade de Ferney se tient fort heureux malgré tous
» ses maux. Mme la duchesse de Wurtemberg

sur la Providence. Candide fut la réponse de Voltaire.
« Je voulais philosopher avec lui, » écrivait J. J. au prince
de Wurtemberg ; « en réponse il m'a persifflé, je lui ai
» écrit une fois que je le haïssais, je lui en ai dit les rai-
» sons. Il ne m'a pas écrit la même chose, mais il me l'a
» vivement fait sentir. »

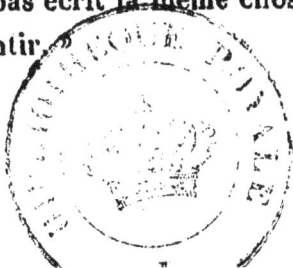

» est à Ferney, et M. Tissot veut y venir; il ne
» pouvait rien arriver de plus flatteur au vieux
» malade. Madame la Duchesse va dîner aujour-
» d'hui aux Délices avec Mme Denis; le malade,
» qui a eu un violent accès de fièvre cette nuit res-
» tera dans son lit. Il se croira guéri, ou du moins
» très-consolé, si M. Tissot passe en effet à Ferney,
» et peut échapper à la foule qui doit s'empresser
» autour de lui à Genève. »

A Ferney, samedi à 10 heures du matin.

C'est avec ce ton mielleux que le vieux malade
cherchait sans cesse à attirer et à séduire tous ceux
dont la renommée, en quelque genre que ce fût,
pouvait flatter son amour-propre; mais toutes ses
cajoleries échouèrent par sa faute auprès de Tissot
et de son ami.

Les antécédens et la jeunesse orageuse du prince
avaient fait supposer à Voltaire qu'il était encore
de ce monde léger et moqueur instruit par lui-
même à se jouer des choses les plus saintes. Il
s'imagina donc lui faire plaisir en lui envoyant deux
écrits irréligieux qu'il répandait encore sous le
manteau. La lettre d'envoi qui les accompagnait
exprimait trop crûment ce désir pour que le prince
n'en fût pas choqué; toutefois, on ne saurait le
méconnaître, il fallait du courage pour l'exprimer

à Voltaire, comme il le fit. « Nous aimons, » dit
M. Vinet, « qu'il en ait fallu, et que le rang s'inti-
» mide devant l'intelligence; mais l'intelligence a
» aussi sa tyrannie, et nous sentons qu'il est aussi
» juste de protester et de se prémunir contre le
» despotisme du talent que contre tous les autres.
» L'homme n'est pas encore libre lorsque, capable
» de résister à la puissance matérielle, il ne l'est
» pas de défendre sa conscience contre les attaques
» de l'éloquence. » Voici la lettre du prince de
Wurtemberg :

La Chablière, 6 octobre 1764.

« J'ai reçu, monsieur, la lettre que vous m'a-
» vez fait l'honneur de m'écrire. Permettez-moi,
» dans celle-ci, de vous remercier à mon tour de
» l'accueil que vous avez fait à M. le comte de
» Zinzendorf.

« J'ai lu il y a quelque temps le sermon des cin-
» quante; cette brochure m'a véritablement affli-
» gé. Je viens de lire le Dictionnaire philosophi-
» que, qui m'a fait la même impression.

« Il me semble, monsieur, que ces sortes d'é-
» crits ne sont propres qu'à exciter et corrompre
» les esprits; par conséquent ils sont dangereux,
» et s'ils sont dangereux ils sont condamnables.

« Il me semble aussi que lorsque, pour s'opposer

» au fanatisme, on s'élève contre la religion, toutes
» les preuves qu'on emploie contre celle-ci ser-
» vent de nourriture au monstre qu'on voudrait
» terrasser, monstre nourri d'orgueil qu'il serait
» plus facile de faire mourir faute d'aliment que
» de détruire par la force ; enfin il me semble
» encore, à moi qui suis sincèrement persuadé de
» la sainteté de ma religion, que cet acharnement
» à saper les fondemens sacrés de la foi est en
» même temps une témérité et une méchanceté de
» la part de ceux qui en ont formé le fatal dessein.
» C'est une témérité, parce que la main faible de
» l'homme ne saurait parvenir à renverser un
» édifice élevé par l'Eternel lui-même. C'est une
» témérité ; car quelle que soit l'opinion qu'on
» puisse avoir de soi-même, on n'oserait cependant
» jamais se flatter de substituer à la morale de
» l'Evangile une morale aussi pure et aussi sainte.
» C'est une méchanceté, en ce que c'est se déclarer
» partisan de l'erreur contre la vérité, et en ce
» qu'on répand par là le doute dans les esprits
» chancelans, et le trouble dans les consciences
» susceptibles et flottantes ; enfin c'est le comble
» de la méchanceté, en ce que ces sortes d'écrits
» déchirent les liens les plus sacrés de la société,
» et que, semblables aux vents humides qui appor-

» tent sur leurs ailes la peste et la mort, ils
» soufflent au milieu de nous la contagion plus
» funeste encore des vices et des crimes.

» Combattez donc le fanatisme, mais respectez
» la religion; d'autant plus que c'est de la religion
» même qu'on peut emprunter les armes les plus
» sûres pour triompher du fanatisme, son plus cruel
» ennemi.

» Voilà ma façon de penser, monsieur, sur les
» écrits dont le public est inondé depuis quelque
» temps; et je n'hésite pas à le déclarer, parce
» que je suis persuadé qu'il est du devoir d'un
» honnête homme d'oser penser tout haut; et je me
» croirais dégradé à mes propres yeux s'il se ren-
» contrait un seul sentiment dans le fond de mon
» cœur qui méritât par sa nature d'être condamné
» au silence. Vous sentez bien après cela, mon-
» sieur, vous qui connaissez le vif intérêt que je
» prends à votre gloire, à quel point je dois être
» bien aise que ces dernières productions qui vous
» ont été attribuées, ne soient pas sorties de votre
» plume, qui ne doit être employée qu'à nous
» éclairer et à nous rendre meilleurs! Que M.
» Desbuttes débute comme il le lui plaira, peu
» m'importe, si tant est qu'on puisse être indiffé-
» rent à ce qui nuit à ses semblables, pourvu que

» l'illustre M. de Voltaire n'oublie jamais de con-
» sacrer ses nobles travaux à l'immortalité et à la
» vertu, et par conséquent à l'utilité des hommes.

» L'offre obligeante que vous daignez me faire
» me touche infiniment et m'est chère sans doute,
» parce qu'elle est une marque de plus de votre
» amitié pour moi. Le bonheur de me rapprocher
» de vous me la ferait accepter, si mes arrange-
» mens domestiques m'en laissaient la liberté; mais
» les soins que je dois à ma petite famille, la con-
» fiance que j'ai en M. Tissot qui veut bien m'aider
» à remplir des devoirs si sacrés et si chers, enfin
» un concours de mille autres raisons, ne me per-
» met pas d'en profiter. »

Après avoir écrit cette lettre, le prince en donna
communication à Tissot, qui en fut vivement ému
et le lui témoigna avec chaleur. « Votre lettre, » lui
répondit le prince, « votre lettre, mon cher Tissot,
» m'a arraché des larmes; hélas! qui suis-je pour
» défendre les droits sacrés de la vérité? Je n'ai
» que du zèle et de la bonne volonté, mais les
» forces me manquent.

» J'ai regardé comme un outrage l'avidité que
» me suppose M. de Voltaire, et je saisis cette oc-
» casion de lui déclarer mes sentimens; je sais
» que je m'expose à l'amertume de sa raillerie;

» mais qu'est-ce que ce petit désagrément au prix
» de la certitude d'avoir bien fait et au prix de
» l'approbation d'un homme tel que vous? Vous
» souhaitez une copie de cette lettre : je vous la
» promets. Elle sera entre vos mains un dépôt qui
» pourra détruire avec le temps les impostures
» que cette même lettre fera naître. »

Je ne sache pas que Voltaire se soit jamais vanté
de ce malencontreux essai de prosélytisme. La
lettre du prince est postérieure de dix jours seulement à la dernière qui soit imprimée dans la correspondance de Voltaire. On comprendra sans peine
pourquoi celle du 26 septembre est la dernière.

Pour achever de faire connaître le noble caractère du prince de Wurtemberg, je citerai un trait
de sa conduite avec Rousseau, qui prouve qu'il
savait allier la charité, la douceur et l'humilité à
la fermeté et au zèle pour la défense de la religion.

Tout le monde connaît l'effet prodigieux que
produisit l'apparition des *Lettres écrites de la
Montagne*. Elle excitèrent surtout à Genève une
fermentation effroyable, dont on craignit les suites les plus funestes. De toutes parts il s'éleva une
clameur de blâme et de reproche contre leur auteur : le prince de Wurtemberg, alarmé de l'en-

tendre traiter de factieux, lui en écrivit sur-le-champ en ces mots :

28 décembre 1764.

« Il paraît un livre nouveau intitulé, *Lettres*
» *écrites de la Montagne*; je ne l'ai pas lu encore.
» Il sape, dit-on, les fondemens de la religion ;
» il déchire les liens de la société, et tend à boule-
» verser la forme du gouvernement de Genève. On
» dit plus, on vous l'attribue. Je ne sais, mais il
» me semble que ces imputations diverses se dé-
» truisent mutuellement. Car si ce livre n'est pas
» de vous, on a tort de vous l'attribuer, et si vous
» en êtes l'auteur, comment se pourrait-il qu'un
» cœur amoureux de la paix et du bonheur de ses
» semblables s'efforçât à souffler le feu de la divi-
» sion, et à renverser la base de toutes nos vertus
» et de tous nos devoirs? Un mot de votre part
» suffira pour me rassurer; ne me le refusez pas;
» car les bruits qui courent m'affectent bien plus
» qu'il ne vous affecteront jamais. »

Deux jours après il reçut un exemplaire des
Lettres de la Montagne, accompagné du billet sui-vant :

Motiers 3 décembre.

« Une occasion prête à partir ne me laisse que
» le moment d'envelopper cet exemplaire à la hâte,

» bien fâché de n'en avoir pas un autre, à joindre
» dans le même paquet. »

M. van Berchem, chargé de le remettre, l'avait
gardé près d'un mois avant de le faire parvenir.
Le prince en apprenant ainsi par Rousseau lui-
même qu'il avouait son œuvre, lui écrivit aussitôt :

« Je n'ai reçu qu'hier l'exemplaire des *Lettres*
» *écrites de la Montagne*, et le billet du 3 de ce
» mois qui l'accompagne. Souffrez que je vous
» en témoigne ma reconnaissance. La main qui
» me l'a envoyé vous garantit que c'est le présent
» le plus flatteur que j'aie reçu de ma vie. Il ne
» me quittera jamais, et il me sera dans tous les
» temps une preuve bien consolante et douce de
» l'affection de l'ami qui m'en gratifie.

» Le nom de l'auteur et sa devise sublime dissi-
» pent mes inquiétudes. Persuadé que je suis de
» la grandeur de vos motifs, mon cœur s'opposera
» avec chaleur à ceux qui prétendent qu'un res-
» sentiment indigne de votre grande ame, vous
» avait mis la plume à la main. Je vais lire et re-
» lire, et je ne suis jamais si heureux que quand,
» au sein de ma chère famille, je puis converser
» avec vous. »

Cependant J. J. Rousseau avait reçu la première lettre qui avait croisé la sienne, et en avait

été vivement blessé. Ce même 31 décembre, il écrivit : « Il faudra donc que, tant qu'il y aura des » méchans et des hommes vils sur la terre, je me » justifie devant vous contre leurs imputations! » Non, prince, je ne veux point nourrir de cor- » respondance à titre d'accusé qui se justifie; ainsi » je vous prie d'agréer que la nôtre finisse aujour- » d'hui. » Toute la bonhomie du prince ne put l'empêcher de trouver la réponse de Rousseau assez peu convenable; cependant se défiant de son impression, il en appela à Tissot en ces ter- mes :.... « Ce procédé m'étonne. Je sais que la » vertu est fière, mais elle n'est pas orgueilleuse. » Lisez bien ma lettre, mon cher Tissot, et voyez » si je devais attendre une réponse si sèche et si » déplacée; mais n'importe! c'est un homme ulcéré » qui écrit, et cet homme est vertueux. S'il ne sait » pas pardonner à ses ennemis, je veux du moins » lui apprendre à pardonner à ses amis. »

Après avoir cherché à se justifier et lui avoir montré la pureté de ses intentions et avoir rappelé à J. J. Rousseau toutes les circonstances de ce malentendu, le prince terminait sa lettre en ces mots : « Eh! qui plus que moi respecte vos vertus, » qui plus que moi s'intéresse à votre gloire? » Après cela vous êtes le maître de finir une cor-

» respondance qui me fut si consolante et si chère;
» mais ce n'est pas moi qui la finirai le premier,
» et quel que soit le parti que vous preniez, vous
» n'effacerez jamais de mon honnête cœur les
» sentimens que vous y avez une fois gravés. J'ai
» éprouvé bien des disgrâces; elles me sont pres-
» que toutes venues de la part des méchans. Cer-
» tes, je ne m'attendais pas, et je ne devais pas
» m'attendre, que le nombre en serait augmenté
» par un homme vertueux. Je ne vous en dirai
» pas davantage; je ne vous parlerai point de mes
» enfans, mais votre bon cœur regrettera un jour
» d'avoir sacrifié le contentement, les plus chères
» espérances, et peut-être le bonheur même d'un
» véritable ami, pour un malentendu, ou bien à
» un moment d'humeur. »

Tissot ayant approuvé cette lettre, elle partit, et
calma le courroux de Rousseau, qui reconnut
même qu'il avait été trop loin. Le prince avait
déjà pardonné, et toute cette boutade resta dans le
plus profond secret. Ce qui devait contribuer encore à rendre plus solide et plus dévouée l'affection que l'on portait à Rousseau, c'est que ses
amis étaient souvent appelés à souffrir à son sujet.
Nous en trouvons la preuve dans ces mots, que
Rousseau adressait au prince : « Je ne suis pas sur-

» pris des petits désagrémens qui peuvent à mon
» occasion rejaillir sur M. Tissot ; je crains même
» que l'accord de nos principes sur ce point n'ajoute
» au chagrin qu'on lui témoigne. L'influence d'un
» certain voisinage ¹ nourrit dans le canton de
» Berne une furieuse animosité contre moi, que
» les traitemens qu'on m'y a faits aigrissent encore.
» On oublie quelquefois les offenses qu'on a reçues,
» mais jamais celles qu'on a faites ; et ces messieurs
» ne me pardonnent point le tort qu'ils ont eu
» avec moi. Tels sont les hommes ; ce qui me ras-
» sure pour M. Tissot, c'est qu'il leur est trop
» nécessaire pour qu'ils ne lui pardonnent pas de
» mieux penser qu'eux.

» C'est au rêveur spéculatif qu'il n'est pas per-
» mis de dire des vérités que rien ne rachète. Le
» bienfaiteur des hommes peut être vrai impuné-
» ment ; mais il n'en faut pas moins, je l'assure, et
» s'il était moins directement utile, il serait bientôt
» persécuté.

» Permettez que je vous prie de vouloir bien lui
» remettre le barbouillage ci-joint ; il roule sur
» une métaphysiquerie assez ennuyeuse, dont par
» cette raison je ne vous propose pas la lecture, ni

¹ Celui de Voltaire.

» même à M. Tissot ; mais la bonté qu'il a eue de
» m'envoyer ses ouvrages me fait un devoir de lui
» faire hommage de tous les miens. J'ai même été
» deux ou trois fois, l'été dernier, sur le point d'em-
» ployer à aller lui rendre sa visite un des péleri-
» nages que mes bons intervalles m'ont permis ;
» mais quelque plaisir que ce devoir m'eût fait à
» remplir, je m'en suis abstenu pour ne pas le
» compromettre, et j'ai sacrifié mon désir à son
» repos. »

Ces mots allaient au cœur du prince de Wurtemberg. « Rousseau, » écrivait-il à Tissot, « m'est
» d'autant plus cher qu'il vous révère autant que
» vous le méritez, et il vous aimerait certainement
» autant que je vous aime, s'il avait le bonheur de
» vous connaître aussi intimément que moi. »

Les travaux de Tissot ne se ralentirent point
durant l'année 1764, quoiqu'une indisposition
assez grave eût inquiété ses amis pendant les mois
de janvier et de février. Il publia le *Traité de l'am-
putation des membres*, traduit de l'allemand de
Bilguer. Cet ouvrage parut au moment où les longues guerres de Fréderic II avaient rendu cette
opération très-fréquente. Bilguer prouvait qu'elle
n'était point nécessaire dans la plupart des cas ; il
enseignait aussi à la pratiquer d'une manière infi-

niment moins douloureuse et moins dangereuse.
A cette traduction succédèrent des *Observations
sur la colique de plomb* et la *Lettre à M. Baker sur
le seigle ergoté* qui fit de si grands ravages dans
quelques parties de la France et en Suisse en 1715
et 1716. Il publia en outre diverses éditions de ses
ouvrages en latin et en français, et entr'autres la
traduction de sa *Lettre à Haller.*

Au commencement de 1765 Haller était pour
la troisième fois sur le point de retourner à Gœttingue ; le roi d'Angleterre l'y engageait fortement,
et Berne n'avait pas su jusqu'alors apprécier ce
que lui valait la présence et les services de ce grand
citoyen. Sa position de fortune se trouvait tellement gênée, que malgré son peu de goût pour l'Allemagne, il en avait pris son parti. Tissot en était
désolé... [1] « Votre lettre m'afflige véritablement ; je
» vois que vous irez à Gœttingue et que vous envi-
» sagez actuellement ce séjour comme je l'ai tou-
» jours envisagé pour vous, un séjour très-triste ;
» mon cœur se refuse encore à l'idée de votre départ
» et j'espère pour vous, pour la patrie, pour vos
» concitoyens, pour moi, qu'il n'aura pas lieu....
» Quand on prenait M. Gaubius pour Péters-

[1] 23 janvier 1765.

» bourg et qu'on lui faisait les offres les plus bril-
» lantes : Vous avez beau dorer la potence, répon-
» dit-il à M. de Golowkin qui était son ami, elle
» sera toujours potence. »

» [1] Je vous prie, au moment où vous aurez refusé,
» de vouloir bien me tirer de peine, car je ne puis
» croire que vous acceptiez ; que pouvez-vous faire
» de plus triste pour votre famille, monsieur, que
» de sacrifier votre bonheur et peut-être vos jours ?
» Votre première dette envers votre famille, c'est
» votre conservation, et que lui importent quelques
» mille livres de plus ? j'espère qu'elle vous l'aura
» fait sentir. J'attends en tremblant votre première
» lettre ; plus votre détermination approche, plus
» je la redoute. » Bientôt il fut tiré de peine,
Haller se décida à rester encore dans sa patrie.

Au mois de février, Tissot fut envoyé à Aigle par
le gouvernement pour y donner des directions dans
le traitement d'une épidémie de pleurésie bilieuse
qui y faisait de grands ravages. Il eut le bonheur
de trouver là des hommes très-capables de le comprendre et de le seconder, dans la personnne de
M. le pasteur Décoppet, et de M. Malaned. « Ils

[1] 30 mars 1765.

» m'ont accompagné partout,» écrivait Tissot à
» Haller; « ils étaient dans la bonne voie pour le
» traitement, et leur succès le prouve. Leur zèle,
» leur courage et leur charité est au-dessus de mes
» louanges. J'envoie demain une relation un peu
» plus circonstanciée pour l'illustre chambre.... »

  « [1] Monsieur de Bonstetten m'écrit qu'il me de-
» mandera mon compte pour le voyage d'Aigle,
» où tout est heureusement fini ; ce sera beau-
» coup m'embarrasser : je n'en ai jamais donné à
» personne, et il ne sera pas honnête de commen-
» cer par le souverain...

  » Je vois que vous êtes fort embarrassé de notre
» académie en général ; si j'étais mieux instruit de
» votre plan, j'entrerais dans quelques détails. Si
» vous ne l'augmentez pas, il ne faut espérer de la
» changer que par des remplacemens successifs ;
» on ne doit l'envisager actuellement que comme
» une école de ministres pour le pays, et tout ce
» qu'il y aurait eu de mieux à faire aurait été de
» lui prêter un peu de considération en attendant
» qu'elle en gagnât; au lieu de cela, on lui en a ôté
» beaucoup par la dernière intrusion.

  » Si vous voulez l'illustrer tout d'un coup, et

[1] 25 février 1765.

» surtout en faire une école pour les étrangers , je
» vous le répète , il n'y a qu'un seul moyen , jetez-
» y des gens qui aient un nom ou au moins des
» talens et de l'émulation. Le droit et l'histoire ,
» c'est ce que les étrangers demandent. Il faudrait
» des gens qui pussent l'enseigner. C'est un mal-
» heur réel pour ce corps, que M. de Brenles ait
» échoué la chaire de droit il y a vingt ans.

» Ce qui me paraîtrait surtout essentiel , ce se-
» rait de lui donner une tête fixe , par un rec-
» teur ou un chancelier à vie, et que ce fût un
» homme qui eût du zèle et qui jouît d'une juste
» considération à Berne. Ces alternatives de recto-
» rat gâteront toujours tout , parce que le recteur
» influe sur tout , et que de neuf ou dix têtes pri-
» ses ainsi au hasard, il est vraisemblable que huit
» ou neuf influeront mal. »

L'épidémie que Tissot avait combattue à Aigle
avec succès ayant gagné le district de Lausanne, et
de là les côteaux du Jorat , il fut de nouveau sollicité de donner ses conseils et de se transporter dans
les localités les plus grièvement atteintes , d'où il
revint lui-même échauffé et fatigué.

A la souffrance physique ne tarda pas à se joindre la souffrance morale. Il eut le chagrin de perdre son ami J. Rod. d'Arnay , professeur d'élo-

quence dans l'académie de Lausanne, auteur de
plusieurs ouvrages, et entr'autres d'un *Traité sur
la vie privée des Romains*, qu'on a beaucoup copié
sans lui faire l'honneur de le nommer.

Dans sa lettre à Zimermann sur l'épidémie de
1765, Tissot parle avec beaucoup de vérité du
serrement de cœur qu'éprouve le médecin appelé
à soigner ceux qui lui sont chers, dans une maladie
dont l'issue ne peut lui sembler douteuse. Aucune
illusion ne lui voile le moment de la séparation,
et souvent ce sont ceux-là même qu'il eût voulu
sauver à tout prix, et auxquels il prodigue les
soins les plus habiles, qui lui sont enlevés par la
mort, et semblent lui répéter cette déclaration de
la Parole Sainte : « C'est l'Eternel qui fait vivre et
» qui fait mourir. »

A peine Tissot se remettait-il de ses fatigues,
lorsque le prince de Wurtemberg reçut la lettre
suivante, datée de Motiers :

» Cette même Isabelle qui m'appelait son papa,
» cette jeune femme aimable et vertueuse, est
» tombée à la suite d'une couche dans l'état le plus
» effrayant, le plus terrible : il faut le voir, sans
» quoi on n'en peut avoir l'idée. Son beau-père,
» sa belle-mère, ses belles-sœurs, sa sœur, qui
» quitte un mari mourant pour être auprès d'elle,

» sont dans la plus grande désolation ; son mari est
» au désespoir, et moi j'en suis déchiré. Voilà l'ob-
» jet que j'ai sous les yeux pour me consoler d'un
» tissu de malheurs sans exemple. Permettez,
» prince, que je me jette aux pieds du vertueux
» Tissot pour le supplier de jeter sur le mémoire
» que je vous adresserai lundi cet œil savant et se-
» courable, qui a vu tant de maux, et qui en a tant
» soulagés. S'il faut que l'infortunée reste dans
» l'état affreux où elle est, je frémis sur celui de
» sa famille, et puisse-t-elle n'avoir jamais aucun
» intervalle lucide pour ne pas voir l'horreur de
» son sort ! Dans un pays où nul sentiment honnête
» n'approche du fond des cœurs, la vertu la plus
» pure était au fond d'un seul, et c'était le sien. Je
» pose la plume, je me tais, et je pleure, ô Pro-
» vidence ! »

Cette Isabelle était Mme Guyenet d'Yvernois,
fille de M. le procureur-général d'Yvernois, de
Neuchâtel, avec lequel Rousseau soutenait les
rapports les plus intimes. Tissot n'hésita point à
se rendre à ses désirs. Ses soins et son habileté
rendirent l'espérance à cette famille et à J. J.
Rousseau, tandis que sa sympathie, sa bienveillance, et son dévouement tendre et rempli de tact
lui gagnèrent tous les cœurs ; cependant le prince

de Wurtemberg était tombé malade aussitôt après
le départ de Tissot, qu'on allait chercher à Motiers
lorsqu'il arriva à Lausanne. Voici ce que Rousseau
lui écrivait :

Motiers 16 mars 1765.

« Je suis à vos pieds, monsieur ; mais pendant
» que vous apportiez ici vos soins bienfaisans, ils
» étaient nécessaires où vous êtes. Je me reproche
» les retardemens que j'ai mis à votre retour. Vous
» êtes maintenant, je l'espère, auprès de M. le
» prince ; sa dernière lettre m'a jeté dans un effroi
» que vous seul pouvez calmer. Un mot de ses
» nouvelles, je vous en supplie. Celles d'ici sont
» toujours les mêmes. On suit exactement ce que
» vous avez prescrit. Un mot, de grâce ! Je croyais
» mes malheurs au comble. Je sens combien ils
» peuvent encore augmenter. Aidez-moi, plaignez-
» moi, rassurez-moi. Je vous embrasse avec res-
» pect. »

J. J. ROUSSEAU.

Dans sa réponse, M. Tissot crut devoir profiter
de la bonne volonté que Rousseau lui témoignait
pour lui faire du bien ; il aurait voulu rendre le
calme et la paix à cette âme si ardente ; il craignait
que cette impressionnabilité qui lui rendait si

cruelles les contrariétés et les persécutions dont il
était l'objet, ne finît par altérer sa constitution ; il
désirait voir en lui cet équilibre du moral et du
physique, sans lequel il y a peu de chances de
bonheur ici-bas. Voici quelle fut la réponse de
Rousseau :

A Motiers, 1ᵉʳ avril 1765.

« Vous avez apporté ici, monsieur, les vrais
» biens de toute espèce, la santé, la raison et la
» consolation. Notre chère malade est presque en-
» tièrement rétablie; elle ira dans peu de jours
» changer d'air à Neuchâtel. Je ne l'ai pas encore
» vue, mais je m'impatiente de reprendre mes
» entretiens avec elle. Nous avons tous deux sujet
» de les rendre intéressans.

» Je ne vois plus mes malheurs du même œil,
» depuis que M. le prince et vous daignez y pren-
» dre un intérêt si tendre; vous faites même bien
» plus que vous ne pensez faire, car si, sur l'idée
» illusoire que vous vous faites de mes peines,
» vous ne laissez pas de les plaindre, que serait-ce,
» monsieur, si vous pouviez les voir telles qu'elles
» sont? Que toutes vos raisons sont faibles con-
» tre la force du sentiment! Il me semble que
» je pourrais vous répondre comme Diogène à
» Zénon qui lui prouvait qu'il n'y avait point de

» mouvement : il se promenait devant lui pour
» toute réponse. Vous avez jugé de ma santé
» sur mon état extérieur; c'est la première fois
» peut-être que votre coup-d'œil vous a trompé.
» La nature, qui m'a fait pour souffrir, m'a
» donné une constitution à l'épreuve de la dou-
» leur, afin que, n'épuisant point mes forces, elle
» se fît toujours sentir avec la même vivacité.
» Personne n'a pu connaître mon mal, j'ignore si
» vous le connaîtrez vous-même ; mais quand nous
» en aurons causé un quart d'heure, vous serez
» étonné de ce que j'ai souffert sans mourir, et
» peut-être, de ce qui me reste à souffrir encore.
» Le mal physique n'est rien, il laisse des relâ-
» ches, il n'y a que les maux de l'âme qui n'en
» laissent point. Vous croyez que je donne une
» grande importance aux décrets, aux brûleries,
» aux tracasseries de la prêtraille, combien vous
» vous trompez! Soyez sûr, monsieur, que je ne
» prends tout cela que pour ce qu'il vaut ; mais
» quand le vase déborde, une goutte le fait épan-
» cher. Je n'ai jamais eu un sou de rente, mais la
» pauvreté ne m'a jamais effrayé ; je sais très-bien
» que ce ne sera pas le pain qui me manquera :
» mais je le mangerai trempé dans les larmes. Je
» ne connaissais qu'un seul bonheur dans la vie,

» c'était l'amitié, c'est d'elle d'où me viennent
» toutes mes misères. Il n'y a pas un point dans
» mon cœur qui n'ait été déchiré par quelque atta-
» chement. Voilà, monsieur, les plaies, d'autant
» plus vives qu'elles sont secrètes, qui saigneront
» jusqu'à ma dernière heure dans le cœur du plus
» malheureux des mortels.

» Je suis entièrement rassuré sur la santé de
» M. le prince, par votre lettre, par celle que j'ai
» reçue de lui plus récemment, et aussi par votre
» séjour près de lui. Dans les grandes maladies,
» s'il en a, vous aiderez la nature que vous con-
» naissez si bien ; dans les indispositions, vous le
» préserverez des médecins. Combien, d'une part,
» la confiance de l'amitié, et son zèle de l'autre,
» guidé par l'œil du sage, mettent auprès de lui
» vos soins au-dessus de la charlatanerie d'un art
» que vous méprisez sûrement encore plus que
» moi, parce que vous en voyez bien mieux l'in-
» suffisance ! Combien, dans ma dernière maladie,
» ne voudrais-je pas avoir un Tissot à mon chevet,
» afin que, quand il n'y aurait plus rien à faire au
» corps, il fût encore le médecin de l'âme !

» Je vous embrasse. »   ROUSSEAU.

Tissot ne répondit rien aux invectives de Rousseau contre la médecine, pour laquelle il avait

professé jusqu'alors une véritable antipathie, tout
en n'attaquant que les médecins, dont les travaux
constituent cette science ; car, comme le dit fort
bien M. Auger, on ne saurait voir, hors des travaux des médecins, qu'un être de raison, une
sorte d'abstraction chimérique ; c'est ce que Rousseau ne pèse pas trop dans tout ce qu'il dit contre eux, et l'on ne saurait voir dans cette fameuse
phrase, si souvent répétée : « que la médecine
» vienne donc sans le médecin, » qu'un pur sar-
casme qui signifie seulement que Rousseau voulait guérir ou mourir seul. Il est reconnu que
ce philosophe se plaît trop souvent à confondre
l'état de nature et l'état de société, et que de là
découlent la plupart de ses erreurs. Ce tort de
sa raison, ou plutôt ce stratagème de son esprit
sophistique, se fait sentir à chaque ligne de son
éloquente invective contre la médecine ; il donne
aux nations policées du dix-huitième siècle des
leçons qui ne seraient bonnes que pour des pa-
triarches et des sauvages, en supposant qu'ils
pùssent en avoir besoin ; c'est ce qui faisait dire à
Bordeu : « Il n'est aucun de nous qui ne désirât
» vivement pouvoir guérir J. J. Rousseau et lui
» donner autant de santé qu'en avait son Emile ;
» seulement nous chercherions à le dissuader des

» préceptes d'hygiène qu'il donne à cet Emile,
» sans quoi il rechûterait bientôt. » Cette épi-
gramme était méritée. Il faut le dire, les médecins n'ont pas toujours porté patiemment l'anathème de Rousseau, témoin l'empressement avec le-
quelle M. Richerand a consigné dans ses *Erreurs
populaires* les regrets du philosophe d'en avoir
mal parlé. « Si je faisais une nouvelle édition de
» mes ouvrages, » disait-il à Bernardin de Saint-
» Pierre, « j'adoucirais ce que j'ai écrit sur les
» médecins; il n'y a pas d'état qui demande au-
» tant d'études que le leur ; par tout pays ce sont
» les hommes les plus véritablement savans. »
Peut-être, s'il se fût douté qu'on devait à Tissot
d'avoir réconcilié avec la médecine un si redoutable adversaire, M. Richerand eût-il vu là une
expiation suffisante pour avoir écrit l'*Avis au peuple*. Il en conviendra en lisant la lettre suivante
de Rousseau à Tissot :

Motiers 20 avril 1765.

« Vos bontés, monsieur, m'ont mis dans une
» singulière alternative, comme vous verrez par
» les pièces ci-jointes, et *il faut bien que je croie*
» *à la médecine ou aux miracles. Je ne connais per-*
» *sonne plus propre que vous à me faire croire à*
» *tous les deux, et je fais de bon cœur, entre vos*

» *mains, abjuration de mon incrédulité.* Notre chère
» ressuscitée est à Neuchâtel ; elle vous écrit et me
» charge de vous faire parvenir sa lettre. Il est bien
» juste que le premier acte de la raison que vous
» lui avez rendue, soit employé à vous en remer-
» cier. Il y a longtemps que je n'ai des nouvelles
» du sage de Monriond ; j'espère que sa santé n'est
» pas altérée et qu'il m'aime toujours. Pour moi, le
» printemps à beau s'avancer, il n'opère ni sur le
» temps ni sur mon état, et je n'ai ni bons ni
» beaux jours que ceux que l'amitié me donne.

 » Recevez, monsieur, mes salutations et mon
» respect. »   J. J. Rousseau.

Le gouvernement de Berne, satisfait des services qu'avait rendus M. Tissot dans les deux épidémies de Lausanne, et dans celle d'Aigle et du
Jorat, lui demanda de vouloir bien présenter à la
chambre de santé un plan dans le but de répandre davantage les secours de la médecine dans les
campagnes. Tissot fit ce travail dont il reçut les
remercîmens les plus honorables, mais son projet
ne fut réalisé qu'en partie. Il proposait un établissement où se seraient formés médecins, pharma-
ciens, chirurgiens et sages-femmes, le tout sous
la direction de M. de Haller, dont le patriotisme

n'eût point dédaigné une semblable vocation. L'école pour les sages-femmes fut seule fondée à cette époque.

Les occupations nombreuses de Tissot ne lui permettaient point de faire des voyages d'agrément en Suisse, et par cette raison il ne s'était point fait recevoir de la société helvétique, qui se réunit pour la première fois à Schinznach cette année. Sans Tissot le prince de Wurtemberg n'y aurait peut-être pas assisté, car LL. EE. ayant eu vent de son projet lui avaient préparé une pompeuse réception à son passage à Berne, et le prince, effrayé de cet appareil, était sur le point de renoncer à son voyage, lorsque Tissot le tira d'embarras en écrivant à Haller : « Employez-vous, je » vous prie, pour épargner au prince le cérémo- » nial qu'on lui prépare à Berne ; il en est vrai- » ment affligé, et prendra peut-être le parti de ne » pas aller. Si l'on pouvait connaître son goût pour » la simplicité, sa modestie, et son aversion pour » l'éclat, je suis persuadé qu'on lui ferait la récep- » tion la plus simple. Beaucoup de cordialité, il » la chérit, et point d'appareil, il le déteste. »

Voici quelques mots de Hirzel sur l'effet produit par la présence du prince à l'assemblée de Schinznach. « Ce serait chose bien superflue de

» vous en entretenir, puisque vous devez être ins-
» truit par Son Altesse et notre cher Zimmermann;
» je vous dirai seulement que S. A. , par l'excel-
» lence de son caractère , a fait l'objet de l'admi-
» ration de toute l'assemblée; d'après le témoi-
» gnage unanime, le premier rang lui était dû ,
» bien plus à cause de son mérite que de son titre.
» Jamais de ma vie je n'oublierai l'impression de
» ce doux spectacle d'un prince embrassant avec
» une tendresse filiale un paysan philosophe dans
» une réunion d'hommes dont la plupart savaient
» apprécier la grandeur d'âme réciproque qui jus-
» tifiait cette action extraordinaire du prince.
» Quelques-uns cependant , et ce n'étaient pas les
» moins savans , ne pénétraient pas la philosophie
» du paysan mieux que la grandeur d'âme du
» prince , et n'ont vu là qu'un spectacle humiliant
» pour eux-mêmes. »

Le paysan philosophe était Klyiogg, que Hirzel
a immortalisé dans son *Socrate rustique* [1].

---

[1] Placés à table à côté l'un de l'autre, le prince dit
au paysan à qui il avait déjà adressé plusieurs questions
sur son ménage et sa famille : « Aimes-tu ta femme ? » Le
laboureur zuricois lui répond avec feu : « Fou que tu es !
» si je ne l'aimais pas, est-ce que je l'aurais épousée ? » Là
dessus le bon prince, dont le cœur était à l'unisson de

La mort du docteur Player, de Soleure, ayant laissé la place de premier médecin vacante, elle fut offerte à M. Tissot par le gouvernement de ce canton. A peine l'avait-il refusée, que le docteur Wolff, médecin du prince Czartorysky, à Varsovie, lui écrivit pour lui offrir celle de premier médecin de Stanislas-Auguste, roi de Pologne. Voici les principaux motifs que Tissot lui allégua pour se dispenser d'accepter.

.... « Le premier, monsieur, c'est que je suis at-
» taché à un père, à une mère, à un oncle, qui ont
» élevé mon enfance avec une tendresse que rien
» n'égale, qu'un âge avancé met dans le cas
» d'avoir souvent besoin de mes conseils, et pour
» qui mon éloignement serait un chagrin trop
» cruel. Mon épouse aurait les mêmes sacrifices à
» faire. J'ai le bonheur de vivre au milieu des
» amis les plus respectables. Comment me résou-
» dre à affliger et à quitter tant de personnes avec
» lesquelles je suis si intimement lié !

» Le second, tout aussi fort, c'est ce sentiment
» intérieur qui me dit que je ne suis point propre à

celui de Klyiogg, se jette à son cou et l'embrasse avec attendrissement.

(*Conservateur Suisse.* Tome III. 1813. pag. 294.)

» cet emploi. Je n'envisage pas le premier méde-
» cin d'un roi, simplement comme le médecin
» de sa personne; peut-être qu'à cet égard je pour-
» rais me flatter de n'être pas absolument inutile
» à la conservation de la santé d'un prince que
» ses vues et le contentement qui suit l'homme
» qui remplit ses devoirs préserveront des mala-
» dies violentes, surtout quand je pourrais m'aider
» de collègues aussi éclairés que vous; mais j'envi-
» sage cet emploi sous un autre point de vue. Il
» me semble, monsieur, que le premier médecin
» doit non-seulement s'occuper de la conservation
» du prince, mais que tout ce qui a rapport à
» celle de ses sujets est également de son ressort.
» Il doit diriger tous les établissemens dont elle est
» l'objet, informer le maître de l'état dans lequel
» ils se trouvent; lui montrer les abus et les im-
» perfections; lui indiquer ce qu'il y a de mieux
» à faire, et les moyens d'y parvenir. Ecoles de
» médecine, de chirurgie, de sages-femmes, de
» pharmacie; hôpitaux civils et militaires, etc. etc.,
» sont un objet immense d'occupation, qui est
» au-dessus de mes forces, et qui, vu l'état pré-
» cédent de votre gouvernement, est, et doit être
» plus considérable en Pologne qu'ailleurs. Je
» verrais peut-être une partie du mal sans pouvoir

» le réparer ; je serais affligé, le monarque éclairé
» le verrait, il aurait regret à son choix, je serais
» plus affligé encore. Aussi, monsieur, je suis
» très-heureux à présent : pourquoi m'exposer à
» perdre ce bonheur pour une place qui ne peut
» faire que celui d'un homme capable d'en em-
» brasser toutes les parties avec le même succès.
» Je suis sans enfants, sans ambition du côté de la
» fortune, la mienne égale au moins mes désirs
» et croît journellement au milieu de ma patrie.
» Vous me blâmeriez vous-même de lui faire le
» moindre sacrifice. D'ailleurs, permettez-moi de
» le dire, une pension de 400 ducats n'est point
» une fortune ; j'aurais moins que je n'ai, et je
» dépenserais sans doute beaucoup davantage.

» Une troisième raison, d'un grand poids, c'est
» que je serais étranger, par là même une occasion
» de mécontentement et un objet de jalousie pour
» tous les nationaux qui ne penseraient pas d'une
» façon aussi noble et aussi généreuse que vous ;
» l'on me traverserait ; on rendrait inutiles les
» vues utiles que je pourrais avoir. J'ignorerais la
» langue, ce qui serait fort indifférent pour la
» cour et pour la ville, mais ne le serait pas pour
» l'exercice des autres fonctions de cet emploi.
» D'ailleurs je suis protestant, et une nation qui

» vient de donner des preuves publiques de sa
» haine pour cette religion, verrait avec chagrin
» confier la santé d'un roi qu'elle chérit à un
» homme qui la professe.

» Enfin, ma quatrième raison, c'est qu'on a
» proposé à Sa Majesté, pour cet emploi, mon in-
» time et digne ami M. Zimmermann, qui est à
» tous égards plus à même de le remplir que moi.
» MM. les comtes de Mniszeck attendent d'un mo-
» ment à l'autre sa réponse ; j'espère qu'elle sera
» agréée, et j'en serai charmé pour votre monar-
» que, votre royaume et vous, monsieur, qui
» trouverez en lui l'homme de génie, le savant,
» le médecin, et surtout le plus beau caractère. »

Tissot croyait l'affaire terminée lorsqu'il reçut la
lettre suivante :

Varsovie 10 avril 1765.

« M. de Tissot, votre mérite reconnu vous a
» attiré, quoiqu'à mon insu, la lettre du médecin
» Wolff, à laquelle vous avez répondu le 19 mars.
» Cette réponse, que j'ai lue, a produit en moi un
» vrai désir de vous posséder. Les raisons mêmes
» que vous opposez au projet du docteur Wolff me
» font voir en vous des qualités qui détermineront
» certainement mon affection pour l'homme, autant
» que votre art assurerait ma confiance au méde-

» cin. Je sens que proposer à un sage heureux de
» se déplacer, c'est faire un mauvais pari. Mais
» je pense aussi que proposer à un Suisse éclairé
» et vertueux, c'est-à-dire bienfaisant, de venir
» dans un pays où il s'agit de répandre la lumière
» sur tous les genres, et notamment sur ceux que
» vous mentionnez, c'est lui dire : Le champ que
» vous habitez est ensemencé autant qu'il peut
» porter. Vos greniers sont remplis ; il vous reste
» encore du grain ; venez le jeter sur ce terrain
» inculte, car le grain est fait pour produire. Au
» reste, ne craignez pas les jaloux, ni le zèle per-
» sécuteur. Les Polonais sont encore trop peu mé-
» decins, généralement parlant, pour s'étonner
» seulement que le roi ait donné cette place à un
» étranger ; et le peu de médecins supérieurs qu'il
» y a dans ce pays, sont justement ceux qui vous
» prônent. Quant à la religion, je vous assure que
» celle des médecins n'est point du tout sujette à
» contrôle ; et puis, plus cette nation s'instruira
» en tout genre, et plus aisément elle se défera de
» ses préjugés. C'est l'effet naturel, quoique insen-
» sible, de la culture des esprits, et voilà un motif
» de plus pour vous porter à venir m'aider de ce
» côté-là. Selon moi, M. Zimmermann, s'il fait
» aussi le voyage de Varsovie, ne sera point du

» tout un obstacle à votre établissement ici, au
» contraire ; d'autant plus que vous êtes amis. Je
» pense que M. Zimmermann sera le premier à
» donner l'exemple de la déférence que votre ré-
» putation vous a procurée en d'autres endroits.
» A présent que ma façon de penser vous est con-
» nue, c'est à vous de voir si vous voulez venir,
» et à me dire quelles conditions vous désirez vous
» assurer. Je suis porté à croire que nous serons
» aisément d'accord et que je pourrai bientôt me
» dire au vrai, votre très-affectionné,

STANISLAS-AUGUSTE, Roi. »

Cette lettre était accompagnée de la réponse de
M. Wolff, qui cherchait à lever surtout les objections relatives à la santé des parens de M. Tissot.
Quant aux raisons de modestie, « l'Europe, disait-
» il, vous met au rang de ses premiers médecins ;
» et cela suffit. » Tissot répondit au roi pour lui
témoigner toute sa reconnaissance ; mais il laissa
néanmoins subsister son refus.

Peu de temps après il eut le chagrin de perdre
son oncle, qui s'éteignit le 25 octobre, à l'âge de
soixante et dix-huit ans. Ce fut une grande douleur, que ses amis partagèrent vivement : « Ce

» n'est pas lui que je plains, » écrivait le prince
de Wurtemberg, « mais c'est vous, mon digne
» ami, qui l'aimiez comme un tendre père, vis-à-
» vis duquel vous avez contracté une dette inac-
» quittable, s'il est vrai que vous lui deviez ce
» que vous êtes devenu. Si l'intérêt sincère que
» vos amis prennent à ce qui vous regarde peut
» toutefois vous consoler, permettez-moi de m'oc-
» cuper délicieusement à contribuer à l'adoucisse-
» ment de vos peines ; et je puis même dire que
» ce droit si cher n'appartient à personne comme
» à moi, parce que personne n'est plus sincère-
» ment de vos amis que moi. »

Cependant les derniers refus de Tissot n'avaient
point encore enlevé toute espérance à Stanislas-
Auguste. Il lui fit donc écrire, par son secrétaire
particulier [1], une lettre fort pressante, qui contenait, avec l'offre de nouveaux avantages pécuniai-
res, la description la plus séduisante des charmes
de la vie qu'on menait à sa cour.

Tant de ténacité et de persévérance ne pouvaient

[1] M. Glaire, vaudois, parent éloigné des Tissot, qui
joua plus tard un rôle assez important dans le directoire
helvétique, et resta toujours l'ami de Stanislas-Auguste,
avec lequel il entretenait, dit-on, une correspondance
très-intéressante.

manquer de flatter et de toucher M. Tissot. Il
voulut avoir l'avis de Haller et lui envoya les
lettres de MM. de Wolff et Glaire et celle de Stanislas. La sienne montre bien dans tout son jour
son bon esprit, son caractère aimable et facile :

» Je crains, monsieur, qu'il ne faille retirer les
» éloges que vous avez voulu donner au parti que
» j'avais pris, et que le *detractaverit archiatri mu-*
» *nus* ne soit rayé dans une seconde édition. J'ai
» reçu mercredi une lettre du secrétaire intime du
» roi, du 28 décembre, plus pressante encore,
» s'il se peut, que les précédentes. C'est la qua-
» trième instance d'un grand roi, d'un roi respec-
» table, éclairé, et auprès duquel je dois espérer
» tous les agrémens possibles. Ma première lettre
» contenait toutes mes raisons, je les ai réitérées
» dans les suivantes, je les réitère verbalement
» à M. Ritz ; que dire aujourd'hui ? L'on m'offre
» 400 ducats d'or pour les frais du voyage, ap-
» partement, table, équipage, 1000 ducats d'or
» annuellement. Je ne suis point encore décidé ;
» une détermination de cette espèce mérite qu'on
» y réfléchisse sérieusement, et qu'on prie ses
» amis d'y réfléchir. C'est la grâce que je vous
» demande. Je ne parle pas de ce dont le cœur
» doit décider, le mien avait décidé sur-le-champ,

» et tout ceci le déchire; mais il est question de
» peser les avantages et les désavantages.

» J'ose espérer des agrémens à Varsovie ; je
» crois que le casuel irait au-delà, et peut-être
» bien au-delà du fixe; par rapport à la religion
» et aux médecins, qui pourraient être deux sour-
» ces de désagrémens, la réponse de M. Wolff à
» ma première lettre de refus me rassure à cet
» égard; elle est ci-jointe. Je n'ai jamais été
» brouillé avec qui que ce soit, et je me sens une
» disposition à bien vivre avec tout le monde, qui
» me préserverait des grands ennemis. Je gagne
» beaucoup ici, mais c'est un gain pénible. Je
» pourrais, il est vrai, laisser entièrement la
» pratique clinique, qui fait la moindre partie
» de mes rentes, pour la médecine consultante;
» mais comment rester ici et me refuser aux be-
» soins et à la confiance de tout un public, dont
» tous les jours j'ai plus à me louer? D'un autre
» côté, où serai-je jamais plus agréablement, où
» trouverai-je plus de marques d'estime et d'atta-
» chement, où recevrai-je autant de politesses, où
» me caressera-t-on autant, s'il m'est permis d'em-
» ployer ce terme, qu'on le fait ici? Où serai-je
» plus libre? »

Ce fut au tour de Haller de trembler que son

ami ne quittât la Suisse. Personne plus que lui
ne pouvait apprécier l'étendue de cette perte. Il se
hâta de faire partager ses craintes aux membres
les plus influens du sénat, et d'avertir Tissot de
l'impression pénible qu'avait produite cette communication. Il lui fit entrevoir en même temps
que l'on cherchait par quelle voie on pourrait
s'opposer à son départ, sans lui en désigner la
nature. Tissot fut tout étonné de ces ouvertures,
car il n'avait pas compté que M. de Haller prît
cette affaire avec autant de vivacité et de tendresse. Trop modeste pour se croire nécessaire,
il se permit de le gronder et de lui reprocher sa
prévention excessive en sa faveur. « Je ne vous
» avais pas demandé le secret, mais il est cependant
» vrai que ce n'est que vous que je consultais.
» Je n'aurais jamais pensé que l'Etat dût prendre
» aucune part à ma détermination. Si j'ai cherché
» à me rendre utile, j'ai rempli le devoir de tout
» honnête homme, et la marque d'approbation
» dont il m'honora il y a quatre ans est fort au-delà
» de ce que j'aurais pu espérer. Si j'ai acquis quel-
» que réputation, le public même m'en récom-
» pense ; il n'y a rien là qui mérite de nouveaux
» bienfaits du souverain. Que ferait-il d'ailleurs
» pour moi sur un soupçon de départ, pendant

» qu'il ne fait rien pour vous, dont le départ est
» sûr, dont l'utilité embrasse tous les genres, et
» qui vous êtes consacré à l'État avec autant de zèle
» que de succès!... Ce serait un contraste qui ne
» pourrait pas exister. Enfin quand l'état m'hono-
» rerait de ce que vous appelez un signe de vie,
» de quelle nature pourrait-il être? La base de mon
» bonheur actuel c'est cette entière liberté qui n'a
» de gêne que celle des lois, et ce n'en est pas une;
» des bienfaits qui m'asserviraient ne seraient pas
» des bienfaits..... »

Quelques jours s'écoulèrent et M. Tissot reçut
sa nomination de professeur de médecine à l'académie de Lausanne[1]. Laissons-le lui-même raconter à

[1] Ce fut trois jours après la lettre d'annonce de M. de
Haller, que Tissot fut mandé au château, pour y recevoir, de la main du magnifique seigneur baillif, son brevet de professeur. Voici ce que contiennent les registres
académiques à ce sujet :

« Lettre de LL. EE. à l'académie de Lausanne, à la
» date du 30 janvier 1766. Nous l'advoyer, conseil, etc.
» Nous avons donné à notre cher et féal le docteur Tissot
» une lettre patente pour le droit de séance et de suffrage
» dans l'académie de Lausanne, ainsi que vous le verrez
» par la copie ci-jointe, qui vous est communiquée avec
» ordre de le reconnaître dûment en dite qualité, et de
» l'appeler à vos assemblées en lui assignant le rang qui

M. Glaire cet événement important de sa vie......
« Ces nouvelles marques de confiance, de bien-
» veillance et de bonté de la part du roi, subju-

» lui compète, notre volonté étant qu'il ait d'ores et déjà
» séance et suffrage en dite académie. »

La patente dont copie était jointe est assez curieuse
par le ton de bonhomie qui y règne : « Nous l'advoyer et
» conseil de la ville de Berne, savoir faisons par les pré-
» sentes, que notre conseil de santé nous ayant fait faire
» convenable représentation au sujet de notre cher et féal
» S. A. D. Tissot, bourgeois de Lausanne et docteur en
» médecine, lequel s'est rendu utile en nombre de cas de
» maladie, par de salutaires conseils, et qui, de plus, par
» des ouvrages bien pensés qu'il a donnés au public, et
» généralement goûtés même dans les pays éloignés, s'est
» rendu digne, d'une manière particulière, de notre gra-
» cieuse attention à récompenser le mérite par un principe
» d'amour paternel pour le bien de nos sujets ; à ces
» causes voulant donner à notre dit cher et féal S. A. D.
» Tissot une marque de la bienveillance souveraine que
» nous lui portons, nous l'établissons d'ores et déjà par
» les présentes lettres patentes, professeur public en mé-
» decine dans notre académie de Lausanne, et lui donnons
» en cette qualité le droit de séance et de suffrage en dite
» académie, à laquelle en conséquence nous ordonnons
» par les présentes d'appeler ledit docteur Tissot à ses
» délibérations, avec ordre à elle, comme à toute autre
» personne à qui il appartiendra, de le reconnaître en la-
» dite qualité de professeur en médecine, et le laisser jouir

» guèrent mon cœur encore affligé de son premier
» refus. Je me décidai sur-le-champ, non point
» à une expatriation totale, mais au moins à partir

» de tous les priviléges y attachés; en foi de quoi, etc. »
Séance du mardi 11 fevrier 1766. « L'académie a ouï
» la lecture de la lettre de LL. EE. portant établisement
» de M. le docteur Tissot en qualité de professeur pu-
» blic, etc..... Sur quoi il a été délibéré qu'il serait remis
» à M. le docteur Tissot de prendre jour de la magnifique
» seigneurie baillivale, pour sa présentation publique
» *more majorum*, laquelle sera promulgée, par affiche de
» M. le recteur, de plus, qu'il serait pris en considéra-
» tion en académie assemblée au château, si, et ce qu'il
» conviendrait de représenter à LL. EE. au sujet d'une
» chaire de médecine. »
Pour comprendre ceci, il faut savoir que sous le régime bernois, le baillif de Lausanne était président supérieur de l'académie; en conséquence, lorsqu'il s'agissait de certaines affaires reputées plus importantes, l'académie s'assemblait au château, sous la présidence effective
de sa magnifique Seigneurie; les affaires courantes se
traitaient au collége sous la présidence du recteur. Qu'é-
taient-ce maintenant que ces représentations que l'académie eut quelque velléité d'adresser au souverain au sujet d'une chaire en médecine? y avait-il là une pensée
hostile à M. Tissot? ou bien supposait-on que l'adjonc-
tion d'un professeur de médecine fût un acheminement à
l'introduction d'un enseignement médical à l'académie et
craignait-on quelque danger pour la suprématie théolo-

» dès le retour de la belle saison pour aller passer
» quelques années auprès du prince, que je ne
» me consolerai point de ne pas connaître, et pour
» me consacrer entièrement à son service pendant
» ce temps-là. Peut-être ensuite, si j'avais eu le
» bonheur de mériter la continuation des senti-
» mens dont S. M. veut bien m'honorer, s'il n'a-
» vait pu trouver mieux, si les circonstances l'a-
» vaient permis, aurais-je pris des arrangemens
» pour finir mes jours près de lui. Mon épouse s'y
» prêtait, et je me proposais de vous répondre dès
» que j'en aurais écrit à mon père et à ma mère
» qui y ont consenti, puis à ma famille et à quel-
» qnes amis dont l'attachement méritait cette
» marque de ma confiance. M. de Haller en est un,
» à bien juste titre; je lui communiquai ma réso-
» lution le 24. Le 27, j'en reçus une lettre toute
» pleine de l'effroi que la mienne lui avait causé,
» et que tous ceux des membres du gouvernement
» auxquels il l'avait communiquée avaient bien
» voulu partager. Il finissait par me demander huit

gique et l'orthodoxie vaudoise? Etait-ce seulement que
l'académie ne vît pas de bon œil ces professeurs qui
jouissaient du droit de séance et de délibération sans
supporter les charges de l'enseignement? Je n'en déci-
derai pas.

» jours avant que de répondre. Le 31, M. le baillif
» me remit un brevet conçu dans les termes les
» plus flatteurs; par lequel LL. EE. créaient en
» ma faveur une chaire de professeur effectif en
» médecine dans cette académie. Je vous avoue,
» mon cher cousin, que cette faveur absolument
» inconnue dans notre pays de la part du souverain
» sous lequel je suis né, la célérité, sans exemple
» dans une république, avec laquelle elle m'a été
» offerte, les inquiétudes de mes amis et, s'il m'é-
» tait permis de le dire, de la plus grande partie
» de la ville depuis le 23 jusqu'au 31, leur joie,
» leur satisfaction et surtout leur touchant em-
» pressement à me le témoigner, dès que la nou-
» velle du brevet leur a laissé croire que je ne par-
» tirais pas, ne m'ont plus laissé libre de suivre à
» mon premier plan. Vous-même, mon cher cou-
» sin, si vous étiez chez moi depuis cette époque
» jusqu'à ce moment, vous ne me pardonneriez pas
» d'abandonner des concitoyens capables de tels
» procédés.... »

Stanislas à cette nouvelle fut bien obligé de
prendre son parti, et il le fit de la manière la plus
gracieuse. Il envoya son portrait à M. Tissot, et
lui écrivit la lettre suivante : « M. Tissot, Glaire
» m'a montré votre lettre; vous me refusez ! Votre

» refus m'afflige, et beaucoup. Cependant, après
» ce que votre patrie a fait pour vous, je conviens
» que vous ne pouvez vous dispenser de fixer désor-
» mais votre séjour dans son sein. Mais permettez-
» moi de revendiquer une partie de votre recon-
» naissance. Je me plais à penser qu'en cherchant
» à vous attirer à moi, j'ai accéléré ce que MM. de
» Berne ont jugé devoir faire pour vous retenir.
» J'en fais compliment à vos sages concitoyens au-
» tant qu'à vous, quoique j'y perde, car il faut
» renoncer à vous, et de plus je n'ai pas de méde-
» cin du tout. Je souhaiterais que vous m'en pro-
» posassiez quelqu'un que vous croiriez propre à
» cette place; sur ce que vous me direz là-dessus,
» je verrai ce que j'aurai à résoudre à l'égard des
» sujets qui se présentent d'ailleurs. Dans l'attente
» de votre réponse, je prie Dieu qu'il vous ait,
» M. Tissot, en sa sainte garde. Fait à Varsovie le
» 5 mars 1765.

STANISLAS AUGUSTE, roi. »

En apprenant le refus de Tissot, J. J. Rousseau
écrivit au prince de Wurtemberg : « Je ne suis
» point surpris du parti qu'il a pris au sujet du
» roi de Pologne. Comment aurait-il quitté ses amis,
» sa patrie, comment vous aurait-il quitté ! Toute

» belle action de sa part peut remplir mon attente,
» mais jamais la passer. »

Berne trouva moyen de retenir M. Tissot sans
gêner en rien cette liberté dont il était si jaloux.
Elle évita avec soin de l'asservir par le moindre
traitement ou pension, et son titre ne lui imposa
d'autre charge que d'assister aux séances académiques. Mais la manière dont on sut faire appel au
cœur et aux sentiments nobles de M. Tissot était
bien faite pour le toucher. Stanislas-Auguste,
qui joignait une grande finesse à beaucoup de sensibilité, l'avait bien compris. Ses procédés déli-
cats, sa sympathie avaient profondément touché
M. Tissot, dont le regard se détournait peu de sa
tâche sévère vers des objets propres à récréer son
imagination et à délecter son cœur. Il se privait
de jouir, dans sa vie habituellement réglée et aus-
tère ; mais son ame forte était susceptible d'une
vraie tendresse ; et lorsque, dans de rares occasions, il laisse déborder ce trésor de son cœur, on
est étonné de voir avec quelle abondance, quelle
fraîcheur, quelle jeunesse d'impressions il donne
cours à ses sentiments. Il ne cherche point à les
modérer et l'on sent que pour quelques moments
sa tête froide et habituellement si calme cède sans
résistance à l'élan chaleureux de son cœur. Ses

lettres à Stanislas-Auguste et à M. Wolff nous en fournissent la preuve.

« Sire ,

» Qui suis-je et qu'ai-je fait pour recevoir tou-
» tes les marques de bonté dont le plus auguste
» des monarques daigne m'honorer ? Comment
» pourrais-je exprimer à Votre Majesté l'impres-
» sion que la dernière lettre dont elle m'a honoré
» a fait dans un cœur déjà si intimement pénétré
» de respect , de reconnaissance et d'amour pour
» sa personne sacrée ? et comment vous peindre ,
» sire, les regrets qui me déchirent quand je pense
» à quel maître je serais attaché si j'avais été li-
» bre de le choisir ? . . . . , . .

. . . .

Voici une portion de sa lettre à M. Wolff : « J'é-
» tais bien éloigné de penser, monsieur, quand j'eus
» l'honneur de vous écrire il y a six semaines ,
» que cette lettre m'en attirerait une seconde, telle
» que la vôtre du 10 avril , et moins encore celle
» de S. M. qui, en me comblant d'honneur et de
» joie, a rempli mon cœur d'amertume. J'espère
» que vous voudrez bien présenter à cet auguste
» monarque une réponse que j'écris les larmes aux
» yeux , et dont l'angoisse dans laquelle je suis ex-

» cusera le trouble et le désordre. Que vous êtes
» heureux, monsieur, de vivre à la cour d'un roi
» qui, n'ayant point eu de modèle dans les siècles
» passés, devrait devenir pour le bien de l'huma-
» nité celui de tous les rois futurs! et qu'il est
» triste pour moi de ne pouvoir pas partager votre
» sort ! . . . .

» Je suis intimement convaincu que les jaloux
» que je craignais n'existeraient pas, puisque les
» médecins les plus respectables seraient mes amis.
» Marc-Aurèle fit venir son médecin des confins de
» l'Asie, et lui rendit agréable le séjour de Rome
» malgré les clameurs de ses ennemis. Que ne de-
» vrais-je pas espérer à Varsovie, où je trouverais
» un maître supérieur à Marc-Aurèle, et des mé-
» decins aussi respectables que ceux de Rome l'é-
» taient peu! Je me fais le tableau le plus délicieux
» de la vie que j'aurais menée dans votre capitale.
» Mon temps aurait été partagé entre le plaisir de
» remplir mes devoirs auprès du meilleur des maî-
» tres et celui de converser et de m'instruire au-
» près des collègues les plus éclairés et les plus
» vertueux. Nous n'aurions eu qu'un même but,
» le plus grand bien public; nous n'aurions eu par
» là même que les mêmes vues, les mêmes incli-
» nations ; loin de nous croiser, nous nous serions

» aidés , j'aurais joui du plus parfait contentement.

» Je hais la flatterie , mais je ne puis taire la vé-
» rité ; le petit nombre d'amis respectables (parmi
» lesquels j'ai le bonheur de compter un grand
» prince plus respectable encore par les qualités
» de son cœur que par sa naissance) auxquels j'ai
» communiqué la lettre de S. M. sont tombés aux
» genoux de votre Roi. . . . . »

Haller obtint pour M. Tissot une gratification de
300 livres. On lui fit entendre qu'on était disposé à lui continuer cette gratification moyennant
une requête annuelle, comme cela s'était pratiqué
déjà quelquefois ; mais Tissot écrivit à Haller que
certainement cette requête n'aurait pas lieu. « Vous
» avez fait tout ce que pouvait faire l'ami le plus
» chaud, monsieur. L'illustre chambre de santé et
» LL. EE. du sénat m'ont donné la marque la plus
» distinguée de leur bienveillance... Je ne deman-
» dais rien, ni ne pensais à rien demander, aussi
» j'ai beaucoup au-delà de mes espérances. LL.
» EE. seraient disposées à me continuer ce qu'on
» faisait pour M. de Quiros, mais je crois devoir
» avoir l'honneur de vous dire que jamais ni moi,
» ni personne pour moi, ne le demandera. »

Si quelqu'un fut ravi de la nomination et du
refus de M. Tissot, ce fut Mme Tissot, qui ne quit-

tait qu'à grand regret sa nombreuse famille et ses amis. Son neveu, alors âgé de cinq ans et demi, entendant parler sans cesse de ce voyage à Varsovie qui ne paraissait faire plaisir à personne, profita d'un moment où son oncle le tenait sur ses genoux pour lui réciter la fable du chien qui lâche sa proie pour l'ombre, en y ajoutant cette morale : « Ce » sont Lausanne et Varsovie. » Je dois dire encore que M. Tissot aurait vivement désiré procurer une plus grande aisance à ses parens dans leurs vieux jours, mais que M. et Mme Tissot-Grenus n'en auraient point joui s'il eût fallut l'acheter au prix de l'éloignement de leur fils chéri : aussi reçurent-ils comme une grande faveur de Dieu, la nouvelle qu'il ne partirait point.

L'épidémie qui avait fait tant de ravages l'année précédente reparut à Lausanne à cette époque. La terreur qu'elle inspira fut générale ; les voyageurs craignaient d'arriver à Lausanne et changeaient de route pour n'y point passer, dès qu'ils étaient libres de s'en dispenser. On parlait d'établir un cordon sanitaire ; le baillif de Lausanne avait pris peur et voulait faire un rapport à Berne. En ne le faisant pas il ne fit que céder aux instances de Tissot, qui lui représenta que cette mesure ajouterait à l'effroi général ; que le mal ne paraissait point contagieux et que les secours étaient distribués avec tout le discernement désirable ; d'ailleurs la rigueur de la saison rendait la maladie meurtrière aux vieillards, aux infirmes et aux malades, mais beaucoup moins aux gens valides. Ce fut à Lutry que l'épidémie fit le plus de ravages.

C'était dans ces occasions-là qu'on trouvait toujours Tissot à son poste. Jamais il ne refusa de faire à ses concitoyens le sacrifice de son repos, de ses convenances, et de sa santé. Il ne se ménagea point dans cette épidémie à la suite de laquelle il fut sérieusement malade pendant plusieurs semaines. On le conçoit d'autant mieux qu'il ne paraît pas qu'un surcroît d'occupations prît sur sa correspondance, ses visites et ses nombreuses consultations ; il ne retranchait rien non plus des heures consacrées à ses devoirs de famille, et entr'autres à l'éducation de son neveu, qui se développait sous ses yeux de la manière la plus avantageuse. « Zimmermann m'a charmé, » écrivait Hirzel, » par le récit de vos soins pour cet aimable orphe- » lin que vous trouvez digne de votre affection pa- » ternelle. Oh ! que vous êtes heureux, mon ami ! » De toutes parts je vous vois entouré de ceux dont » vous faites le bonheur. »

Hirzel ne se rassasiait pas des nouvelles qu'on

lui donnait de son ami Tissot. « M. de Brenles m'a
» conté des miracles en me parlant de vous et en me
» décrivant toutes vos occupations comme méde-
» cin, comme père de famille, comme ami,
» comme lettré; je me trouve réduit à la petitesse
» des Lilliputiens en me mesurant avec vous, quoi-
» que je passe ici pour l'un des hommes les plus
» occupés. » Et certes ce n'était pas sans raison ;
car outre ses écrits, dont plusieurs lui ont assuré un
rang honorable parmi les littérateurs de son temps,
Hirzel était à la tête de l'hôpital de Zurich; il avait
une pratique nombreuse ; il présidait plusieurs ad-
ministrations ; dans le conseil souverain sa voix
se faisait toujours entendre en faveur de la liberté
et du progrès ; enfin il donnait ses soins à l'éducation de ses dix enfans, et correspondait avec tout
ce que l'Allemagne et la Suisse renfermait de gens
illustres. Que dire alors de Tissot?

Tissot avait pour axiôme dans l'emploi de son
temps que les heures se gardent d'elles-mêmes,
mais qu'il faut avoir soin de garder les minutes,
aussi n'en perdait-il aucune. Il lisait en s'habillant,
pendant qu'on le coiffait, mais point au lit ni à
table. Il était doué d'une grande force d'attention ;
souvent il ouvrait un livre debout, n'ayant enfilé
qu'une manche de sa robe de chambre, et ne s'en

apercevait que lorsque l'ouvrage était achevé. Son écriture était nette et rapide. Hors de chez lui, il marchait vite, montait les escaliers en courant, ne prolongeait point ses visites au-delà du temps nécessaire, n'en perdait jamais à chercher son chapeau, ne portait point de canne, et n'avait qu'un chapeau de soie à mettre sous le bras, qu'il ne posait jamais.

A ces détails il faut joindre quelques mots sur la figure de M. Tissot. Il était grand et mince, sa tournure était élégante sans avoir rien de distingué. Sa figure imposante paraissait froide et sévère au premier abord. Quand on y était plus habitué, on y trouvait l'expression de la bonté et de la bienveillance. Son front était remarquablement beau, ses yeux bleus, grands, assez enfoncés, donnaient à son regard beaucoup de perspicacité et de profondeur. Il avait le nez court et droit, la bouche moyenne, de belles dents, un charmant sourire, le teint coloré. Ses cheveux bruns étaient noués et légèrement poudrés, et il portait habituellement un habit gris fort simple et des culottes noires.

Il ne craignait ni le froid ni le chaud, et disait qu'un médecin ne doit jamais savoir le temps qu'il fait ni l'heure qu'il est, tant il se regardait comme étant toujours au service de tout être souffrant qui réclamait ses soins. Jamais on ne remplit mieux les devoirs du médecin tels que les a tracés Hippocrate dans son *Traité de la dignité du médecin.* » Le médecin, » dit-il, « doit avoir de la discré- » tion et des mœurs, autrement il sera le fléau des » familles en divulguant les secrets domestiques et » en corrompant la vertu des filles et des femmes. » Après s'être formé dans l'exercice de son art aux » dépens des gens pauvres et obscurs, il ne doit pas, » dès qu'il est parvenu aux honneurs de sa profes- » sion, se vouer exclusivement au service des gens » riches et puissans. Qu'il n'aborde ses malades ni » avec cet air de gaieté ou de distraction qui in- » sulte à leurs maux, ni avec ce ton brusque et » bourru qui repousse leur confiance. Que, sa- » chant différer de satisfaire à ses besoins, inter- » rompre son repos et à plus forte raison sacrifier » ses plaisirs, il vienne avec empressement à la » voix de ceux qui souffrent, leur parle avec dou- » ceur et décence, les interroge avec soin, les » écoute avec attention, ne repousse pas leurs dé- » sirs par caprice, et ne cède point à leurs fantai- » sies par lassitude ou par indifférence. Enfin, » qu'exempt d'orgueil et d'envie, il ne rougisse » point d'invoquer les lumières de ses rivaux, dans

» les cas difficiles, et n'attende pas pour s'y résou-
» dre qu'il ne soit plus temps de demander des
» conseils. »

Tel fut M. Tissot dans toute sa carrière. On
ne le voyait pas longtemps sans découvrir chez
lui un cœur tendre et facile à émouvoir. Il avait
besoin d'être aimé. « Ce sentiment n'est-il pas
» bien aussi doux que celui d'être admiré? » dit-il
dans sa *Vie de Zimmermann*. Aussi, peu d'hommes ont su se faire aimer comme lui.

Ses malades ne pouvaient qu'être sensibles à
l'intérêt que leur témoignait un homme aussi célèbre et aussi recherché. Sa complaisance et ses
égards pour eux étaient remplis d'affection. Comme
médecin, il se plaisait à faire parler la nature, et
quoique il regrettât souvent le temps que lui faisaient perdre certains malades par les inutilités,
les contre-sens et les vaines fantaisies dont ils
surchargent la description de leurs maux, il les
supportait avec une indulgence rare. En lui, le
savant et l'érudit ne le cédaient point à l'observateur et au praticien. L'équilibre était parfait. Il
était doué à un haut degré de cette qualité plus
précieuse que la doctrine la plus profonde, de ce
tact qui est en médecine ce qu'est le goût en littérature, de ce tact qui tient à la sensibilité heureu-

sement perfectionnée par l'éducation, et qui est
en même temps un don particulier de Dieu, indépendant de la pratique et de l'expérience. Ce tact
sert admirablement à discerner entre mille symptômes plus ou moins exagérés par un malade, celui
qui caractérise véritablement le mal. Sans cette
qualité précieuse, qu'importe au malade toute la
science du médecin? Il entendra de beaux raisonnemens, il recevra de belles recettes, et courra le
risque d'avaler la mort.

Pendant ses visites, son attention était concentrée sur son patient; ses questions avaient souvent
pour but de saisir la liaison du physique et du
moral, et par là l'influence que les affections de
l'âme exerçaient sur le cas qui l'occupait, et cela
avec tant de prudence, de sagesse et de bonté,
que toute la confiance des malades lui était acquise
avant même qu'ils s'en doutassent.

Ce fut le 9 avril 1766 qu'eut lieu l'installation
publique de M. Tissot : « L'académie, » dit le regis-
tre déjà cité, « après s'être rendue en corps au châ-
» teau s'est transportée avec le magnifique seigneur
» à la salle du temple allemand, pour l'installation de
» M. le docteur Tissot, en qualité de professeur en
» médecine, laquelle s'est faite en la manière ac-
» coutumée et a été terminée par un discours

» inaugural qu'a prononcé M. le professeur Tissot,
» *De morbis litteratorum.* »

S'il est un sujet sur lequel un médecin puisse
écrire en faveur des personnes étrangères à la médecine sans encourir le blâme, ce doit être assurément la santé des gens de lettre. Puisqu'il est tant
de livres dont la lecture et la méditation usent en
eux les ressorts de la vie, il est juste qu'il s'en
trouve un pour leur apprendre le soin de leur
conservation en même temps que l'exercice des
facultés que Dieu leur a départies. Tel est le but
du discours de M. Tissot : « C'est de tous les livres de médecine, » dit le professeur Boisseau,
« le seul dont la lecture soit sans danger pour les
» gens de lettres, et le seul qu'ils puissent con-
» sulter avec quelque fruit. L'auteur n'y a rien
» omis d'essentiel ; peu d'écrivains ont mieux
» connu l'art difficile de faire un livre. »

Je crois en effet que sous le rapport médical,
comme sous le rapport littéraire, le *Traité de la
Santé des gens de lettres* est un des ouvrages les
plus remarquables qu'ait produits le canton de
Vaud. L'intérêt y est extrêmement varié ; il y a
une foule d'anecdotes et de fragmens de biographie des plus intéressans pour l'histoire de notre
patrie. L'éloge de J. Alph. Rosset, celui de Geor-

ges de Polier, et enfin celui de Daniel Clavel de Brenles, sont et seront toujours lus avec intérêt. Que d'aperçus justes et profonds, que d'observations fines et délicates, que de science et d'érudition ! Le témoignage qu'il rend à la religion, quoiqu'incomplet, ne pouvait être sans importance au milieu du débordement des doctrines soi-disant philosophiques, qui en sapaient de toutes parts les fondemens. Voici les premiers mots de ce discours.

.... « Il m'eût été bien doux de déclarer publi-
» quement combien de choses importantes la mé-
» decine emprunte de la religion. J'aurais aimé à
» confondre ces vils imposteurs qui osent noircir
» celle des médecins. Je me serais plu à prouver
» combien de lumières porte à son tour dans la
» religion une science qui, tout occupée de l'exa-
» men de la plus parfaite des créatures, tire du
» mécanisme admirable de l'homme sain et de la
» guérison plus admirable peut-être encore de
» l'homme malade, des démonstrations sans répli-
» que de l'existence et de la sagesse infinie du
» Créateur. »

Charles Bonnet écrivait à Tissot au sujet de son dernier traité : « Je voudrais avoir toujours suivi
» vos salutaires maximes; je n'aurais pas à déplo-
» rer aujourd'hui l'abus de mes forces. Je regarde

» à bon droit cet écrit si bien pensé et si bien fait
» comme le manuel des gens de lettres[1]. »

Van Swieten, toujours réservé dans son commerce épistolaire avec Tissot, sembla à cette époque être mis à l'aise par le refus de ce dernier
d'accepter la place de Varsovie. « Il me prive du
» plaisir de vous voir, » lui écrivait-il, « et vous
» de l'occasion d'admirer Marie-Thérèse et toute
» son auguste famille. » Plus loin : « Je me suis
» guéri par la ciguë, et je me porte si bien que je ne
» puis pas me résoudre à suivre vos salutaires avis,
» *solve senescentem maturus equum.....* Je com-
» mence à travailler à 5 heures du matin et finis à
» 9 heures du soir, et à mon souper, qui est très-
» frugal, je me trouve fort gai et dors à mer-
» veille. »

Pour consoler Tissot de ne pouvoir admirer Marie-Thérèse et son auguste famille, (ce dont Van
Swieten prenait probablement bien son parti),
LL. EE. envoyèrent à Tissot, comme marque de
leur bienveillance, à l'anniversaire de sa nomination de professeur en médecine, un cadeau de

[1] La première édition de ce traité en latin fut dédiée
par Tissot au roi de Pologne. Celle en français porte une
dédicace à LL. EE. de Berne. Celle de 1775 n'a point
d'épître dédicatoire.

300 L. « Je comprends très-bien, » écrivait-il à
Haller à cette occasion, « quel est l'ami qui a rap-
» pelé au sénat le souvenir de ses premiers bien-
» faits, dans un temps où il est occupé de tant
» d'autres objets d'une tout autre importance. »

Au commencement de l'année 1767, Mme Tissot-Grenus fut atteinte de nouveau d'une hydropisie que l'âge et la saison rendirent bientôt mortelle ; elle expira dans les bras de ses enfans le
29 juillet. A la même époque mourut M. de Sauvages, avec lequel Tissot entretenait toujours de
loin en loin des relations d'amitié et de science.
Une autre perte bien grave pour les sciences, et la
médecine en particulier, fut celle de Paul Godefroi
Werlhoff, l'un des plus grands médecins du siècle
dernier, érudit profond, savant du premier ordre
et poëte plein de feu. La publication de ses ouvrages a justifié la célébrité dont il jouit parmi ses
contemporains. Cet homme modeste et respectable était d'autant plus difficile à remplacer, qu'il
pratiquait une médecine extrêmement simple au
lieu de recourir à la poly-pharmacie des médecins
allemands. Ce fut naturellement à M. de Haller,
intime ami de Werlhoff, qu'on s'adressa pour
trouver à le remplacer comme premier médecin
du roi de Hanovre. « Je perds un ami bien zélé, »

écrivait Haller , « et je me vois chargé de détails
» et de conseils sur la faculté de médecine qui
» vont beaucoup augmenter ma correspondance. »

Ce fut à Tissot que l'on pensa d'abord pour
succéder à M. Werlhoff. Le roi de Hanovre, Georges II , lui fit offrir la place avec une augmentation
considérable du traitement qu'avait eu M. Werlhoff. Le baron de Hochstetten , chargé de cette
négociation , trouva Tissot fort peu disposé à entrer en pourparlers. La noblesse hanovrienne mettait le plus grand prix à posséder un excellent médecin. Elle seule en jouissait véritablement, le roi
ne quittant point l'Angleterre.

M. de Haller conseillait fort à Tissot d'accepter.
» Le traitement porté à deux mille écus vous suf-
» fira pour mener une vie honorable et aisée. Vous
» jouirez d'une pratique bien payée par la noblesse
» opulente de Hanovre et vous y ferez une fortune
» très-considérable avec moins de peine que vous
» n'en avez à Lausanne.... Je n'ai eu qu'à me
» louer des Hanovriens ; le ministre, M. de Münch-
» hausen me recommande de faire tout au monde
» pour vous persuader ; je le fais par amitié pour
» vous autant que par la reconnaissance que je
» dois à cette cour. »

Au premier moment Tissot pensa accepter : la

mort de sa mère, en assombrissant sa vie avait en
même temps rompu un des liens les plus forts qui
l'eussent arrêté jusqu'alors à Lausanne. Il avait le
bonheur de conserver son père, auquel il était tendrement attaché ; mais son excellente santé, sa sobriété, lui donnaient tout lieu d'espérer qu'il jouirait encore longtemps d'une heureuse vieillesse.

Le climat lui semblait favorable ; l'éloignement
moins considérable ; point de monarque dont il
eût à répondre : « Ma vie, » ajoute-il, « est ici
» celle d'un galérien enchaîné, et aussi longtemps
» que je serai ici, je ne vois point jour à briser
» cette chaîne. Il y a douze ans que j'étais oc-
» cupé par la pratique de la ville ; dès-lors elle
» a augmenté ; il s'y joint des consultations par
» lettres, et les étrangers qui s'établissent ici pour
» leur santé ; cette triple source d'occupations ne
» me laisse pas un moment à moi et excède sou-
» vent mes forces. J'avoue que c'est là un de mes
» plus forts motifs, et il en faut un pour me faire
» rompre tous les liens si forts qui m'attachent
» ici. » Enfin M. Tissot redoutait à Hanovre la
comparaison avec M. Werlhoff. « Quel rôle joue-
» rai-je au milieu d'une cour nombreuse qui re-
» grettera en lui le plus beau génie, le plus grand
» praticien, l'homme aimable, l'ami intime, et

» dans une ville qui pleurera un père et un Escu-
» lape? Il faut s'attendre inévitablement à des mo-
» mens d'humiliation, et il n'y a que l'espérance
» que vous me donnez de faire le même voyage
» qui me soutienne contre ce que cette idée a de
» repoussant. »

L'avis de M. de Haller était tout opposé à celui
qu'il avait énoncé au sujet de Varsovie, mais il ne
pouvait en être autrement. La Pologne sans cesse
agitée par les révolutions et les guerres civiles était
encore dans une situation précaire ; les sciences
n'y étaient guère cultivées ; la distance était beaucoup plus considérable ; enfin le culte protestant
n'était pas toléré, ce qui avait empêché Tralles de
s'y rendre ; et c'était aux yeux de Haller une raison sans réplique : d'ailleurs il connaissait le Hanovre par le long séjour qu'il y avait fait, entouré
des témoignages de respect et d'affection de la
cour et de la ville, des savans et des ignorans. A
Berne c'était différent, et quoiqu'il évitât de rien
dire qui pût jamais renfermer un blâme contre le
gouvernement, dans cette occasion-ci il laissa entrevoir à Tissot le peu de cas qu'il faisait des Mé-
cènes Bernois. « Vous vivez dans un pays dont le
» souverain, doux et juste du reste, n'est pas assez
» touché de la gloire littéraire ni du mérite des

» sciences. J'attache à cette réflexion plus de sens
» qu'elle ne présente ; elle vous comprend person-
» nellement ; je ne saurais entrer dans des détails.

» En Allemagne c'est tout autre chose ; être utile
» c'est être tout ce qu'on veut. M. Werlhoff, sans
» bien, a établi sa famille d'une manière brillante
» et il a vécu adoré. Quel est le sort de nos méde-
» cins d'ici, même de ceux qu'on préfère ?...

» Vous retournerez contre moi-même mon ar-
» gument. Mais il y a bien de la différence : vous
» êtes beaucoup plus jeune, vous n'avez pas une
» suite d'enfants et de petit-fils, un système de
» famille à défendre, un système de citoyen même
» à soutenir. Dans votre situation je ne balancerais
» pas un moment moi-même. Dans la mienne je
» me dis que, trop voisin de la fin de ma carrière,
» je ne dois plus me déplacer ; qu'un petit nombre
» d'années ne méritent pas le choc que ce trans-
» port ferait dans mon repos domestique, qu'on
» meurt aussi bien à Berne qu'à Gœttingue...
» s'il s'agissait de vivre je penserais différemment.

» Si j'avais pu vous voir je vous aurais apprécié
» le mérite pratique de feu mon ami. Qui l'a
» mieux connu que moi, qui pendant dix-sept ans
» n'ai jamais manqué d'avoir deux de ses lettres
» par semaine. Je me contente de vous dire qu'à

» l'exception d'un caractère très-insinuant vous ne
» devez pas redouter le parallèle.»

Cependant après mûre réflexion, Tissot se décida à refuser. Depuis un an, il avait éprouvé les
premières atteintes d'un mal au poumon qui ne se
développa que bien des années plus tard, et les
informations qu'il prit sur le climat de Gœttingue
le déterminèrent tout à fait. En vain le feld-maréchal comte de Wallmoden, qui, sans être encore
dans le gouvernement, avait sur les affaires cette
influence que donnent le génie, l'instruction et
la considération personnelle, joignit ses sollicitations à celles de MM. de Münchhausen, Hochstetten, Hardenberg et Haller, Tissot ne fut pas
même ébranlé. Cependant il sut mettre à profit
pour son ami Zimmermann l'estime et le considération qu'on lui témoignait et parvint à obtenir
pour lui cette place, mais seulement avec l'appointement de douze cents écus qu'avait M. Werlhoff. [1]

Voici comment Zimmermann prenait congé de
Tissot en quittant la Suisse : « Je pars, mon ami,
» avec des sentiments de reconnaissance, d'estime,
» de respect et de tendresse pour vous qui m'é-

[1] Haller, parent assez proche de Mme Zimmermann,
ne crut point devoir intervenir dans cette affaire.

» toufferaient plutôt que je ne pourrais vous les
» exprimer comme je le dois. Depuis le premier
» moment de notre connaissance, vous ne m'avez
» fait que du bien, du bien à l'infini, et rien que
» du bien. Vous avez été mon ami, mon précep-
» teur, mon père, mon frère, mon ange tutélaire.
» Vous avez eu toute ma confiance; vous étiez
» mon espoir, ah! souvent mon unique espoir et
» à bien juste titre. Je quitte ma patrie pour une
» belle destination, vous avez voulu que je fasse
» une fortune brillante, tout ce que je serai je
» le serai par vous.

» Vous avez voulu porter le bonheur dans mon
» cœur, dans le cœur de ma femme, dans le cœur
» de mes enfans, et vous y réussirez; mon dernier
» soupir renfermera des actions de grâces pour
» vous. Je dirai sans cesse à mes enfans ce que
» vous êtes et ce que vous avez été pour moi, je
» voudrais pouvoir le dire à toute la terre. Votre
» nom sera béni par ma famille jusqu'à ma mort.
» Les momens les plus doux que je passerai avec
» ma femme seront ceux où nous nous dirons
» mutuellement ce que vous êtes et ce que vous
» avez été pour nous. Veuille le ciel augmen-
» ter votre gloire parmi les hommes aussi loin
   qu'elle peut aller, afin que tout le bien que vous

11

» êtes en état de leur faire, se fasse ! Dieu vous con-
» serve la digne compagne de votre vie , vos chers
» parens, vos chers amis ! Veuille le ciel répandre
» sur madame Tissot et sur tous ceux qui vous sont
» chers toutes ses bénédictions ! Je ne vous ai ja-
» mais vu , ami de mon cœur , et je serais mort
» peut-être de tendresse entre vos bras si j'avais
» dû vous voir avec l'idée de ne jamais vous re-
» voir. Je suis bien aise de ne vous avoir point vu.
» Adieu , mille fois adieu , homme, médecin, ami
» incomparable. »

Zimmermann était au comble de ses vœux. Sa
ville natale n'avait jamais eu le don de lui plaire ,
à en juger par les descriptions des petites villes
qu'elle lui a inspirées. En voici une entr'autres :

« L'isolement, le défaut de relations étendues, le
» manque de lumières, l'absence de tout sentiment
» de liberté, l'habitude de n'exercer son esprit que
» sur les événemens insignifians d'un monde borné,
» la pauvreté, l'ambition, l'ennui, la gourman-
» dise, l'influence toute puissante d'un seul homme
» qui n'a d'autre mérite que son bavardage ou son
» appétit vorace , toutes ces circonstances réunies
» font autant de mal dans une petite ville, que les
» passions les plus cruelles dans un couvent. On
» trouve autant de désunion, d'arrogance, d'or-

» gueil, de sottise, de haine, d'envie, d'agita-
» tions, de calomnie, de ruse, d'intrigues, d'es-
» prit de vengeance, de bavardage, et de tyrannie,
» parmi les habitans d'une petite ville que parmi
» les moines de toutes couleurs. »

Hélas! à Hanovre il ne trouva non plus qu'à
Brugg la paix et le contentement d'esprit; sans
doute son hypocondrie contribuait à lui faire voir
en noir sa situation.

» D'Alembert, atteint du même mal, disait dans
» ses bons momens que cet état est d'autant plus
» affreux qu'il fait voir les choses comme elles sont.
» Zimmermann, dans ses accès, voyait-il les choses
» telles qu'elles sont? On nous en croirait difficile-
» ment après avoir lu ces lettres; mais ces lettres
» mêmes ne montrent-elles pas qu'en général être
» heureux, au sens du monde, c'est proprement
» rêver, et que le rêve cesse avec le sommeil? Voir
» les choses telles qu'elles sont, sans connaître
» Dieu tel qu'il est, n'est certainement pas un élé-
» ment de la félicité humaine. Zimmermann était
» un de ces hommes à qui Dieu seul peut faire du
» bien, et à qui peut-être il ne manque pour ren-
» trer dans le calme que de rencontrer sur leur
» route le christianisme de Jésus-Christ. Il fallait
» du bonheur alors pour en rencontrer un autre

» que celui de Socrate, si admirable, on doit le
» dire, pour inspirer la sagesse aux sages ! » Haller
avait à cet égard un très-grand avantage sur Zimmermann. En butte aux attaques des savans, à
l'envie et aux tracasseries de ses compatriotes
bien plus encore que Zimmermann, il avait puisé
dans la parole de Dieu la foi qui donne le calme,
cette tranquillité d'âme, ce dévouement absolu,
cette persévérance dans l'accomplissement du devoir qui lui assurent le titre de philosophe dans
le sens vrai et profond de ce mot. Surmontant le
mal par le bien, il ne se cherchait point lui-même,
mais il s'appuyait sur les promesses de son Dieu
dont l'esprit le guidait. Privé de ce puissant secours, Zimmermann ne se soutint pas, dans son
exaltation, et comme nous le verrons, sa confiance
et ses espérances fondées sur le sable s'évanoui-
rent en un instant à la vue de la réalité. Voici
sa première lettre datée de Hanovre : « Mon
» chérissime ami, je suis parti de Brugg le 12
» juillet [1] et je suis arrivé à Hanovre le 29. Mon
» voyage a été heureux jusqu'à Manheim, mais
» dèslors le malheur a commencé. Ma fille prit
» une colique bilieuse avec une fièvre très-forte

[1] 1768.

» à Manheim ; je poussai cependant jusqu'à Darms-
» tadt, où je fus obligé de m'arrêter pour cette
» chère petite, deux jours et demi. Mon ami
» Médicus me fut dans ces circonstances d'un très-
» grand soulagement, ayant eu la complaisance de
» m'accompagner. Le voyage par les chemins af-
» freux de la Hesse nous mit dans mille dangers et
» nous fatigua extrêmement ; notre voiture com-
» mença à être endommagée, il fallut la réparer
» dans des villages où je ne trouvai pas les ou-
» vriers qu'il me fallait. Un accident vint après
» l'autre ; enfin à une petite lieue de Cassel, une
» roue tomba pour ainsi dire en poussière, la voi-
» ture avec moi et toute la famille fut jetée par
» terre. Par la grâce infinie de Dieu nous en fûmes
» quittes pour la peur et une légère contusion que
» ma femme et moi eûmes à la cuisse et ma belle-
» mère à la tête. Privés de tout secours, nous fû-
» mes obligés de faire chercher à Cassel une roue
» et nous ne pûmes avoir qu'un misérable char
» pour nous transporter à l'entrée de la nuit à
» Cassel, où nous comptions dîner. Tout cela
» n'était rien cependant, en comparaison de ce que
» nous avons souffert depuis Cassel jusqu'à quel-
» ques lieues de Hanovre ; dans cet électorat les
» chemins sont pour la plupart, depuis la guerre,

» tout ce qu'on peut imaginer, soit de plus dange-
» reux, soit de plus pénible : à l'entrée de la nuit
» notre voiture eut encore un accident à une lieue
» et demie de Gœttingue, nous fumes obligés d'en
» sortir au milieu d'une pluie et d'une boue affreu-
» ses, et encore nous nous vîmes sans secours. A
» l'avant-dernière journée de Hanovre nous fûmes
» depuis onze heures jusqu'à minuit en danger
» d'être noyés ou étouffés dans un chemin où,
» dans les plus beaux endroits, la boue m'allait
» jusqu'aux genoux. Heureusement, j'avais fait dé-
» charger entièrement ma voiture à Cassel sur un
» chariot qui nous suivit; mais avec mille peines,
» huit chevaux purent traîner tout cela depuis
» Cassel jusqu'à Hanovre. Arrivés à Hanovre nous
» fûmes reçus le plus gracieusement par M. Meyer,
» médecin de la cour, qui nous logea pendant
» quelques jours, et nous est, sur cette mer incon-
» nue, d'un très-grand secours. Ce M. Meyer est
» ici depuis dix ans. Soixante malades par jour lui
» donnèrent sur la fin de la maladie de M. Werl-
» hoff toute sa pratique, c'est-à-dire un revenu de
» deux mille écus; depuis la mort de ce célè-
» bre médecin, sa pratique, au lieu d'augmenter,
» a diminué infiniment, ce qui a rendu cet honnête
» homme entièrement mélancolique dans une ville

» où il en coûte pour vivre au moins deux mille
» écus par an. A peine avais-je été un jour à
» Hanovre que je le devins aussi, et le mal aug_
» menta d'un jour à l'autre. Je fus gonflé pro-
» digieusement, ma tête me semblait un bloc de
» marbre, ma poitrine fut serrée à m'étouf-
» fer, tous mes membres étaient comme roués,
» j'eus des envies continuelles de vomir, je pris
» des défaillances à table : le plus horrible dé-
» sespoir remplissait mon âme. Tout cela vient de
» la façon dont j'envisage mon établissement pré-
» sent. L'idée de pouvoir donner une éducation
» honnête à mes enfans m'a amené ici, j'ai cru la
» pratique extrêmement lucrative. A présent je
» vois que je gagnerai considérablement, si je ga-
» gne assez pour pouvoir vivre, qu'avec cela mes
» enfans ne seront point élevés, et que par consé-
» quent je n'aurai pas plus que je n'ai eu à Brugg.
» Joignez à cela, qu'avec cette petitesse de profit, je
» serai également l'homme du monde le plus gêné,
» que je serai obligé de renoncer à mes études, et
» que ni mon âme ni mon corps n'auront jamais
» de repos. Dieu me préserve de la pratique et par
» conséquent de la fortune de M. Werlhoff ; je ne
» soutiendrais sa pratique que pendant une se-
» maine.

» Vous voyez, mon cher ami, mon état. Je ne
» le découvrirai qu'à vous, et je vous supplie que
» tout cela soit un profond secret. Tout ce qui
» peut me soulager à présent, c'est de verser un
» torrent de larmes dans le sein de ma femme, et
» de prier Dieu sans cesse qu'il me soutienne jus-
» qu'au temps où ayant regagné les dépenses que
» j'ai faites pour quitter la Suisse et venir ici,
» (car mes 900 écus sont loin, et beaucoup plus
» par-dessus), je pourrai retourner dans ma mai-
» son paternelle, ou jouir dans quelqu'autre coin
» de la Suisse du profit de mes fautes.

» J'ai vu M. de Hochstetten qui est un des
» plus excellens hommes que j'aie vus. J'espé-
» rais beaucoup de S. E. de Hardenberg, mais il
» est l'unique soutien de mon bienfaiteur, M. le
» médecin Meyer, et je serais l'homme le plus
» ingrat, ou du moins paraîtrais tel à mon bien-
» faiteur, si S. E. m'accordait sa protection *in*
» *detrimentum alterius*.

» La pratique de toute la noblesse et de tout ce
» qu'il y a de mieux ici, en un mot la pratique de
» M. Werlhoff, est entre les mains de M. Muller,
» qui est plus jeune que moi, et qui a étudié avec
» moi à Gœttingue.

» Mes larmes coulent, mon cher ami, je n'en

» puis plus. Mille tendres complimens de la part
» de ma femme. Je baise la main de Mme Tissot,
» adieu, adieu. »

3 août. 1768

« J'ai eu hier des angoisses horribles, à présent
» je suis un peu plus calme et j'ajouterai par cette
» raison quelques mots à cette lettre.

» La plus horrible faute que j'aie faite en quittant
» Brugg est celle des anciens Helvétiens, qui brû-
» lèrent leurs habitations avant que d'envahir les
» Gaules où ils furent battus par César et obligés
» de retourner chez eux. J'aurais dû laisser ma
» maison telle qu'elle était, mais je n'ai point cru
» que je pusse jamais revenir, ou avoir l'envie seu-
» lement de revenir. Je n'ai point vendu mes effets
» lorsque j'étais à Brugg mais ils l'ont été de-
» puis, et j'ai dégarni ma maison de mille choses
» par générosité. Quoiqu'il en soit, priez le bon
» Dieu qu'il me donne la vie pour quelques an-
» nées, alors vous me reverrez plus pauvre peut-
» être que je ne vous ai quitté, c'est-à-dire plus
» heureux que je ne pourrais jamais l'être ici. »

Le mal du pays dont Zimmermann ressentait
les premières atteintes augmenta de jour en jour.
Sa santé était considérablement altérée, il décri-

vait lui-même son état de la manière la plus pa-
thétique en ces mots [1].

« Ayant sans cesse le plus cruel désespoir dans
» le cœur sur le parti que j'ai pris de venir m'éta-
» blir ici, je vois dépérir mon corps journellement,
» je perds toutes mes forces, je maigris à vue d'œil
» je ne dors point, je suis sans vie, sans courage,
» je ne me trouve bien que quand je suis avec ma
» femme dont la conduite est celle d'un ange et
» que je puis verser dans son sein les torrents de
» larmes qui coulent tous les jours de mes yeux.
» Ce qui me fait souffrir les peines de l'enfer de ce
» que j'ai quitté Brugg. J'ai résigné mes em-
» plois, j'ai dégarni ma maison, j'ai dépensé la
» moitié de mon bien, je me suis conduit comme
» un homme qui part pour ne jamais revenir ; si
» je n'étais point marié je préférerais mourir, car
» la mort serait délicieuse si je la compare avec
» l'état dans lequel je me trouve ici depuis le grand
» matin jusqu'au moment où je me couche déses-
» péré pour me relever plus désespéré encore.

» Ah ! mon Dieu ! quelle énorme folie j'ai faite,
» combien peu me suis-je connu, dans quel pré-
» cipice suis-je tombé pour avoir été mal à Brugg !

[1] 20 août.

» Ami de mon cœur ne m'abandonnez point ,
» ramenez-moi au nom du Dieu miséricordieux,
» ramenez-moi dans mon pays. J'y serai pauvre,
» mais heureux avec du pain noir, heureux surtout
» puisque j'y aurai un ami tel que vous. »

Ainsi les soins de l'amitié et toutes les peines
de Tissot pour procurer à Zimmermann les honneurs et la fortune qu'il désirait, devinrent un
sujet de regrets et de douleurs. Quoique Zimmermann, qui reconnaissait parfaitement les bonnes
intentions de son ami, ne lui adressât point de reproches, Tissot ne pouvait se dissimuler qu'il était
l'innocent artisan de tous ces maux. Cependant le
mal du pays pouvait céder à un séjour de quelque
temps, il essaya donc de montrer à Zimmermann
les avantages de sa position et de lui faire prendre
son parti courageusement tout en lui donnant l'espérance d'un prompt retour dans sa patrie.

« Pendant ce calme affreux arriva comme un
» ange du ciel votre lettre du 13 août. Nous éle-
» vâmes tous nos bras au ciel pour l'en remer-
» cier, nous fondions tous en larmes de joie, de
» tendresse pour vous et de reconnaissance envers
» Dieu. Mon état changea totalement pour quel-
» ques jours, mon esprit fut tranquille; mais mon

» corps est ruiné par la secousse affreuse de mon
» âme. »

.Puis il entre dans le détail de ses souffrances,
auxquelles tout contribue, le logement, la nourriture, l'air, les maladies, les hommes et les choses,
et il ajoute : « Je lutte sans cesse contre ma mé-
» lancolie ; je me dis tout ce que la religion, la mo-
» rale et la raison peuvent me fournir, mais tout
» cela ne fait son effet que pour un instant ; je me
» relève pour retomber plus fortement, et je souffre
» au-delà de tout ce qu'une langue humaine peut
» exprimer ; je m'éveille à trois heures tous les
» matins, alors la mélancolie me saisit avec tout
» son train lugubre dans le même instant, me
» poursuit partout où je vais ; le matin, finit quel-
» ques fois par un torrent de larmes, d'autres fois
» le soir . . . . Tout ce qui me rappelle la Suisse
» me tue. L'horrible pensée qui me tourmente le
» plus et le plus souvent, c'est le désespoir d'avoir
» quitté Brugg, quoique je me rappelle fort bien
» comment j'y ai été . . . . »

Quelquefois Zimmermann attiré par la grâce,
semblait prêt à se jetter dans les bras de *son Dieu*,
sa volonté était presque brisée, et il semblait n'a-
voir qu'un pas à faire pour s'humilier au pied de
la croix et y trouver la paix, la joie, toutes les

consolations du chrétien. Il écrivait dans un de ces
momens-là : « Que me reste-t-il au nom de Dieu ;
» que me reste-t-il dans cet état affreux ? C'est de
» me jeter dans le sein de mon Sauveur et d'implo-
» rer sans cesse son assistance contre les tourmens
» que je souffre et qui empoisonnent mes jours ?... »

Malheureusement les soucis, les agitations de la
vie, un petit succès d'amour-propre, suffisaient
pour détourner son attention de la croix de Christ,
seul remède à toutes les peines, et il retombait
bientôt dans le doute, le trouble et l'incrédulité.
» Sans cesse je tends mes mains vers le ciel pour
» implorer la clémence du Tout-Puissant ; dans ma
» profonde faiblesse, je ne fais pas un pas dans
» la rue sans prier Dieu qu'il m'accorde la résigna-
» tion nécessaire dans mon extrême malheur, mais
» mes péchés sont trop grands pour que je puisse
» être exaucé. »

Combien un ami fidèle et instruit des voies de
Dieu lui eût été précieux dans cet état d'âme. Nous
n'avons point les lettres de Tissot, mais il ne paraît
pas, par celles de Zimmermann, qu'il lui ait montré le piége dans lequel il retombait sans cesse.
Lassé de ses plaintes continuelles, Tissot avait fini
par le croire né pour le malheur.

A cette époque le prince de Wurtemberg venait

de quitter Lausanne, emportant l'estime et les regrets de tous ceux qui l'avaient connu. Il y avait été
vraiment utile par sa philanthropie, son amour de
la vérité, et la candeur avec laquelle il soutenait
des convictions religieuses bien rares alors chez les
hommes de son rang.

Voici quelques mots d'une lettre qu'il écrivait
à Tissot pendant son voyage : « Les vives expres-
» sions dont votre chère lettre est remplie, sont
» dignes de votre excellent cœur, mais il s'en faut
« bien que je les mérite. Cette lettre dictée par
» l'amitié condamne ce que j'ai fait, en m'ins-
» truisant de ce que j'aurais dû faire. Je la regarde
» comme une leçon sublime, que je répéterai sans
» cesse, afin de la graver dans ma mémoire. Je
» me connais, je sais que je suis le dernier de tous,
» et le peu que je puis valoir, c'est à vous, mon
» très-cher, et à ceux qui vous ressemblent, que
» je le dois. Si quelque chose au monde était ca-
» pable de m'enorgueillir, ce seraient les senti-
» ments que je vous porte, et l'amitié dont vous
» m'honorez.

» Il n'est point de jour que Lausanne ne m'ar-
» rache des larmes amères. Le souvenir de mes
» amis m'accompagne sans cesse, et malgré la dis-
» tance des lieues qui nous séparent, mon cœur

» s'épanche encore dans leur sein et commerce
» avec eux. Non, je n'oublierai jamais, à moins
» de devenir le plus ingrat des hommes, les bien-
» faits dont votre patrie m'a comblé, et j'ose le
» répéter encore, cette patrie bien-aimée, je la
» regarde et la chéris comme la mienne propre.
» Que les amis que j'y ai fait disposent de moi, et
» qu'ils daignent croire que le bonheur de leur être
» utile est le seul moyen qui me reste d'apaiser les
» regrets de cette séparation si cruelle pour moi. »

Dans son chagrin de s'éloigner de Tissot, le
prince de Wurtemberg désirait trouver quelque occasion de l'attirer à Vienne où la mort de la jeune
reine de Naples venait de porter le deuil et la désolation. Ce n'était pas la première victime de la
petite-vérole dont Marie-Thérèse eût à pleurer la
perte. « Si la reine de Naples avait été confiée
» à vos soins, » écrivait le prince, « elle vivrait
» encore, et n'aurait pas déchiré par sa mort le
» cœur d'une mère auguste qui, depuis qu'elle
» est montée sur le trône le plus élevé du monde,
» a été constamment exposée aux orages de la for-
» tune. L'amour respectueux qui m'anime pour
» cette grande impératrice m'a fait prendre la part
» la plus vive à sa douleur. La maladie de la troi-
» sième des archiduchesses ajoute une nouvelle

» inquiétude à ma juste affliction, qui augmente
» encore en pensant que c'est à un aveugle pré-
» jugé qu'on doit les catastrophes terribles qui ré-
» pandent si souvent le deuil sur cette belle et
» auguste famille. »

Le prince ne voyant d'autre remède à ces maux
que d'appeler Tissot à Vienne, pour inoculer les
membres de la famille impériale, soumit ce projet
au prince de Kaunitz, et par lui à Marie-Thérèse
elle-même, qui ordonna qu'on prît des informations tant sur les dispositions de Tissot que sur les
émolumens à lui accorder dans le cas d'un séjour
temporaire ou d'un établissement définitif à sa
cour. « Le prince de Kaunitz me demande une
» réponse positive et vous n'aimez pas à tergi-
» verser, » lui écrivait le prince de Wurtemberg, « ainsi il ne me sera pas difficile de le con-
» tenter bientôt. Mais quelle ne sera pas ma
» joie, mon indicible joie, si cette réponse est
» telle que j'ai lieu de l'attendre de votre amour
» pour le bien et de votre humanité! Alors seu-
» lement j'aurai rendu à tant de nations, à S. M.
» l'Impératrice elle-même, à son auguste famille,
» un service proportionné à la capacité de mon
» sensible cœur. Et quel plus grand service pour-
» rais-je lui rendre en effet que de lui procurer

» les services d'un homme qui, par la grâce de
» Dieu, lui conservera plus de fidèles sujets que la
» guerre la plus sanglante ne lui en a enlevé?
» Enfin, quel plus grand service puis-je lui rendre
» que de lui procurer un homme supérieur, dont
» l'influence heureuse s'étendra dans le vaste em-
» pire de cette auguste souveraine jusques sur la
» postérité la plus reculée?»

» O mon ami! à cette image consolante, mes
» yeux répandent des larmes de joie. Veuille le
» ciel toucher votre cœur et vous déterminer à une
» résolution si conforme aux grands principes de
» la religion chrétienne, à l'humanité et aux sen-
» timens de votre belle et grande âme! »

Tissot communiqua cette vocation à Haller qui
l'engagea à refuser. « Cette vocation est brillante, »
lui disait-il, « vous y trouverez de Haen et même
» Van Swieten jaloux et ennemis irréconciliables.
» Je ne voudrais pas que vous vous y fixassiez, cela
» ferait de la peine à Hanovre, et la servitude des
» cours ne saurait être assez compensée par les ri-
» chesses et les honneurs ; puis, je craindrais le
» séjour dans une cour dont la souveraine n'aime
» pas les protestans, et où la haine publique de
» M. de Haen et la haine secrète de Van Swieten
» vous procureraient des chagrins. »

Après avoir mûrement réfléchi, Tissot envoya au prince de Wurtemberg une réponse qui équivalait à un refus. Le prince eut beau gronder et s'affliger, Tissot n'eut aucun regrets d'avoir pris ce parti, surtout lorsqu'il apprit comment Van Swieten avait changé à son égard les dispositions de l'impératrice. De Haen, qui se rapprocha de Tissot au mois d'avril 1769, lui raconta ce fait peu après la mort de Van Swieten. « ..... Une » fois pourtant il ne s'en fallut guère que je n'eusse » le bonheur de vous voir. La résolution était prise » à la cour de faire inoculer les deux archiducs, » la question était de savoir par qui? Le prince » de Kaunitz et autres grands de la cour étaient » d'avis qu'il fallait vous y inviter. La souve- » raine y consentit et le déclara à M. Van Swieten, » qui l'en détourna très-adroitement, n'aimant pas » avoir affaire avec des hommes qui se moque- » raient de son despotisme. Un jour que je fus » chez S. M., et que je la suppliais de vouloir un » peu réprimer les trop grandes insolences de Van » Swieten envers moi, elle eut la bonté de me » consoler, en me prédisant ce qui n'a été que » trop vérifié, qu'avec l'âge il deviendrait encore » plus difficile; qu'elle, devant en souffrir aussi, » je n'eusse qu'à suivre son exemple en le sou-

» frant avec patience ; elle m'assura toutefois qu'il
» y avait des momens où les mouvemens d'estime
» et de considération pour moi avaient pris le
» dessus dans le cœur de Van Swieten, témoin la
» réponse qu'il lui avait donnée à la proposition de
» faire venir M. Tissot pour inoculer les archi-
» ducs : — « Cela pourrait bien chagriner de
» Haen, répondit-il, car votre majesté sait avec
» quelle force il a écrit contre lui. » A cette ré-
» ponse, dit-elle, qui me charma à cause de
» vous, je n'ai plus pensé à faire venir Tissot. » —
» N'était-ce pas une belle idée ?.... Si nous nous
» étions vus, nous aurions terminé nos différends,
» et conclu une amitié éternelle. »

Ceci s'était passé en 1767, peu après que Tissot
s'était décidé à rester à Lausanne. Les princes
savaient bien venir l'y chercher eux-mêmes. Le
prince d'Anhalt, les princesses de Wurtemberg,
et le prince Frédéric-François de Mecklembourg-
Schwerin y étaient alors tout exprès pour y être
inoculés. On voit par les lettres de ce dernier, ainsi
que par celles de ses parens, la grande importance
qu'on attachait alors à cette opération.

« Dieu, qui a béni cette entreprise critique, »
écrit la duchesse, » s'est servi de votre savoir,
» monsieur, et de votre habileté, pour conserver

» les jours d'un fils bien-aimé : il est donc juste
» qu'après avoir rendu grâces à cet Etre-Suprême,
» de la volonté duquel dépend tout le succès des
» entreprises humaines, je vous marque aussi la
» reconnaissance que je vous dois des attentions et
» des soins que vous avez pris de mon fils dans
» tout le cours de sa maladie. Je ne crois pouvoir
» mieux m'en acquitter qu'en vous souhaitant
» pour récompense toutes les bénédictions possi-
» bles, et en vous assurant que je serai toute ma
» vie, avec une parfaite considération, votre très-
» affectionnée amie et servante. »

CHARLOTTE-SOPHIE.

Cette lettre était accompagnée d'une tabatière
fort riche, ornée du portrait du prince.

Nous avons laissé **J. J. Rousseau** à Motiers.
Obligé de le quitter pour l'Ile de Saint-Pierre, il
avait vécu dès-lors en Angleterre, puis il avait
habité le château de Trye, Lyon, Grenoble et
Chambéry. Toujours poursuivi par les fantômes de
son imagination troublée, il avait paru vouloir se
fixer à Bourgoin, sous le nom de Renou qu'il portait depuis un an, lorsquil adressa à Tissot la lettre suivante :

Bourgoin, janvier 1768.

« Depuis que nous ne nous sommes vus, mon-
» sieur, la gloire des grands talens et de la vertu
» a pris pour vous un nouveau lustre, et je vois
» avec la plus vive joie, par la justice que le-
» hommes vous rendent, qu'ils ne sont pas iniques
» en tout. Traité fort différemment, j'ai été bien
» défiguré aux yeux du public, mais non pas aux
» vôtres, j'en suis très-sûr. Ils sont faits pour percer
» le voile illusoire que le temps seul peut lever pour
» le vulgaire. Je suis le même, vous êtes le même,
» et j'ai trop éprouvé vos bontés pour ne pas vous
» écrire avec la même confiance que lorsque j'é-
» tais votre voisin. Je veux, monsieur, vous décrire
» mon état présent. Comme il ne me paraît pas
» ordinaire, j'aime à croire que vous en pourrez
» peut-être tirer pour votre art quelqu'une de ces
» observations utiles que vous savez si bien met-
» tre à profit, non pas pour vos semblables, car
» malheureusement vous n'en avez guère, mais
» pour le bien de l'humanité.

» J'habite un pays marécageux sujet aux fièvres,
» ou peu de gens vieillissent, et qui généralement
» passe pour mal sain. J'y ai passé cinq mois, les
» trois premiers en automne, dans la plus mau-
» vaise saison de l'année, sans cependant m'en

» trouver incommodé ; au contraire, je paraissais
» engraissé, et mes habits rétrécis me faisaient juger
» que j'avais pris du ventre. Il y a deux mois en-
» viron que je me préparais à en sortir, et il y
» a environ deux mois que mon état change à vue
» d'œil. Je marquerais presque à un jour près
» l'époque de ce changement..... »

Suit le détail de ses maux et de son hypocondrie.... « Cependant mon état fait des progrès qui
» m'annoncent ceux qu'il doit faire encore et que
» mon espoir n'est pas d'arrêter, quoique je ne
» doute point que vous ne fissiez cette cure si les
» hommes la pouvaient faire ; mais ce n'est pas de
» cela qu'il s'agit, c'est de la cause de mon mal,
» sur laquelle je m'abstiendrai de vous dire mon
» opinion parce qu'elle est de trop peu de poids,
» et qu'il faudrait, pour marquer sur quoi je la
» fonde, entrer dans des détails qui me mèneraient
» trop loin. Je dirai seulement que ma guérison,
» fût-elle à espérer, serait peu à désirer, et que
» le succès même en serait inutile, parce que la
» cause en renaîtrait toujours.

» Mettez, monsieur, cette maladie dans vos
» registres si vous jugez qu'elle en vaille la peine,
» et puisse-t-elle vous fournir quelques réflexions
» instructives soit pour la conservation de cette

» courte et misérable vie humaine, soit pour ap-
» prendre de plus en plus aux hommes à ne l'esti-
» mer que ce qu'elle vaut. Pour moi, je ne verrai
» pas sans consolation approcher la fin de la mien-
» ne, si cette occasion peut m'attirer de votre part
» quelque témoignage de souvenir ou d'amitié. »

RENOU.

« On peut m'écrire sous le couvert de Mme Boy
» de la Tour, à Lyon, ou ici directement si l'on
» aime mieux. »

Tissot ne se contenta pas de mettre la maladie
de Rousseau dans ses registres, il lui envoya une
bonne consultation, ce qui était bien aussi l'intention de Rousseau, quoiqu'il n'en voulût pas convenir, par un reste de fausse honte, que Tissot
ménagea en véritable ami.

Le 23 août M. Tissot-Grenus fut frappé d'apoplexie. On vint l'apprendre à son fils au moment
où il montait à cheval pour aller voir M. de Haller
à Goumoens. Il se rendit aussitôt à Grancy, où
pendant plusieurs jours sa présence fut nécessaire.
La paralysie avait gagné presque tout le corps sans
atteindre le cerveau, mais le malade ne se faisait
point illusion sur son état qui se prolongea jus-

qu'au 4 septembre. Le 9 septembre Tissot écrivit
à M. de Haller :

» La Providence a rappelé à elle mon père di-
» manche dernier ; je la remercie de m'avoir laissé
» plus longtemps qu'on ne doit l'espérer naturelle-
» ment , un modèle de la vertu la plus exacte et de
» la douceur la plus inaltérable. Je la bénis de lui
» avoir épargné toutes les infirmités et toutes les
» douleurs , sa fin ayant été un sommeil doux pen-
» dant trois jours ; mais je n'en suis pas moins
» sensible à la perte d'un ami tendre qui n'avait
» jamais cessé de rendre la vie douce à tout ce qui
» l'environnait, et je suis bien persuadé de la part
» que vous prendrez à cet événement. »

» L'amour des parens , » lui répondait Haller ,
« est le moins intéressé qu'il y ait sur la terre ;
» vous voici isolé ; je l'ai été à l'âge de douze ans ,
» et j'en ai extrêmement souffert. »

Voici la réponse de **J. J.** Rousseau à la lettre de
Tissot.

« ¹ Enfin je reçois une lettre d'homme écrivant à
» un homme. Sans vous, monsieur, j'aurais cru
» ce langage éteint chez mes contemporains. En
» confirmant le jugement que j'avais porté sur mon

Monquin, février 1769.

» état, vous m'ôtez les soucis d'un avenir de jour
» en jour plus embarrassant dans ma place pour
» un malade, et pour un ami du repos. Tout me
» prouve la justesse de votre pronostic. Le siége
» de la maladie est certainement dans le foie ; l'o-
» rigine en fut dans les intestins. La cause... Celle
» que vous assignez est assurément bien suffisante ;
» je me garderai d'aller au-delà, et vous m'avez
» guéri d'une cruelle maladie : celle d'oser cher-
» cher ici plus loin que vous n'avez vu. Ma situa-
» tion, grâce à vous, est réellement aujourd'hui
» bien plus douce, et les coups portés par les seu-
» les mains de la nature, n'étant point dirigés par
» la haine, ne me feront jamais murmurer.

» Je me suis, à peu de chose près, conformé à
» tout ce que vous m'avez prescrit. J'ai quitté
» Bourgoin pour venir occuper un logement qu'on
» m'a offert sur la hauteur, où l'air et l'eau sont
» très-bons. J'y vis et j'y souffre à mon aise dans
» une parfaite solitude. Je suis, autant que je peux,
» vos règles dans le choix de mes alimens et dans
» leur quantité. Je me promène tous les jours,
» mais doucement, sans me baisser ; et ne pouvant
» plus herboriser par terre, vu mon état et la sai-
» son, je m'amuse à observer et déterminer les
» mousses et les lichens sur les troncs des arbres,

» et je soupçonne déjà que cette étude pourrait
» encore être perfectionnée, même après Michelius
» et Dillenius. J'écris le moins que je puis, mais
» permettez que je vous donne ici quelque préfé-
» rence, d'autant plus que c'est peut-être la der-
» nière fois. Il n'y a qu'un seul article auquel je
» ne me soumets pas, c'est celui de la crême de
» tartre, non que je doute de son utilité, mais
» presque par une raison contraire, c'est que tout
» considéré, mon âge, mon état, mes autres in-
» firmités, mes besoins, mes ressources, les trai-
» temens tant publics que secrets que j'ai reçus
» des hommes, et ceux auxquels je devrais m'at-
» tendre à l'avenir; je ne veux point, quoiqu'il
» arrive, abréger ma vie; mais je vous avoue aussi
» que je ne me sens pas l'âme assez forte pour la
» vouloir prolonger si cela dépendait de moi. Ainsi
» la tentative de guérison dont le succès d'ailleurs
» vous paraît peu probable est ici de trop. Laissons
» faire jusqu'au bout la nature, elle fera tout pour
» le mieux. Je voudrais souffrir moins s'il était
» possible; mais je ne vois plus rien dans cette vie
» qui puisse me faire désirer de guérir.

» Quant à mon état présent, depuis mon arrivée
» ici, je me suis trouvé depuis plusieurs jours mieux,
» et si bien, que je me croyais guéri ou près de l'être.

» Cette erreur n'a pas duré longtemps; la fièvre,
» l'étouffement, les nuits cruelles, tout est revenu
» plus fort que jamais, et l'effort interne du côté
» droit a été tel que les fausses côtes s'en sont dé-
» jetées. Derechef, en écrivant ceci, je me sens
» mieux, mais je ne m'y fie plus, et en général il
» règne dans le progrès de mon mal des inégalités
» absolument inexplicables.....

» ..... Voilà, monsieur, en abrégé, le compte
» que vous m'ordonnez de vous rendre, et dont je
» vous prie de pardonner l'importunité, au désir
» que j'ai de vous obéir.

» Je suis aussi touché qu'honoré de l'intérêt que
» veulent bien prendre à moi M. et Mme de Go-
» lowkin, et je vous prie de leur en témoigner ma
» reconnaissance. La route qu'ils ont prise pour
» l'éducation de leurs enfans est sans contredit la
» plus difficile, et celle dont le succès marque le
» mieux la vertu des parens : car je sais combien il y
» a d'obstacles à surmonter et de peines à prendre,
» pour y parvenir. Il est vrai qu'à la fin ce succès,
» si je ne me trompe, doit être proportionné à ce
» qu'il a coûté. Aussi je les exhorte, puisqu'ils ont
» osé commencer, d'achever sans se rebuter des
» difficultés croissantes qu'ils ne manqueront pas
» d'éprouver jusqu'à la fin, surtout de la part des

» domestiques, sur lesquels on ne peut veiller avec
» trop de soin, car le mal viendra d'eux infailli-
» blement. Le ciel, qui ne veut pas laisser une si
» grande entreprise infructueuse, envoie une gran-
» de assistance à ces dignes parens en leur donnant
» pour conseil et pour ami l'homme de l'Europe
» le plus capable et le plus digne d'y concourir. Je
» m'attendris dans l'espoir que, dans les bénédic-
» tions qu'eux et vous recevrez un jour de ces
» heureux enfans, ma mémoire ne sera pas abso-
» lument oubliée. Assurément, si les vœux que je
» fais pour la prospérité de cette illustre famille
» sont exaucés, rien ne manquera jamais à leur
» félicité.

» Adieu, monsieur. S'il survient dans mon état
» quelque changement inespéré, je ne manquerai
» pas de vous en faire part. Si son progrès m'em-
» pêche de vous écrire davantage, suppléez je
» vous prie à ce que je ne pourrai vous dire. Vous
» êtes fait pour instruire la postérité par vos écrits,
» et pour verser par vos œuvres des bienfaits sur
» vos contemporains. Si jamais vous me faites
» l'honneur de parler au public de vos bontés pour
» moi, n'oubliez pas non plus de lui parler des
» sentimens que vous m'avez inspirés. Dites-lui
» que l'amour de la vertu nous attira l'un vers

» l'autre, et que le sentiment qui vous intéressait
» à mes maux me fit aimer l'occasion qui me pro-
» curait votre bienveillance.

RENOU.

» Mes lettres continueront également à me par-
» venir adressées tout simplement à Bourgoin,
» dont je ne suis qu'à une lieue. »

Le comte et la comtesse de Golowkin habitaient
le château de Monnaz depuis plusieurs années. Ils
s'étaient intimement liés avec Tissot et le prince
de Wurtemberg. La comtesse, douée de tous les
agrémens de la figure et de l'esprit, trouvait chez
Tissot la sagesse et la sensibilité propres à diriger
son caractère naturellement violent, et à modérer
son imagination trop ardente. Aussi son sentiment
pour lui tenait de la tendresse et de la vénération d'une fille tendre et dévouée. En 1768, M. de
Golowkin fut attiré à Paris, où il résolut de se
fixer. Peu après, il s'offrit une occasion d'y appeler
M. Tissot; voici comment.

Le duc de Choiseul, premier ministre de Louis
XV, avait eu le projet de fonder à Paris un hôpital
immense. C'était un des nombreux rêves philanthropiques de M. de Chamousset, si connu par son
dévouement au soulagement de la classe pauvre,

qui ne lui valut pendant sa vie que des moqueries
et des sarcasmes. Il est vrai que ses plans se res-
sentaient ordinairement d'un certain manque de
clarté dans les idées, qui paralysait ses intentions
les plus louables. Cette maison de santé modèle,
qui devait être placée sous la direction de Tissot,
aurait offert tous les secours et les soins réunis.
Les malades auraient été traités par les médecins
et les chirurgiens les plus habiles du monde, et
un collége de médecine, de chirurgie et de pharmacie devait faire du nouvel hôpital le centre des
lumières et des connaissances médicales. Dans les
grandes villes de France et de l'étranger, on aurait
pu faire quelque chose de semblable sur une moins
grande échelle. Tout était conclu et arrangé sur le
papier, lorsque le duc de Choiseul fut exilé à Chan-
teloup.

Pendant le courant de l'année 1768, le sénat de
Venise consulta à deux reprises M. Tissot sur les
avantages, les inconvéniens et le mode le plus
convenable d'introduire l'inoculation dans les états
vénitiens. Ses conseils eurent le meilleur effet. Ceux
qu'il donnait à Zimmermann étaient loin de lui procurer la même satisfaction. En vain cherchait-il
à lui faire prendre son parti d'une foule de désagrémens inévitablement attachés à un poste comme

le sien. Il avait essayé de la remontrance, de l'ex-
hortation, de la raison, des consolations morales et
religieuses; jamais elles n'étaient arrivées, sem-
blait-il, au moment convenable. Toutes ses lettres
montraient le même vide, le même rongement intérieur, la même soif de bonheur et de paix, toujours trompée, toujours renaissante. Et si la dernière témoignait d'une certaine disposition reli-
gieuse, elle était accompagnée de tant de trouble et
de désordre, qu'elle n'avait paru à Tissot que le
fruit d'une imagination en délire ou enivrée par un
mysticisme bizarre, car il ne connaissait pas lui-
même, tout ce qu'il y a de réalité et d'avenir dans ce
premier cri de détresse d'une âme qui se voit tout à
coup sans force, sans volonté pour le bien, souillée par le péché, en présence de la grande, de
l'inévitable, de l'éternelle justice et de la sainteté
de Dieu. Traitant le mal de son ami comme une
mélancolie, suite d'une trop grande concentration
de la pensée sur des sujets tristes, il venait de lui
conseiller comme remède la lecture de quelques
ouvrages de littérature, tels qu'Horace, Pétrone,
Montaigne et Candide, lorsqu'il en reçut cette
lettre :

« Vous pouvez juger, mon cherissime ami, par

» ma lettre du 23 décembre, avec quel empresse-
» ment j'attendais votre réponse à la mienne du
» 14 novembre, qui à la fin est arrivée le 27 dé-
» cembre. Je soupirais sans cesse après cette lettre.
» Elle était mon unique espoir, mon unique con-
» solation ; j'élevai mes mains au ciel lorsqu'elle
» arriva, je dis : Voilà l'ange qui me sauvera.
» Longtemps, longtemps, avec un cœur palpitant,
» je tins cette lettre entre mes mains sans l'ouvrir,
» et en demandant sans cesse à ma famille s'ils
» croyaient que l'heure de ma délivrance fût ve-
» nue. Enfin, je la décachetai avec un sentiment
» extraordinaire, semblable peut-être au sentiment
» d'un homme qui va être roué et qui attend son
» pardon : et j'y trouvai ces mots : Ma douleur et
» mes vœux sont stériles !

   » Je fus frappé de la foudre ! Je ne pouvais plus
» proférer une parole, je ne pouvais plus penser à
» rien, j'étais incapable de me remuer, je res-
» semblais à un cataleptique, et c'est ainsi que je
» fus conduit au lit. . . . . . .

Nous sautons le récit des tortures physiques qui
succédèrent à cet état.

   » Mes collègues ont fait des efforts inouïs pour
» m'écarter de tout. Et puis, l'on n'a qu'à me re-
» garder pour perdre toute confiance en moi. Je

» suis la véritable image de la tristesse, insensible
» à toutes les idées agréables, abruti par le mal-
» heur, incapable d'entrer dans aucune conversa-
» tion suivie sur quoi que ce soit, ayant perdu
» presque entièrement la mémoire, bégayant au
» lieu de parler, incapable de monter un escalier
» sans m'y tenir comme un vieillard décrépit,
» essoufflé en entrant dans ma chambre, incapable
» de m'y tenir sur mes jambes, ne sachant dans
» les compagnies ni ce que l'on dit, ni ce que je
» dois dire ; ne paraissant en un mot un être animé
» que lorsqu'on me parle de la Suisse. . . . . .

. . . .

» Il faut mourir, je le vois, et il faut laisser
» après moi une famille misérable, élevée dans le
» bien-être et plongée par ce magnifique établisse-
» ment dans la pauvreté. Eh bien ! mon cher ami,
» que je puisse du moins mourir dans ma patrie !
» que ma famille puisse du moins demander l'au-
» mône à des compatriotes ! . . . .

. . . .

» Si j'étais en état de lire quoi que ce soit, je
» lirais la Bible et de bons ouvrages de dévotion,
» et non pas, comme vous me le conseillez, Horace,
» Pétrone, Montaigne et Candide. Je ne lis pas
» même les gazettes littéraires de Gœttingue que je

13

» dévorais à Brugg. Je ne lis rien du tout, ce qui
» me perd de réputation auprès des gens de lettres
» qui sont ici : tout ce qui était vivant et animé en
» moi à Brugg est détruit ; je ne suis plus bon à rien
» qu'à servir à une démonstration d'anatomie. . .

. . . .

Post-scriptum. « Je croyais avoir fini, mais le
» sentiment permanent de mes peines me fait
» toujours croire que je n'ai pas dit assez.

» Ami de mon cœur, vous m'avez mené dans
» ce pays pour m'y rendre heureux ; connaissant
» la situation dans laquelle j'allais entrer aussi peu
» que je me connais moi-même, j'ai cru qu'il ne
» manquait plus rien à mon bonheur. A présent
» je suis le plus malheureux des hommes. Je souf-
» fre des tourmens inexprimables, mes remords
» me déchirent l'âme sans cesse.... Je suis plus
» faible qu'une poule, il faut me soutenir partout.
» Vous le voyez par mes lettres, et je le sens cons-
» tamment, ma tristesse augmente chaque jour.
» Bientôt je serai obligé de refuser tous les mala-
» des et de me mettre au lit. Je n'en puis plus, je
» suis perdu sans ressource si l'on ne peut me ra-
» mener dans mon pays.....

» O Dieu de miséricorde ! fléchis l'âme de mon
» ami Tissot en ma faveur, ouvre-lui les yeux sur

» mon état misérable, raie de son esprit tout ce
» que son ami Haller peut lui dire pour l'attiédir
» sur mes maux ou pour l'obliger à n'en rien
» croire. Fais-lui sentir que ma famille ne gagnera
» rien si je reste assez à Hanovre pour y périr.
» Tu sais, ô Dieu, que les peines de l'enfer ne
» surpassent point les peines auxquelles je suis ici
» à chaque moment en proie. Tu vois que je dépéris
» tous les jours, tu vois que ma famille dépérit avec
» moi. Tu vois ma femme, cet ange qui jusqu'ici
» m'a conduit par la main, tomber en faiblesse
» tous les jours et ne se relever que par la con-
» fiance qu'elle a en toi. Tu vois ma mère courbée
» par la tristesse bien plus que par son grand âge,
» suffoquée par sa mélancolie et tourmentée par
» des douleurs corporelles atroces. Tu vois mon
» fils, qui m'a donné en Suisse les plus belles espé-
» rances, dépérir par la même maladie qui me
» déchire, et ma fille se faner comme une fleur à
» peine éclose. Oui, mon Dieu, j'ai mérité les
» peines que tu m'infliges. J'aurais pu être heu-
» reux dans la maison paternelle où tu m'avais
» donné plus que le nécessaire et mille agrémens.
» Là mon âme était encore ouverte à la joie! Mais
» l'orgueil, la cupidité, le désir d'être mieux, et
» surtout de mettre mieux ma famille, m'ont fait

» quitter ce séjour de paix. Ma maison paternelle
» est maintenant un désert, où je n'aurais plus de
» quoi reposer ma tête; mon bien est dissipé et
» se dissipe sans cesse dans ce triste endroit, où
» je suis sans espérance, sans ressource!

» Je te supplie, Seigneur, délivre-moi de ce
» martyre perpétuel, sauve-moi de l'endroit où j'ai
» tout perdu, mon bien, ma santé, mon inclina-
» tion pour l'étude, ma liberté, mon contente-
» ment, ma raison, ma famille. Si je n'ai pas
» expié assez mes péchés à Hanovre, je les expie-
» rai sur le sac et la cendre en Suisse avec une
» âme ferme et soumise [1]. »

On ne peut se défendre d'un sentiment profond
de tristesse en lisant ces lignes. Un tel cri de détresse devait être entendu de Celui qui prend plaisir dans le cœur brisé et l'esprit froissé. Aussi la
lettre suivante commence-t-elle par ces mots : « Me
» voici enfin heureux à Hanovre, mon chérissime
» ami, c'est-à-dire sans mélancolie, quoique alité
» depuis plusieurs jours. » Sa prière a été exaucée;
son cœur va déborder sans doute en épanchemens
de joie et de gratitude pour Celui qui a répondu
à la voix de sa douleur et soulagé ses maux. Hé-

[1] 9 janvier 1769.

las ! il n'en est rien. Sa lettre qui n'est qu'une consultation, se termine par ce post-scriptum : « Trois médecins chrétiens, MM. Muller, Meyer » et Wichmann, et un médecin juif, ont été au- » jourd'hui dans la chambre attenante au trou où » je suis couché. Je leur ai fait dire par ma femme » que je dormais d'un profond sommeil, tandis » qu'à la vérité j'ai écrit cette lettre et lu Candide » d'un bout à l'autre. »

Tant d'inconséquence et un oubli si prompt de la bonté de Dieu envers lui n'explique que trop l'état de trouble et de souffrance morale où retombait toujours Zimmermann. Rempli de la crainte qu'on ne répandît en Suisse le bruit qu'il était fou, il avait désiré que cette dernière lettre fût communiquée à Haller qui, lui montra fortement le danger de sa conduite frivole et légère en cette circonstance. « Ce n'est pas dans Candide, » lui dit-il dans sa lettre, « que vous devez étudier le sys- » tème du désespoir. »

Nous devons espérer que M. Tissot regretta d'avoir attiré à Zimmermann de si justes reproches, car loin d'être léger et irréligieux, il était de ces hommes devenus assez rares alors, auxquels des mœurs régulières, leur assiduité au culte public, des habitudes religieuses, et un respect hautement avoué pour les doctrines chrétiennes, avaient valu la considération et l'estime publiques. Mais il avait, il faut le dire, une grande crainte des exagérations religieuses ; le piétisme, le mysticisme lui paraissaient une des causes de folie les plus dangereuses, et l'on voit souvent cette crainte percer dans ses ouvrages. A cette époque, d'ailleurs, le nombre des chrétiens vivans était restreint, et au milieu de la grande dissipation et de la corruption du siècle, ils n'étaient que des espèces de fous pour ceux qui ne pouvaient les étudier de près. C'est donc, à ce que je pense, sous cette influence que M. Tissot donna à Zimmermann ce mauvais conseil.

Admirable antidote contre la tristesse, que le livre le plus tristement gai, ou, pour mieux dire, le plus ironiquement noir qu'on ait jamais écrit, « que » ce livre qui semble, » dit Mme de Staël, « sortir de » la plume d'un être d'un autre nature que nous, » indifférent à notre sort, content de nos souffran- » ces, et riant comme un démon ou comme un » singe, des misères de cette espèce humaine avec » laquelle il n'a rien de commun. » Certainement il fallait bien que M. Tissot n'en eût vu que la forme, qui est en effet, aussitôt qu'on a pu faire abstraction du fond, la plus exhilarante qu'on ait ren-

contrée. Il employait Pétrone et Candide pour distraire l'esprit trop tendu de Zimmermann, comme
on se sert de poisons pour remèdes dans une foule
de maladies. L'on ne saurait juger sainement un
pareil acte qu'en se mettant à la place de M. Tissot
dont on peut dire avec vérité que la philosophie
personnelle était plus voisine de l'Evangile que de
Candide. S'il partageait le malheur des excellens
hommes de son temps, celui de ne connaître l'E-
vangile que sous la forme de fragmens détachés et
disloqués, si la grande unité, la sublime conséquence, la philosophie en un mot, de ce livre divin
lui échappait comme à tant d'autres, il avait pourtant le sentiment de sa divinité, et sans avoir de
ses doctrines une notion assez précise, il en faisait
pourtant l'éternel et nécessaire bouclier de l'humanité. Il faut avoir de la religion pour vivre comme
M. Tissot à vécu; il en faut pour adresser aux ministres de la religion des conseils comme ceux
qu'on va lire. Ils sont tirés d'un discours sur la
mollesse.

« Quelles sinistres influences la mollesse n'a-t-
» elle pas chez l'homme d'église? Je ne crains
» point de le dire, ce n'est ni de son savoir ni de
» son éloquence que dépend le bonheur du pré-
» cieux dépôt qui lui est confié, c'est de sa vigi-

» lance et de son activité ; ce n'est point en ornant
» un sermon dans l'ombre d'un cabinet, qu'on
» éclaire le peuple ; ce n'est point les sermons qu'on
» débite dans les temples qui sont pour lui les
» sermons les plus efficaces. Quand il n'entend les
» vérités saintes, quand il ne voit l'homme chargé
» de les lui annoncer, que dans ce lieu sacré, il ne
» les en sort point, il vient leur faire une visite
» de cérémonie le dimanche suivant. C'est au mi-
» lieu de son champ, c'est quand il répare ses
» haies, c'est quand il se repose sur la porte de sa
» grange, c'est quand la rigueur de la saison le
» retient dans sa maison, ou quand il arrive chez
» lui quelque événement un peu considérable, que
» vous pouvez espérer, hommes sacrés, de lui
» inculquer ces vérités qui doivent servir de guide
» à cette conduite qui s'élèvera un jour en témoi-
» gnage pour ou contre vous.

» Si vous voulez l'instruire, associez la vérité,
» ses devoirs, votre idée, à ses travaux journa-
» liers ; que la récolte de son champ lui rappelle
» la conversation que vous eûtes avec lui quand
» il ensemençait ; que la coupe de ses regains
» le ramène aux idées que vous développâtes chez
» lui dans le temps qu'il fauchait ses foins ; en un
» mot qu'il vous retrouve partout ; et que partout

» il aime à vous retrouver ; mais comment cela se
» peut-il, si vous n'osez aller nulle part ; comment
» l'attacherez-vous à ses devoirs en paraissant si
» peu occupés du soin de les lui faire aimer? Com-
» ment ne craindra-t-il pas son joug (et cette crainte
» est la peste des vertus) si vous craignez si fort
» d'y toucher? comment ne haïra-t-il pas son état
» si ceux qu'il regarde comme les heureux, s'en
» éloignent avec tant de soin [1]? »

Certainement celui qui savait mettre avec tant
de justesse le doigt sur la plaie, appréciait bien
l'utilité et la grandeur du ministère évangélique.

Tissot, qui aimait à vivre en paix avec tout
le monde, accueillit avec beaucoup d'empressement, comme je l'ai annoncé plus haut, les démarches que de Haen fit pour se rapprocher de lui.
Dans son humeur belliqueuse on l'avait vu lutter la
plume à la main avec Tralles, Pringle, Baker,
Storch, Haller, Tissot, Hirzel, etc. Battu, dans
maintes rencontres, fatigué d'ailleurs de ces continuelles guerres, il écrivit à Tissot : *Ecquid causæ
est, Tissote præstantissime, cur amicitiam nostram
haud renovemus a septennio repentem. Reconciliatus
cum ingente Hallero, cum optimo perpacatus Tral-*

---

[1] *Aristide ou le Citoyen.* Tom. I, pag. 160.

lesio, alienusne ab inclyto Tissoto divulsusque vivam?

Jusqu'ici nous avons vu M. Tissot l'objet des attentions et de la bienveillance de LL. EE. de Berne, qui avaient su reconnaître et apprécier son mérite. Tissot était la gloire du Pays de Vaud; sa réputation était européenne. Il avait déployé dans plusieurs épidémies, avec les talens d'un grand médecin, autant de calme que de courage. Il avait fallu sans doute qu'on fût sur le point de le perdre pour le retenir dans son pays par une nomination à l'académie de Lausanne; mais cela s'était fait avec des égards et une certaine grâce qui, en honorant le souverain, avait dû lier M. Tissot. Ces liens, qu'il aimait, ne prit-on pas soin de les relâcher? Je le crois. Tissot, qui, quoique simple et modeste, avait l'âme fière, éprouvait le besoin, qu'on suppose trop peu aux hommes de ce temps-là, d'une juste indépendance; il pouvait prétendre à des égards de la part de l'aristocratie, à qui la libéralité des sentimens n'est pas naturellement étrangère, et Berne lui montra qu'après tout elle n'était pas assez touchée du mérite littéraire et de la dignité des lettres, pour comprendre et ménager certains sentimens élevés. C'est ce que nous allons voir.

En 1764, M. ***** avait été nommé professeur

honoraire de droit ⌐ ¬tumier à l'académie de Lausanne, pour avoir travaillé à la confection du code
de la montagne de Diesse et avoir rendu divers
autres services. L'académie n'ayant pas accordé
au nouveau professeur le droit de suffrage qu'il
réclamait, celui-ci s'adressa à LL. EE., mais sans
résultat pour le moment. Dès-lors M. ***** ne fut
convoqué qu'aux assemblées non-délibérantes, aux
promotions publiques du collége; il figura dans les
visites de corps au baillif, assemblées pour ense-
velissement, présentations des professeurs; etc.;
mais en 1769, LL. EE. informèrent l'académie,
par lettre souveraine du 11 avril, « que sur le
» rapport qui leur avait été fait, que M. *****, pro-
» fesseur honoraire de droit coutumier, avait eu
» beaucoup de part à la formation du projet d'un
» nouveau tarif des émolumens de justice pour le
» pays de Vaud et s'était rendu recommandable
» par un mémoire utile sur la matière des assi-
» gnaux et autres, il leur a plu, pour lui montrer
» leur satisfaction de ses services, de lui conférer,
» outre le droit de rang et de séance, celui de suf-
» frage dans les assemblées académiques, dans les-
» quelles il prendra rang *dès la date du 14 avril*
» *1764.* »

L'académie ne voyait pas de bon œil en général

ce droit de séance et de suffrage accordé à des
professeurs honoraires qui, sans participer à l'enseignement ordinaire et régulier, ignorant par conséquent les véritables besoins de l'instruction publique, et sans en porter les charges, étaient appelés à influer d'une manière directe et positive dans
ses délibérations ; mais dans ce cas-ci en particulier, le choix et la faveur de LL. EE. tombaient
sur un homme qu'elle en jugeait indigne, et elle
se décida à faire à ce sujet « de très humbles
» remontrances à LL. EE., en mettant sous leurs
» yeux les inconvéniens de la grâce qu'il leur avait
» plu d'accorder au dit *****. » Une commission
composée du recteur, des deux premiers pasteurs
de Lausanne, et du professeur de Treytorrens, fut
chargée de les rédiger. Cette lettre fut discutée et
adoptée par l'académie en corps, sous la présidence du magnifique seigneur baillif. Elle était
conçue en ces termes :

22 avril 1769.

« A LL. EE., etc.

« Votre académie de Lausanne a reçu avec le
» plus profond respect, mais aussi avec une vraie
» douleur, l'arrêt de vos Excellences concernant
» M. le professeur honoraire *****, et, partagée

» entre ces deux sentimens, elle se bornerait à
» gémir en secret sur la surprise qu'il a faite à la
» religion et à la haute sagesse de vos Excellences,
» si la fidélité qu'elle leur doit lui permettait de se
» taire dans une occasion qui nous paraît intéres-
» ser la religion, les mœurs et l'honneur de l'aca-
» démie et du clergé. C'est donc avec le plus pro-
» fond respect et la confiance la plus entière que
» nous versons dans le sein paternel de vos Excel-
» lences, nos justes inquiétudes et celles de tout
» le public, au sujet des prétentions de M. *****,
» nous fondant sur les raisons suivantes :

» Votre académie étant fondamentalement un
» séminaire de ministres, on ne comprend pas
» comment un homme dont la conduite licencieuse
» a mérité l'animadversion publique des tribunaux
» civils et ecclésiastiques, et laissé de profondes
» impressions de scandale qui ne sont point encore
» effacées, a pu demander d'être agrégé à un
» corps ecclésiastique destiné à donner l'exemple
» des mœurs les plus pures, et comment, non
» content du titre honorable qu'il avait déjà reçu
» de la bienfaisance de vos Excellences, et qui
» suffisait à toutes les vues raisonnables qu'il pou-
» vait avoir, il a souhaité, contre toute l'attente
» du public, de partager avec de graves pasteurs

» et docteurs, des fonctions aussi saintes et aussi
» importantes que celles qui leur sont confiées.

» On craint que les récompenses du savoir
» accordées à des hommes peu lettrés, qui ont
» pu travailler utilement, sans s'occuper des scien-
» ces, et que le bruit public annonce comme ne
» sachant pas même la langue de nos auditoires,
» n'éteignent l'émulation, ne découragent ceux qui
» s'appliquent aux lettres, et n'attirent enfin sur
» l'académie, qui ne se soutient que par le reste
» de considération dont elle jouit, un discrédit
» et une humiliation qui refluerait nécessairement
» sur les études et le ministère.

» Vos Excellences ont si bien senti cette vérité,
» que jusqu'à présent elles n'ont jamais introduit
» dans leurs académies des hommes qui n'avaient
» donné aucune preuve publique de capacité dans
» les sciences que nous professons, et qui n'a-
» vaient obtenu aucune promotion académique, ni
» dans le pays, ni dans l'étranger.

» On appréhende surtout qu'en faisant dépendre
» la consécration au saint ministère du suffrage
» d'un homme qui n'entend point les langues sain-
» tes et la plupart des matières qui sont l'objet de
» nos examens et de nos délibérations, cette dis-
» position n'autorisât la négligence sur un point

» aussi important, ne fît considérer nos épreuves
» comme une simple formalité et le saint emploi
» dont elles décident comme un titre sans consé-
» quence, ne nuisît à la confiance que nos disciples
» et les Eglises nous doivent, et n'exposât enfin
» les ordinations de notre académie au mépris de
» toutes les nations protestantes, accoutumées à
» confier cet objet et tout ce qui s'y rapporte à
» des hommes respectables par leur grade, leurs
» lumières et leur conduite.

   » Telles sont, illustres et souverains seigneurs,
» les réflexions que nous avons jugé, sous la prési-
» dence du noble, magnifique et très-honoré sei-
» gneur baillif, devoir présenter respectueusement
» à vos Excellences, comme preuve de la confiance
» que nous avons en leur équité et bienveillance
» paternelle; et c'est dans ces sentimens que nous
» osons les supplier de retirer à elles la concession
» qu'elles viennent de faire à M. *****, et d'approu-
» ver les très-humbles représentations de votre aca-
» démie, comme elles ont eu la bonté de le faire
» dans des occasions semblables.

            » Nous sommes, avec un très-profond
            » respect, etc. »

Cette lettre, pleine de convenance et de dignité,

fut lue en sénat le 24 avril, et voici la réponse que
LL. EE. y firent, en date dudit jour.

« L'avoyer et conseil de la ville de Berne, notre
-» salutation prémise. Noble, cher et féal baillif;

» Nous avons reçu la lettre de notre académie
» de Lausanne, sous la date du 22 courant, au
» sujet du professeur honoraire *****, laquelle est
» conçue en expressions autant peu mesurées que
» mal ménagées. Et comme nous ne la trouvons
» pas digne qu'on y fasse réponse, nous vous man-
» dons par celle-ci, de faire savoir à l'académie
» notre extrême mécontentement au sujet de son
» dit procédé, et cela en termes les plus forts,
» et dans une assemblée convoquée expressément
» pour ce sujet, et de lui dire que notre sérieuse
» volonté est que non-seulement notre arrêt en fa-
» veur de ***** en date du 11 du courant, soit obéi,
» mais que de plus la dite lettre qui nous avait été
» adressée, soit radiée dans son protocole, et qu'à
» sa place notre présent commandement soit ins-
» crit de mot en mot. Ensorte que nous nous at-
» tendons qu'à l'avenir, elle usera de plus de cir-
» conspection dans sa façon d'écrire et observera
» mieux le respect qui nous est dû.

» Dieu soit avec vous.

» Donné le 24 avril 1769. »

Ce monument précieux de la manière judicieuse et du ton bienveillant et paterne dont LL. EE. répondaient aux très-humbles remontrances de leur académie de Lausanne, acheva d'indigner le public. Quant à M. Tissot, des raisons particulières, dans le détail desquelles nous ne pouvons entrer ici, empêchaient depuis longtemps toutes relations entre lui et le nouveau professeur qui prenait le pas sur lui, et devenait son voisin immédiat et nécessaire dans toutes les séances académiques où il le rencontrerait à l'avenir. Mais ce qui le touchait c'était l'humiliation de l'académie. Le 15 avril, à la première nouvelle de cette nomination, il écrivit à M. de Haller : « J'avais reçu avec la plus » vive reconnaissance l'honneur qu'on m'avait fait » de m'agréger à l'académie, parce que j'avais » cru que c'était en effet une distinction honorable, » mais si le bruit public est vrai, si pour y être » admis il suffit d'être flétri, ignorant et rampant, » il sera honteux d'en être; mais la chose n'est » pas croyable. »

M. de Haller lui répondit aussitôt : « Je com-» prends l'événement qui vous fait de la peine. » On dit ici que M. **** n'a plus fait de fautes de-» puis plusieurs années et qu'il a servi l'Etat. Je ne » l'ai jamais vu, mais c'est le défaut de tous les

14

» gouvernemens de mal placer quelquefois les ré-
» compenses. »

« J'ignore, » répondit M. Tissot, « ce qu'on peut
» dire à Berne en faveur de M. ****, mais ce que
» je sais, c'est que son avancement fait sur le
» public et le clergé une impression bien désa-
» gréable et bien forte! Que diront les candidats
» en théologie quand ils se verront examinés par
» un homme blessé en duel l'année dernière et qui
» n'a donné aucune marque de science? L'acadé-
» mie écrit, je crois, aujourd'hui, et je suis sûr que
» si vous voulez bien vous mettre un moment à ma
» place, et qu'ayant été nommé d'une manière si
» honorable et si gracieuse dans l'académie, on
» vînt y introduire avant vous M. ****, vous pren-
» driez le parti que je prendrai; tout ceci, s'il vous
» plaît, entre nous. »

Cependant les remontrances humbles et respectueuses de l'académie de Lausanne, qui ne s'était
jamais montrée si ferme et si digne, pouvaient
encore amener un changement. On conservait encore quelque espérance. La lettre du sénat, en
donnant la mesure de l'intérêt que portait aux lettres et aux sciences ce « despotisme bourgeois qui
» avait perdu l'intelligence de la liberté, et qui,
» accroupi sur sa conquête, avait cessé de croire

» au mouvement, » les fit bientôt évanouir. Il fallait se résoudre à ramper désormais sous la lourde patte de l'ours bernois. Tissot ne pouvait y consentir. Il s'en ouvrit à Haller en ces mots :

« [1] Tout corps, quel qu'il soit, monsieur, a droit
» de refuser les sujets mal famés qu'on veut lui don-
» ner ; et à plus forte raison un corps qui ne doit rien
» avoir plus à cœur que de se conserver l'estime
» publique , sans laquelle ses travaux seraient inef-
» ficaces , doit au moins avoir le droit de faire des
» représentations , quand on lui agrége un sujet
» qui ne lui paraît avoir aucune des qualités requi-
» ses pour cela. C'est ce que l'académie vient de
» faire ; elle l'a fait dans les termes les plus respec-
» tueux et les plus soumis pour l'illustre sénat ,
» elle n'en emploiera jamais d'autres , ils ne ren-
» draient pas l'expression de ses sentimens ; elle a
» même ménagé les expressions que la vérité l'au-
» torisait à employer , en exposant les raisons
» qu'elle allègue contre l'introduction de M. *****
» et cette lettre lui a attiré la censure la plus grave
» de l'illustre sénat , qui a chargé le magnifique
» seigneur baillif de lui dire que sa lettre n'était
» *pas digne de réponse* et de lui témoigner *dans*

___

[1] 29 avril.

» *les termes les plus forts son extrême mécontente-*
» *ment.* »

« Quel parti a donc à prendre, monsieur, un
» corps qui se voit avili aux yeux du public, s'il
» ne fait pas ses efforts pour faire révoquer un
» arrêt qui lui paraît blesser son honneur et nuire
» à ses fonctions? Comment faire des représenta-
» tions sans motiver les raisons sur lesquelles on
» les fonde, et comment les motiver dans ce cas,
» sans appeler les choses par leur nom? Je ne
» crains pas de le dire : il est peut-être sans exem-
» ple qu'une représentation aussi remplie des ex-
» pressions les plus respectueuses et les plus sou-
» mises ait attiré une censure. Elle afflige vive-
» ment tous les membres de l'académie, qui sont
» au désespoir d'avoir encouru la disgrâce du sé-
» nat; elle ne les humilie point, parce qu'ils sen-
» tent qu'ils n'ont fait que ce qu'ils ne pouvaient
» pas éviter de faire, mais elle serait bien propre
» à les jeter dans le découragement; et ce décou-
» ragement serait un mal. Il faut ou maintenir
» l'honneur du clergé et des lettres, ou les pros-
» crire : ce qui peut arriver de pis, c'est de les
» conserver et de les avilir. »

Haller le pensait aussi, mais il ne s'étonnait
point de l'incartade du sénat. On voit dans sa ré-

ponse percer l'embarras qu'il éprouve d'avoir à
jeter quelque blâme sur la conduite haute et des-
potique d'un gouvernement absolu qu'il aimait et
révérait.

« [1] Je voudrais, monsieur, vous consoler sur
» ce qui vous peine, et je ne sais comment m'y
» prendre. Il y a dans le sénat des seigneurs *peu*
» *amateurs* des lettres, qui dans ce moment n'ont
» envisagé que l'idée de soutenir leur décision. Je
» tiens d'un seigneur très-modéré une réponse qui
» m'a affligé. Il me semble qu'il n'y a aucune espé-
» rance dès que les personnes modérées même
» sont prévenues. Envoyer une députation serait
» un dernier effort ; mais, si elle était mal reçue,
» et je le craindrais... Ne pourriez vous pas regar-
» der le tout comme un triomphe passager d'une
» erreur ? d'une démarche précipitée d'un souve-
» rain d'ailleurs très-bon et très-juste, mais qui n'a
» pas senti assez délicatement pour vous ?

» Je travaille toujours avec bien de la peine et
» du chagrin pour Versoix. Me voilà accablé d'un
» nouveau mémoire et de nombreuses lettres des
» rois de France, de Prusse, et des ministres ;
» avec cela j'ai vu hier le paroli de ce qui [2] m'est

[1] Haller venait encore d'être écarté du sénat.

[2] 3 mai.

» arrivé. Le sujet le plus brillant exclus par une
» grande majorité par un autre..... en bonne par-
» tie pour avoir soutenu le bon parti. Heureuse-
» ment je n'ai pas voulu paraître, j'ai eu à me dé-
» fendre d'être mis en élection. Je veux rester
» indépendant, ne rien demander et tout dire. »

Les honneurs académiques ayant complétement
perdu de leur prestige aux yeux de M. Tissot, il
ne lui restait plus qu'à donner sa démission de ce
professorat sans fonctions et de cette chaire sans
auditoire qu'il n'avait point désirée. Il y pensait
sérieusement, comme on le voit par ces mots :
[1] « Je suis sensible à l'intérêt que vous voulez bien
» prendre au désagrément que l'académie essuie!
» C'est pour elle que j'en suis vivement affligé, et
» non pas pour moi, qui ai pris mon parti et fort
» gaiement. Je ne sais pas encore celui qu'elle
» prendra, mais je sais que cette affaire fait une
» forte sensation dans le pays. »

Les procès-verbaux académiques constatent que
la présentation de M. ***** eut lieu par le magnifique seigneur baillif dans une assemblée convoquée au château *par ordre* de monseigneur le
baillif. Ce mot *par ordre* est le seul indice de la

----

[1] Lettre à Haller. 16 mai 1769.

circonstance extraordinaire qui était le but de cette
séance. Elle eut lieu à huis clos et non en public
more majorum, comme celle de M. Tissot, petite
satisfaction que LL. EE. voulurent bien laisser à
l'académie et qu'elle estima hautement. Au reste,
l'opinion s'était tellement prononcée que, M. *****
n'osa jamais reprendre son rang. [1] « M. ***** s'est
» placé à la queue de l'académie, qui n'a pas eu la
» fermeté de soutenir ses justes démarches. J'ai
» renoncé à ses assemblées, et je remercierai dans
» peu ; je ne l'ai pas fait encore par déférence pour
» quelques personnes. »

Haller répondit : « Ce que vous m'écrivez, mon-
» sieur, sur votre résolution de quitter l'académie
» me fait de la peine et pour elle et pour vous. C'est
» une démonstration de ressentiment contre un
» acte du souverain, qui, pour être peu propor-
» tionné à l'honneur du corps, n'est pas absolu-
» ment injuste. On doit pardonner bien des choses
» à sa patrie. »

Ce fut ce dernier parti qu'embrassa M. Tissot,
mais il ne prit plus aucune part aux travaux de
l'académie, et se contenta d'y paraître de loin en
loin dans des occasions d'apparat. Au reste, on ne

___
[1] Lettre à Haller, 10 juin 1799.

saurait se dissimuler que les séances académiques
étaient assez peu intéressantes pour un membre
externe du corps, et nous ne serions pas étonnés
que les menus détails de cette machine assez compliquée et l'importance un peu pédantesque que
mettaient quelques internes à ces vétilles, ne parussent quelquefois fastidieuses à un homme aussi
actif et aussi utilement occupé que Tissot. Il ne
s'en était pas douté jusqu'alors. Mais le voile venait
de se déchirer. Il ne se faisait plus d'illusion, aussi
le verrons-nous désormais donner cours en toute
liberté à l'indignation qu'il ressentait des procédés
auxquels Haller était en butte de la part de ses
concitoyens. On la voit percer dans ces mots
qu'il écrivait à l'occasion d'un nouvel appel de
Georges II. « Je suis charmé que la dernière lettre
» de M. de Münchhausen vous ait fait plaisir, mais
» il ne pouvait pas en être autrement. Il n'y a
» qu'une ville au monde où vous puissiez avoir du
» désagrément. Quand on dira à la postérité que
» vous avez été obligé de repousser des soupçons
» indignes, elle ne voudra pas le croire, et si
» vous n'aviez pas quatre fils, sur qui cette dé-
» marche pourrait influer, je ne balancerais pas
» à vous solliciter de renoncer absolument aux af-
» faires. »

Comme il lui témoignait le chagrin que son
éloignement lui causait, Haller lui en représentait
les avantages en ces mots : « Je n'aurai pas là-bas
» ces ennemis irréconciliables que nous donne
» ici la prétention aux mêmes places. Je ne serai
» pas heureux, il n'est pas donné aux hommes de
» l'être, mais je ferai du bien, et tout mon loisir
» sera sans cesse consacré aux études, au lieu que
» les occupations les plus étrangères viennent ici
» m'enlever à chaque moment un temps bien pré-
» cieux à soixante ans. » Tissot déplorait la solitude où il se trouverait après son départ. « Non, »
lui dit Haller, « vous ne serez jamais dans la so-
» litude, » « en faisant du bien, à vos concitoyens,
» et nos lettres pourront à peu près suppléer à notre
» séparation comme elles le font présentement. »

Pour cette fois elle n'eut pas lieu.

Tissot était malade alors et fut même pendant
plusieurs semaines dans un état inquiétant. L'é-
chauffement et la fatigue l'avaient usé, il dut se
sevrer de tous ses travaux habituels : mais il eut
en compensation la joie de serrer dans ses bras son
frère le colonel Tissot qui revint en Europe après
un long séjour aux Indes, où il était fixé au service de la compagnie hollandaise. Le colonel Tissot
revenait avec l'espoir de retrouver ses parens,

auxquels il adressait les lettres les plus tendres plusieurs mois après que ces deux respectables vieillards avaient quitté leur demeure terrestre. La tendresse de ses frères et de sa sœur pouvait adoucir
ce que cette perte avait de cruel : elle ne lui manqua
point.

L'on ne s'attend pas à voir figurer le nom de
M. Tissot dans une mission diplomatique. L'opinion générale semble attribuer un caractère peu
moral à ceux qui sont doués des qualités essentiel-
les au diplomate. Mais si trop souvent il déshonore
ses talens par le déguisement et le mensonge, il
faut reconnaître que ces défauts ne sont pas essen-
tiellement nécessaires à la réussite de ses travaux.
C'est l'opinion de Machiavel. « Il faut donc, »
comme le dit M. Eusèbe Salverte, « que la nature
» ait fait beaucoup, presque tout même, pour le
» diplomate. Et cela explique comment on voit
» des hommes étrangers à la diplomatie y obtenir
» des succès dès leurs premiers pas dans la car-
» rière, tandis que des hommes vieillis dans la pra-
» tique ne sortent jamais de la médiocrité. »
Voici à quelle occasion on eut recours à ceux de
M. Tissot.

Le gouvernement de Berne était fort occupé depuis une année des travaux que Louis XV faisait

faire à Versoix. La supplique de Voltaire à M. de Choiseul :

> Envoyez-nous des Amphions,
> Sans quoi nos peines sont perdues ;
> A Versoix, nous avons des rues
> Mais nous n'avons pas de maisons.

n'avait pas produit tout l'effet qu'il en attendait, Néanmoins la crainte des obstacles apportés au transit des marchandises, et de l'interruption des communications avec Genève, ne laissaient pas d'occuper le sénat de Berne. Tous les moyens de sortir d'embarras avaient été mis en œuvre et toujours ils avaient échoué. Les passions étaient excitées ; Haller s'en désolait. Lui-même était désigné par l'opinion publique comme seul capable de terminer convenablement cette affaire avec la France ; mais la jalousie de ses ennemis qui, redoutaient de lui fournir l'occasion d'acquérir de nouveaux droits à la reconnaissance publique, empêchait qu'il n'en fût chargé.

Sur ces entrefaites, monsieur le conseiller de Mulinen s'imagina que M. Tissot pourrait mener à bien cette négociation épineuse. Après en avoir conféré avec monsieur le conseiller de Muralt, ces deux messieurs lui écrivirent pour le lui proposer.

La cupidité de la duchesse de Grammont présentait
à leurs yeux le moyen infaillible de se débarrasser
de toute crainte, au moyen d'un sacrifice d'argent ;
car elle avait assez d'empire sur son frère pour
l'engager à renoncer à tous les travaux projetés.
Voici, pour remplir cette mission délicate, tout ce
qu'exigeait M. de Mulinen. « Il faut un homme de
» probité avant toute chose, il faut de plus qu'il ait
» du génie, de la prudence, et cet usage du monde
» indispensablement nécessaire pour réussir dans
» ce pays-là. Ce n'est pas tout, il faut enfin que
» cet homme déjà rare n'ait pas d'envieux dans sa
» patrie qui cherchent à le contrecarrer dans ses
» opérations, et qu'il ait la confiance du public,
» supposé qu'il ne puisse pas rester inconnu. Où
» le trouver ? Ce n'est pas chez nous certainement :
» dans cette perplexité j'ai cru devoir vous écrire
» monsieur, avec la confiance la plus entière dic-
» tée par mon estime et mon amitié pour vous, et
» vous dire avec franchise que j'ai pensé à vous-
» même. Votre réputation et vos connaissances
» vous mettraient à même d'avoir des entrées,
» qu'excepté M. Haller personne d'ici ne pourrait
» espérer. Les avis que nous recevons de Paris
» nous annoncent un dessein formé de continuer
» les ouvrages du pays de Gex et peu d'espérance

» que nos représentations soient écoutées ; il ne
» nous reste donc que la voie dont nous avons
» parlé à Lausanne, mais vous sentez comme moi
» combien elle est difficile pour nous . . . . . »

Il n'est pas nécessaire de dire que M. Tissot
n'eut aucune velléité de compromettre son repos
et sa réputation dans ces ténébreuses intrigues,
et refusa absolument l'honneur qu'on lui voulait
faire.

L'année 1770 fut, comme la précédente, marquée pour Tissot par de grandes fatigues. Ce fut à
cette époque qu'il publia son traité *de la santé des
gens du monde*, qui obtint un succès de vogue
Tous les médecins appelés à voir les malades de la
haute société rendirent témoignage de son utilité.
« Je ne reviens pas, » lui écrivait Zimmermann,
« de l'étonnement dans lequel cet ouvrage m'a
» jeté. Je n'ai jamais vu rassembler dans un si pe-
» tit volume tant de traits de lumière, tant d'idées
» nouvelles sur la médecine, tant d'admirables di-
» rections pour les médecins ; tant de choses en si
» peu de mots. Dès la lecture de cet Essai j'eusse
» abandonné la pratique de la médecine si j'avais
» eu de quoi vivre. Cet ouvrage m'a montré que je
» suis indigne de l'exercer, que je n'ai pas vu plus
» loin jusqu'ici qu'une taupe, et que, conduit même

» par les mains de Tissot, je broncherais à chaque
» pas . . . . .

» Je l'ai dit vingt fois ici depuis quelques jours,
» votre *Essai sur les maladies des gens du monde*
» est un ouvrage qui fera époque en médecine,
» qui prouve que vous êtes le plus grand praticien
» de l'Europe, c'est-à-dire celui des médecins
» les plus employés de l'Europe, qui a le plus de
» *génie;* qui essuiera mille contradictions, puisque
» le nouveau effraie les uns autant qu'il plaît aux
» autres, mais qui triomphera glorieusement de tou-
» tes les contradictions. Il est vrai que cet ouvrage
» prouve à un très-grand nombre de médecins ce
» qu'il m'a prouvé à moi-même, c'est qu'ils n'ont
» été, pendant vingt, trente et quarante ans, que
» des sots. Heureux ceux qui comme moi le recon-
» naissent, et ne rougissent point de redevenir étu-
» dians et disciples d'un homme né pour être leur
» maître comme il le sera des siècles à venir. »

La seconde édition de ce traité suivit de près la
première et attira à Lausanne un nombre considérable d'étrangers. Les hôtels ne suffisaient plus à
leur affluence, beaucoup s'établirent dans les campagnes des environs de Lausanne. De là l'aisance,
le luxe, les modes, les heures tardives des capi-

tales, le goût de la toilette, du jeu et des plaisirs qui augmentèrent sensiblement.

M. Tissot acheta, de concert avec son frère, la campagne de Monrion, ancienne demeure de Voltaire, puis du comte de Golowkin et du prince de Wurtemberg. Comme le colonel Tissot ne voulut pas dans la suite en rester possesseur ce fut le professeur qui la garda. Il y passa dès lors quelques mois tous les étés. [1]

La santé de Haller donna de sérieuses inquiétudes à Tissot au mois de mai. Il eut des vertiges à plusieurs reprises et passa même pour avoir eu une attaque d'apoplexie. A peu près au même moment, le roi Georges toujours désireux de le r'avoir s'adressa directement et instamment à LL. EE. pour obtenir son retour à Gœttingue. Haller en parla à Tissot sans lui nommer le souverain qui le redemandait. Et Tissot plus éclairé sur les difficultés de sa vie à Berne répondit à cette communication en ces termes : ... « Je suis menacé de vous » perdre; vous savez combien je l'ai craint et le » crains encore, cependant si ce nouveau parti

---

[1] A la ville, il demeurait au bas des escaliers du marché, dans la maison Nœller, qu'il quitta pour occuper la maison Fraisse, sur la place de la Palud.

» n'est pas pour Pétersbourg, s'il est sortable à
» tous égards, je doute que je puisse penser assez
» à moi pour vous conseiller de refuser. Si l'ostra-
» cisme était en usage, il y a longtemps que vous
» l'auriez subi comme Aristide. Vous vous retire-
» rez comme Anaxagore, pour éviter une injustice
» à vos concitoyens; vous êtes sûr de trouver
» Lampsaque dans tous les pays, je ne dis pas
» après avoir quitté Athènes. »

..... Haller lui apprit le premier juillet [1] la
décision prise par le conseil qui decréta qu'il
serait mis en réquisition perpétuelle pour le service de la république. « Votre amitié vous fera
» désirer apparemment de savoir le résultat de la
» séance du 31 ? LL. EE. au nombre de cent cin-
» quante sept ont unanimément résolu de me gar-
» der à leur service sur une représentation faite
» par le conseil secret confirmée en sénat. Elles
» m'ont assigné mille francs de pension. Il ne faut
» pas regarder à la somme, qui est peu proportion-
» née, mais à la nouveauté du cas. Me voilà donc
» fixé dans ma patrie. Cette somme aidera à me
» faire passer plus commodément le reste de mes
» jours, et je serais plus heureux encore si les af-

[1] 1770.

» faires publiques ne m'enlevaient pas un si grand
» nombre d'heures.

» J'ai lu Bisset, j'achève Pitt ; je n'ai pas lu
» encore Portal, ayant très-peu de loisir et passant
» plusieurs heures par jour toujours au conseil se-
» cret, chargé de toutes les expéditions impor-
» tantes, ouvrage difficile et déplaisant, par les
» critiques que ces dépêches ont à essuyer. *Vincit*
» *amor patriœ.....* »

Certes il fallait bien l'amour de la patrie compris
et senti par le cœur du grand Haller pour dévorer
tant d'ennuis et de dégoûts[1]. On a peine à se représenter cet homme illustre, poète, théologien,
médecin, naturaliste, littérateur du premier ordre, ce savant universel qui a brillé dans presque
toutes les branches des sciences humaines, cet
écrivain pur, élégant et concis, dont les ouvrages

---

[1] Un jour qu'on disait devant le comte de Firmian
que Haller n'était point au nombre de LL. EE. du sénat, il s'écria : « Berne n'est-elle pas la plus heureuse
» ville du monde de posséder vingt-sept hommes plus
» excellens que Haller. » Cependant Haller était connu
généralement à Berne sous le nom du grand Haller ; mais
qu'on ne s'y trompe pas, c'était uniquement à cause de
sa haute taille, et pour le distinguer des autres membres de sa famille.

allemands, français et latins seront toujours lus, et
dont la renommée écrase presque toutes celles du
dix-huitième siècle, réduit à voir chaque jour,
pendant plusieurs heures, contrôler ses œuvres par
les membres du conseil secret de Berne. Que de
recherches savantes, que de travaux importans
furent interrompus et sont restés inachevés ! . . .
mais aussi que de résolutions sages, de projets
utiles et philantropiques qui n'ont dû leur réalisa-
tion qu'à la présence de Haller au Conseil secret,
où il emportait à force de douceur et de fermeté, et
quelquefois après plusieurs années de résistance,
les arrêtés contre lesquels on s'était d'abord le
plus vivement élevé.

Tissot était enfin rassuré sur l'éloignement de
Haller, lorsque Zimmermann lui apprit la mort
de sa femme après une longue et cruelle maladie.
Lui-même était dans le plus triste état. Une hernie
très-grave et compliquée l'empêchait de se tenir
debout ou assis, il ne pouvait s'occuper ni penser, la
faculté de souffrir semblait seule n'être pas éteinte
en lui. Peu de jours après la mort de sa femme [1] il
écrivit :

« Vous savez, mon cher Tissot, qu'à peine

[1] Juin 1770.

» j'étais arrivé à Hanovre que je fus tenté de m'en
» retourner sans dépaqueter même. Je gardai ce
» désir pendant six semaines. Tout le monde m'eût
» appelé fou , si je l'avais exécuté ; et cependant je
» me repens de ne l'avoir pas fait. Cette démarche
» eût sauvé la vie de ma femme qui m'aurait été
» infiniment plus précieuse que tous les biens du
» monde. Elle m'eût sauvé la santé, et je ne serais
» pas tombé dans cet état de maladie horrible qui
» m'a détruit pour toujours. Il est vrai que nous
» aurions été réduits en Suisse à la pauvreté. Eh
» bien ! nous serions demeurés dans un village, ma
» femme m'eût procuré du pain par le travail de
» ses mains, j'eusse été médecin parmi les paysans.
» Cela nous aurait fourni des habits pour couvrir
» notre nudité ; mes enfans seraient devenus des
» paysans, ma femme eût vécu , j'aurais été bien
» portant, nous eussions été heureux. Ayant fait le
» contraire , étant resté ici , vous voyez ce que j'y
» ai gagné ! O jours de ma jeunesse ! O mes beaux
» jours ! Suisse ! Brugg !.... Ah ! Dieu de miséri-
» corde , que suis-je devenu !

» Cher ami, passez pourtant en revue le sort que
» j'ai eu, daignez raisonner un instant sur mes cir-
» constances ; un malheureux vous le demande en
» grâce ; et dites moi ce que j'ai à faire. Vous savez

» que la tristesse a détruit ma santé ; vous savez
» que mon corps est dérangé de façon que je n'ose
» plus marcher. Vous savez qu'il est déchiré sans
» cesse par les douleurs les plus affreuses ; vous
» savez que mon esprit n'est plus bon à rien ; vous
» savez que cette même tristesse, et les circonstan-
» ces dont je viens de vous parler, ont tué ma
» seule, mon unique consolation, ma pauvre fem-
» me, de la mort la plus affreuse ; enfin vous savez
» que j'ai tout à perdre ici et rien à gagner. Dois-
» je rester ici pour voir mourir ma mère, pour la
» suivre moi-même de près, et pour laisser après
» moi une fille vertueuse et un fils qui ne promet
» rien du tout, sans ressources, sans guide, et
» dans le dernier désespoir ? Je n'ai pas le Heim-
» weh, mais je voudrais savoir s'il n'existe pas un
» coin sur la terre où je serais moins malheureux
» que je ne le suis ici ? »

Dans une autre lettre où il dépeint de la manière
la plus terrible les souffrances et les maux de Mme
Zimmermann, il termine par ces mots touchans :
« Et lorsque je me verrai comme elle, (effet cer-
» tain du sort que j'ai dans ce pays), lorsque je
» verrai ma dissolution prochaine, alors je soupi-
» rerai encore, comme à présent, après vos lettres,
» et je vous appellerai encore le plus digne et le

» plus cher de mes amis, que Dieu veuille bénir
» éternellement ! »

Après la mort de Mme Zimmermann, que sans
l'avoir jamais vue M. et Mme Tissot pleurèrent
sincèrement, toute leur sollicitude se partagea entre Zimmermann et ses enfans. Souvent Tissot se
reprochait d'avoir par ses sollicitations et ses re-
commandations à Hanovre, amené les événemens
qui avaient fait le malheur de toute cette famille ;
mais qui peut prévoir l'avenir ?

L'année suivante [1], Zimmermann ayant perdu
sa belle-mère, se décida, sur le conseil de Tissot,
à faire le voyage de Berlin pour s'y faire opérer
d'un épiplocèle par le célèbre Meckel. Cette opération très-difficile et douloureuse a été décrite
avec détail par Meckel. Il fut soulagé pour quelque temps.

Le seigle ergoté ayant causé des maladies fort
graves dans l'Allemagne, Zimmermann traduisit en
allemand la lettre de Tissot à Baker, qui devint le
guide de tous les médecins allemands. Sa réputation était depuis longtemps parvenue aux extrémités
de l'Europe [2] ; lui-même se tenait autant que possi-

---

[1] 1771.
[2] Membre de l'académie royale de Stockholm, il jouis-

ble au courant de ce qui se publiait d'intéressant dans ce pays , mais ne connaissant point la langue, il était réduit à la lecture des ouvrages latins publiés en Allemagne, ou de traductions très-souvent infidèles.

Son influence n'en était pas moins grande , et ses travaux littéraires furent, selon Goëthe , d'un exemple très-utile aux médecins allemands pour les engager à la culture des lettres. Sans lui Goëthe estime que Haller, Unzer et Zimmermann n'y eussent point mis ce zèle qui leur fit obtenir une grande influence sur leur siècle [1].

Depuis onze ans M. Tissot travaillait à son ouvrage sur les maladies des nerfs. Il en publia d'abord le troisième volume traitant de l'épilepsie. Le premier suivit de près. « C'est encore, » dit le professeur Boisseau, « un ouvrage capital. » Romme , médecin consultant de Louis XV , en parle dans les termes les plus flatteurs.

sait du plus grand crédit auprès de la reine de Suède , qui ne cédait aux ordonnances de son médecin, le docteur Rosen de Rosenstein, que lorsqu'il pouvait s'appuyer de M. Tissot. C'est Rosen lui-même qui le racontait à Tissot , en se vantant de l'avoir toujours eu pour lui.

[1] Mémoires de Goëthe. Liv. VII.

Paris 14 décembre 1770.

« J'ai reçu, monsieur et respectable confrère,
» le traité de l'épilepsie, des mains de votre li-
» braire. Je l'ai reçu avec cette reconnaissance qui
» sait apprécier la valeur du présent, ce qui an-
» nonce qu'elle est inexprimable. Je l'ai lu et relu
» avec la plus grande attention. Je ne dirai rien de
» trop, si j'ajoute avec plaisir, avidité et sensua-
» lité, comme je fais quand je lis quelque chose
» qui sort de vos mains. Votre érudition m'a frap-
» pé, et la beauté de cet ouvrage ajoutera aux idées
» que l'on a de vous un surcroît d'admiration pour
» vos talens et pour votre personnel. J'attends avec
» la plus vive impatience les deux volumes qui
» doivent précéder celui-ci et les suivans. Je
» compte trouver dans ceux-ci de quoi former un
» supplément à mon traité des vapeurs, et ce nou-
» veau volume serait déjà achevé sans vous. Si
» nous ne sommes pas d'accord dans nos vues mé-
» dicales, soyons-le du moins dans nos sentimens.
» Nous nous séparerons par là du commun des
» gens de notre état, et en leur donnant un si bel
» exemple, nous apprendrons à l'univers que nous
» ne nous occupons que du bien.

» J'ai l'honneur d'être, monsieur et respectable

» confrère, avec amitié, attachement et considé-
» ration. »

Votre très-humble et très-obéissant serviteur,

ROMME,

médecin consultant du roi.

Tissot recevait quelquefois des témoignages très-
intéressans de cette estime et de cette considération qui s'attachait à son nom et à ses écrits. Telle
est la lettre du bourgmestre de Kuntzlau en Si-
lésie, qui, après avoir béni Dieu de ce qu'il lui
avait mis au cœur d'écrire l'*Avis au peuple*, l'*Ona-
nisme* et l'*Essai sur la santé des gens de lettres*, lui
demandait de publier aussi une *Hygiène des Collé-
ges*. « Croyez, monsieur, » lui dit-il, « que le bon
» Dieu sera le grand rémunérateur de la peine que
» vous vous donnerez à cet effet, et que le pu-
» blic s'en réjouira comme de tous vos autres écrits
» déjà imprimés . . . .
» Notre adorable Rédempteur veuille vous com-
» bler de bienfaits pour votre âme, et pour la con-
» servation de votre santé précieuse, afin que vous
» puissiez écrire encore d'autres traités tendant au
» bonheur des hommes ! Qu'il veuille bénir vos
» soins et vos travaux dans l'académie de votre
» ville. La grâce du Seigneur Tout-Puissant fortifie

» votre corps et votre âme à sa gloire et au salut
» de beaucoup de gens ! Ce sont mes souhaits ar-
» dens pour vous. »

CHRÉTIEN GODEFROI VERJAGT.

Le nombre des étrangers qui s'adressaient à Tissot
était parfois trop considérable pour qu'il pût répondre à toutes les consultations, surtout lorsqu'il
s'agissait de maladies chroniques qui ne nécessi-
taient point des soins très-prompts ; mais il les
traitait d'une manière si remarquable que ceux qui
en avaient entendu parler, ou qui avaient connu
des malades guéris par lui, ne prenaient point leur
parti de son silence. Il faut le dire, ses cures longues, ménagées, secondées d'un régime exact et
doux, qui ne gênait jamais les opérations de la
nature ; sa complaisance rare à apporter dans ses
ordonnances toutes les modifications possibles, suivant les observations ou les répugnances des malades ; cette mémoire admirable qui lui rappelait
avec certitude et clarté les moindres symptômes
signalés dans des consultations fort anciennes, et
des circonstances tellement légères que le malade
lui-même les avait oubliées, expliquent très-bien
l'insistance et la tenacité que les malades mettaient à obtenir ses directions. Beaucoup d'en-

tr'eux croyant être mieux écoutés, avaient imaginé
de se faire recommander à lui, ou d'adresser leurs
consultations à quelqu'un dont le crédit pût servir
efficacément leur impatience. Voltaire eut quelquefois des rapports de cette espèce avec M. Tissot.

25 mai 1771, à Ferney.

« Le vieux malade de Ferney n'a point encore
» reçu de réponse des étrangers qui avaient con-
» sulté M. Tissot. Il attend cette réponse tous les
» jours.

» Il ne savait point que c'était M. Tissot qui
» avait eu la bonté de lui envoyer l'excellent
» ouvrage des maladies des gens de lettres; il l'en
» remercie infiniment. Il n'en est pas moins acca-
» blé de maladies, mais il est né d'un tempéra-
» ment très-faible, et il a bientôt soixante et dix-
» huit ans; il se croit trop heureux d'avoir vécu si
» longtemps avec ses ennemis; il a l'honneur d'as-
» surer M. Tissot de sa très-respectueuse estime. »

Parmi les cures brillantes qu'il opéra, celle de
la duchesse de Courlande fit le plus grand bruit.
Elle donna lieu à une petite aventure qui montre
combien M. Tissot tenait à honneur sa profession
et qu'il ne voulait point qu'on en méconnût la dignité en sa personne. Désintéressé et généreux
dans ses soins, M. Tissot ne les estimait ja-

mais lui-même, et recevait sans aucune observation ce qu'on lui remettait à titre d'honoraires,
quelle qu'en fût la modicité. La duchesse de Courlande, croyant le rémunérer largement, lui envoya
une somme d'argent considérable et une tabatière
ornée de brillans. En l'ouvrant, M. Tissot s'aperçut
qu'elle avait déjà servi et qu'elle contenait même
encore du tabac, et sans aucune réflexion, il la re-
ferma et la rendit à celui qui la lui présentait. Peu
de jours après il reçut la lettre suivante de M. de
Klopman.

Mittau 20 juin 1771.

Monsieur,

» Permettez qu'en vous interrompant j'aie l'hon-
» neur de vous féliciter de la parfaite guérison de
» S. A. S. Madame la duchesse, et de vous marquer
» la vive joie dont chacun est pénétré. Puissiez-
» vous en être témoin et en recevoir les hommages
» d'une nation entière ! Je viens d'expédier aujour-
» d'hui deux lettres de change à l'ordre du sieur
» Porta, afin de solder les comptes. En revanche,
» je me flatte qu'il ne tardera point de me ren-
» voyer le billet du major Rosemberg et de suivre
» ses ordres pour les bijoux en question. Est-ce
» que votre tabatière est déjà arrivée? Vous priant

« de disposer de moi en toute occasion , j'ai l'hon-
» neur d'être , etc. »

KLOPMAN.

Sur le revers de cette lettre suivent ces mots de
la main de Tissot.

» Répondu le 13 juillet.

» Monsieur ,

» Je vous remercie de vos félicitations sur le
» rétablissement de S. A. S. Mme la duchesse
» de Courlande , dont la guérison m'a fait le plus
» grand plaisir.

» M. L. Porta vous aura marqué sans doute
» que la tabatière dont vous me parliez était arri-
» vée, qu'il me l'avait apportée , et que je la refu-
» sai. Je ne suis point en usage de me servir de
» meubles aussi passés , et un vieux meuble est
» un présent de maître à valet , mais non d'un
» prince à un particulier qui a eu l'avantage de lui
» rendre quelques services. J'ai l'honneur d'être
» avec une considération distinguée »

TISSOT.

M. Tissot fut atteint en été d'une maladie qui
inquiéta vivement ses amis. Mme la comtesse de
Golowkin lui écrivit de Paris.

12 septembre.

« Quel moment pour moi, cher ami, que celui
» de la réception de votre dernière lettre! Vous
» avez été en danger! J'aurais pu vous perdre!
» non; cela ne se peut..... ce comble d'infortunes
» ne m'est pas réservé, non : je laisserai encore
» après moi l'ami le plus tendre et le plus cher.....
» Dieu tout puissant! que ne te dois-je point!....
» Et vous pensiez à moi dans ces momens!... au
» malheur de votre amie! homme généreux et
» respectable! Ah! je le crois, cette âme pure ne
» craignait point de se montrer devant l'Etre éter-
» nel; les récompenses les plus douces l'atten-
» daient. Elle est accoutumée à gémir sur les
» maux des autres!... Mandez-moi ce que c'était
» que votre maladie; si le danger était grand; s'il
» a été long. Si vous vous rétablissez bien, songez
» à moi; mais non! songez aux autres, à leurs
» peines, à leur désespoir. Si vous ne vous réta-
» blissiez pas bien.....

Les craintes de Mme de Golowkin n'étaient
que trop fondées. Tissot ne put se résoudre à
rester oisif tandis qu'une épidémie de fièvre
putride faisait les plus grands ravages, surtout
parmi les enfans de dix à quatorze ans; et lorsqu'il put prendre quelque repos, il était grave-

ment malade, son estomac ne pouvait plus digérer
aucun aliment ; et le kina, qui lui paraissait le remède indiqué, lui causait des accès de toux insup-
portables. La cessation du travail et un voyage
étaient sa seule ressource. Il publia d'avance qu'il
allait s'absenter, mais tint soigneusement caché le
lieu où il se rendait, de crainte que ses malades
ne le suivissent. Vaines précautions ! Dès qu'il eut
pris son passeport, on sut que c'était pour Spa.
Le bruit en courut. Sur toute la route il recevait
des invitations de s'arrêter à droite ou à gauche
dans les châteaux des environs ; les seigneurs allemands qu'il avait soignés et guéris, ceux qu'il traitait encore, ne manquaient pas de parens et d'a-
mis pour lesquels ils réclamaient ses soins. Sa
santé lui fournit une bonne raison de résister à leurs
politesses, car le voyage l'épuisait beaucoup. A
son arrivée à Spa il eut une inflammation terrible.
A peine remis, il se vit l'objet de tant de prévenances, et il trouva tant de malades qui étaient
venus le chercher, qu'il dut renoncer au bien
qu'il s'était promis des eaux.

Cependant en quittant Spa il se sentait assez ré-
tabli pour céder aux empressemens de ses nobles
malades. Voici quelques mots qu'il écrivait à la
hâte à Mme Pidou.

Bruxelles, 23 juillet.

« Mon séjour à Spa, ma chère sœur, a été pro-
» longé de deux jours, et mes détours et mes sé-
» jours nécessaires ralentissent si fort ma marche,
» que je compte encore quatorze jours avant de
» me retrouver au milieu de mes amis; ce terme
» me paraît bien long, et si quelque chose diminue
» mon chagrin, c'est qu'ils le partagent. Adieu, ma
» chère amie, je pars pour Enghien, M. le duc et
» Mme la duchesse d'Aremberg m'ont engagé si
» pressamment à y aller passer quelques jours,
» que j'ai dû y aller passer quelques heures, et je
» pars seulement demain pour Nancy et Lyon.
» Répète l'assurance de tous mes sentimens à M.
» Pidou et à tous ses enfans. Adieu encore, et
» pour la dernière fois, j'espère, d'aussi loin. »

De retour à Lausanne, il fut encore pendant
plusieurs mois dans un état de faiblesse qui l'obli-
geait à suivre un régime très-sévère. Il cessa l'u-
sage du vin, réduisit à la lecture et à la correspondance son travail de cabinet qu'il ne prolongeait pas au-delà de six heures. Il se couchait à dix
heures en été et un peu plus tard en hiver quand il
sortait le soir. A la prière de Haller, il refusait
toutes les invitations de dîner en ville, qui déran-
geaient son genre de vie et la régularité de sa

diète. Haller connaissait par expérience la nécessité de ce régime, car lui-même se ressentait de
ses excessifs travaux et des infirmités de la vieillesse.

Tissot voyait décliner autour de lui ses collègues
les plus respectables ; le 18 juin, Van Swieten avait
succombé à une longue maladie supportée avec
une résignation et une patience chrétiennes, à juger d'après ces mots écrits par Marie-Thérèse, qui
le visitait souvent. « Ce grand homme s'est dé-
» pouillé entièrement de tout ce qui était mondain
» pour se livrer tout entier à son Créateur, avec
» une résignation tranquille et une espérance en
» Dieu, qui ont fait l'admiration de tous ceux qui
» étaient présens. »

Arrivé au terme de sa course, Van Swieten reconnaissait, comme tous les grands médecins, la
vanité de la science. Il écrivait à un professeur de
Halle : « *Praxis medica quotidie me convincit quot*
» *et quanta suit quæ ignoro.* » Tralles, qui devait
encore, pendant bien des années, honorer la carrière qu'il avait remplie avec distinction, se regardait aussi comme près de sa fin. « Grâces à Dieu,
» écrivait-il à Tissot, je marche à grands pas vers
» la fin de ma carrière ; les forces de mon corps, à
» l'âge de soixante-cinq ans, que j'ai, diminuent de

» mois en mois ; mes yeux s'affaiblissent par la lec-
» ture et l'écriture perpétuelles ; la tête me tourne,
» il est temps que je me prépare au sérieux voyage de
» l'éternité. La religion et ses vérités incontestables
» sont mes plus belles occupations quand je suis
» las et libre des fatigues de ma pratique...... Oh
» mon Dieu! quelle serait ma satisfaction, si je
» pouvais tracer une seule page égale à une de M.
» de Haller, dans ses lettres incomparables sur la
» vérité de la révélation. »

M. Tissot eut quelque désagrément à Lausanne
au mois de novembre 1772. Le colonel Tissot
ayant servi longtemps en Hollande crut devoir
donner, pour le jour de naissance du prince d'O-
range, une fête brillante, qui se prolongea, contre l'ordinaire, pendant plusieurs jours, et fit
par son luxe asiatique un effet fâcheux. M. le
pasteur Leresche, connu par plusieurs ouvrages
et entr'autres par une dispute avec Voltaire,
qui a été imprimée, crut devoir s'élever, dans un
sermon, sur le danger et le péché de semblables
réunions, de manière à affliger vivement le colonel Tissot et son frère. « Après avoir consacré vingt
» ans à mériter l'estime de mes concitoyens, écri-
» vait ce dernier à Haller, je ne devais pas m'at-
» tendre à être montré au doigt en chaire ! Heu-

» reusement il n'était pas au pouvoir de M. Leres-
» che de me nuire non plus qu'à mon frère ; ce
» n'est que lui-même qu'il a diffamé. »

Probablement que MM. Tissot avaient pris la
chose trop à cœur. Haller le pensait. « Je suis fâ-
» ché du chagrin que vous a fait le sermon de M.
» Leresche ; il aurait pu distinguer une fête d'avec
» une débauche ; mais, et surtout de nos jours,
» je ne crois pas votre honneur, ou celui de mon-
» sieur votre frère, attaqué bien dangereusement. »

Après de longs démêlés, et après des efforts
inutiles pour obtenir une espèce de réparation de
M. Leresche, la chose fut portée au baillif qui
parvint à opérer une réconciliation [1].

En même temps M. Tissot reçut une lettre de

---

[1] Néanmoins le colonel Tissot en éprouva tant de déplaisir qu'il fut s'établir à Genève où il entretenait les
relations de familles les plus agréables. Dans l'année
1773, il eut un procès fort important à Neuchâtel pendant
lequel son frère, le professeur, lui témoigna l'affection
la plus réelle. Ses conseils, son influence et le crédit de
ses amis ne lui manquèrent point. Lui-même trouvait le
temps, au milieu de ses consultations et de ses visites, de
rédiger des mémoires, de les corriger et de conférer avec
l'avocat du colonel Tissot, qui n'en perdit pas moins une
portion considérable de sa fortune par suite de sa trop
grande bonté et de sa facilité à rendre service.

Zimmermann qui le suppliait de prendre auprès de lui sa fille pour suivre son éducation et la surveiller, lui-même ne le pouvant à cause de sa santé et de ses occupations, ce qu'il accepta.

Les malades étrangers dont nous avons signalé les exigences, ne recevant pas toujours de réponses à leurs consultations, avaient appris le chemin de Lausanne. Beaucoup y passaient l'été. A la duchesse de Courlande avaient succédé nombre de princes et de grands seigneurs; Mme de Brionne, le duc d'Elbœuf, le comte Razoumowski, étaient du nombre, de même que l'évêque de Noyon, frère du maréchal de Broglie. Chacun aimait ce dernier, pour lequel Voltaire avait fait ces vers :

Monsieur l'évêque de Noyon
Est à Lausanne en ma maison,
Avec d'honnêtes hérétiques,
Desquels, il est aimé, dit-on,
Ainsi que des bons catholiques.
Petits embryons frénétiques,
De Loyola, de St-Médard,
Qui troublâtes longtemps la France,
Apprenez donc, quoiqu'un peu tard,
A connaître la tolérance.

C'est au milieu de cette espèce de cour qui se pressait sans cesse à sa porte que M. Tissot avait

entrepris de donner à son neveu les premières leçons de latin, étude fort importante à ses yeux.
Malheureusement le succès ne répondait pas à ses
désirs. Habitué à faire toujours céder ses convenances à celles d'autrui, on conçoit sans peine que
les leçons d'un médecin couru de toute l'Europe ne
pussent être bien régulières. Un enfant vif et intel-
ligen. sait bien vite saisir les côtés faibles dans son
éducation, et les mettre à profit pour secouer un
joug qui lui pèse. M. Dapples raconte lui-même
avec autant de grâce que de naïveté ce temps de sa
jeunesse. « J'avouerai d'abord avec chagrin que
» mon ami me sacrifiait une beaucoup trop grande
» partie de son temps si précieux à cette époque de
» sa vie, et cela pour le plus ingrat des enseigne-
» mens, celui du latin. Le meilleur et le plus oc-
» cupé des hommes était-il aussi le meilleur et le
» plus patient des maîtres? C'est ce que je ne déci-
» derai pas, mais ce que je puis affirmer c'est que
» j'étais le plus léger et le plus fâcheux des disci-
» ples. Les occasions de me distraire ne me servaient
» que trop bien. Il n'y avait pas de leçons que nous
» ne fussions interrompus cinq ou six fois par des
» messages de malades ou des malades eux-mêmes,
» et j'avais acquis un sens particulier pour les
» apercevoir de très-loin. Souvent la leçon entière

» se passait en allées et en venues du maître qui
» disait tout haut : « Nous regagnerons cela de-
» main. » L'élève pensait tout bas : « C'est autant
» de gagné pour aujourd'hui , » et prenait ainsi la
» funeste habitude de l'inapplication. Mon trop
» indulgent ami avait conçu de moi une opinion
» conforme à ses désirs , il me mesurait à son échelle
» et elle le trompait. »

[1] Un séjour à Plombières avec sa femme fit à
M. Tissot beaucoup plus de bien que celui de Spa ,
et que tous les ménagemens qu'il avait essayés à
Lausanne [2]. Il était de nouveau dans toute la pléni-

---

[1] 1774.

[2] M. Tissot perdit le 11 février 1771 son beau-frère
M. Pidou, pasteur à Lonay , avec lequel il avait toujours
été intimement lié. M. Pidou avait fait des études fortes
et consciencieuses. Étudiant distingué et le premier de sa
volée , il refusa de subir ses épreuves au risque d'être
reculé considérablement pour le rang , afin de pouvoir
approfondir les connaissances qu'il jugeait lui être encore
nécessaires. Néanmoins l'année suivante ses examens furent si remarquables qu'on lui rendit , par exception ,
son rang. M. Tissot trouvait sa place marquée à Lausanne, soit comme prédicateur, soit comme professeur.
Aussi le recommanda-t-il chaudement à Haller, toutes les
fois que l'occasion s'en présenta. « M. le professeur Secre-
» tan s'est éteint et a fini dans le sommeil le plus paisible.

tude de ses facultés, quand les seigueurs inspec-
teurs de l'université de Padoue lui adressèrent de
la part du sénat de Venise une vocation pour

» Si la chaire se dispute, M. Pidou, mon beau-frère,
» pasteur à Lonay, disputera. Je ne le jugerai point. La
» voix publique le dit depuis seize ans l'un des plus grands
» prédicateurs du pays, et des plus beaux génies qui aient
» paru à Lausanne; les étudians le désireraient beau-
» coup. Son avancement me ferait un plaisir infini et si
» voulez y prendre quelque intérêt, c'est une nouvelle
» obligation que je vous aurai. Je le connais comme un
» génie mâle, un prédicateur simple et éloquent, un
» critique judicieux et plein de goût. Il sait d'ailleurs
» beaucoup, et je crois, toute prévention à part, qu'il
» ferait du bien à Lausanne, comme professeur et comme
» prédicateur; mais il n'est point courtisan et n'a point
» de crédit. »

En vain Tissot chercha-t-il à lui en donner. Il parvint
bien à le faire connaître assez pour lui procurer un certain nombre de voix au sénat, mais jamais une majorité,
et je ne serais pas étonné même que l'appui de Haller
ne fût plus fâcheux qu'utile à la cause de M. Pidou.
Un jour on lui refuse ce qu'on accorde à un ministre
plus jeune que lui de dix ans, pour avoir donné six
mois de leçons sur le catéchisme à une Bernoise, fille
d'un baillif probablement. Ou bien il est écarté parce que
M. de Brenles se rend lui-même à Berne pour solliciter
en faveur de ses beaux-frères, dont Voltaire écrivait :
« Quoi! vous avez trois beaux-frères prêtres, et tous

la chaire qu'avaient illustrée les Mercuriali, les Alpini, les Rammozzini, et plus récemment Valsava et Morgagni l'honneur de l'Italie. Sous ces maîtres célèbres s'étaient formés beaucoup d'hommes illustres. C'est à Padoue que le grand Harvey, immortalisé par la découverte de la circulation du sang, avait étudié l'anatomie sous Fabrice d'Acquapendente. On n'espérait pas moins de résultats de l'enseignement de Tissot, car aucun nom ne répandait un éclat plus grand dans la médecine. Lieutaud, premier médecin du roi de France, lui en rend témoignage dans la lettre suivante : « Nous attendons avec impatience la » suite de votre ouvrage sur les maladies des » nerfs. Cette matière est très-intéressante, il n'y » a que vous qui puissiez la bien traiter. Tous vos » livres, je ne veux point vous flatter, sont frap- » pés au bon coin. Le choix de vos sujets découvre » l'étendue de vos vues et la solidité de votre » jugement, et vous avez là-dessus l'approbation » des savans et du public. Je n'ignore pas d'ail-

» trois honnêtes gens! Vous êtes un homme unique. » Ces mécomptes n'aigrirent point M. Pidou, qui, ayant obtenu un brevet, se consacra, sans arrière-pensée, à son utile carrière. Il y succomba, fort regretté, après une longue et douloureuse maladie, à Lonay.

» leurs que vous faites la médecine chez vous avec
» la plus grande distinction; enfin il y a longtemps
» que je vous regarde comme le premier médecin
» de l'Europe. Il ne vous manque que d'être sur
» un plus grand théâtre. »

Padoue aurait pu être ce théâtre. Les offres de
la république de Venise étaient plus considérables
qu'aucune de celles qu'elle eût jamais faites jusqu'alors. Pellegrini et Caldani y joignirent les instances les plus cordiales. Tissot avait aussi des
motifs plausibles d'examiner de nouveau cette
question de déplacement. Pendant les cinq ans qui
s'étaient écoulés depuis son dernier refus de s'expatrier, il avait travaillé activement à acquérir les
principes de pratique les plus sûrs et les plus simples. L'idée de les communiquer et de former des
élèves qui pussent le comprendre et continuer ses
travaux après lui dans des vues philanthropiques
et élevées, faisait battre le cœur généreux de
Tissot. Enfin il désirait trouver un moyen de faire
suivre à son neveu des cours publics sans l'éloigner de lui. On ne demandait qu'un engagement
de six années, et la place de professeur dans une
république convenait bien mieux à la simplicité et
à l'indépendance de son caractère que celle plus
brillante d'archiâtre de quelque tête couronnée.

Sa réponse se fit attendre assez longtemps ; il demanda des renseignemens et des explications dé-
taillées sur les charges du poste qui lui serait confié.
Mais quelques heures après avoir écrit dans le sens
de l'acceptation, il changea d'avis comme l'indique
une lettre datée du 20 mai 1775, sur laquelle il a
écrit de sa main : « Rappelé cette lettre de la poste,
» et écrit le 23 un refus absolu, mais le plus hon-
» nête possible. »

..... « Le principe qui m'a déjà décidé plusieurs
» fois, que quand on est très-bien, il ne faut pas
» chercher le mieux, et la peine que j'aurais à
» quitter Lausanne, où je suis attaché par des liens
» très-forts, et surtout par un grand nombre d'a-
» mis, ont décidé ma réponse[1]. »

Son refus causa une espèce de deuil à l'université de Padoue ; « mais, lui écrivait Caldani, « j'a-
» vais certainement prévu que vous refuseriez de
» venir chez nous, car je savais bien qu'il était im-
» possible d'arracher un Tissot à sa patrie[2]. »

Peu après ce nouveau refus, Zimmermann annonça sa visite à Tissot....... « Je verse des
» larmes de joie chaque jour, quand je pense à

[1] Lettre à Haller, 24 mai 1775.
[2] 8 juillet 1775.

» tout ce que vous et madame votre digne épouse
» faites pour ma fille.

» Toutes vos bontés infinies ne sont cependant
» pas à leur terme encore. Car le premier de juil-
» let prochain je veux partir de Hanovre pour me
» rendre à Lausanne, pour y demander au plus
» grand médecin de l'Europe et au plus cher de
» mes amis, s'il est possible, la santé et la vie...
» et à Lausanne je remettrai avec la confiance, la
» plus intime et la plus parfaite qui ait jamais
» existé chez un malade, ma santé et ma vie à mon
» ami Tissot. »

A l'intention de consulter son ami sur ses maux,
que l'opération de Meckel n'avait point fait dispa-
raître, se joignait le désir de reprendre auprès de
lui sa fille dont l'esprit aimable et cultivé lui pro-
mettait pour l'avenir une société charmante. Depuis
sept ans, il n'avait point mis le pied en Suisse. Il
partit le premier juillet et arriva à Berne fort à propos pour y donner ses soins à M. de Haller dangereusement malade. Le 23, M. de Haller, grand-sautier, écrivait à Tissot : « Monsieur, mon père vient
» de me charger de vous prier au nom de Dieu, et
» par tout ce que l'amitié a de plus sacré, de vouloir
» bien voler à Berne ; il croit que vous seul vous
» pouvez le sauver de la mort. Une fièvre continuelle

» et qui augmente de force chaque jour, le con-
» sume; elle résiste à toutes les ressources de nos
» médecins et le travaille d'autant plus qu'elle
» n'est accompagnée d'aucune transpiration; aussi
» sa faiblesse est extrême. Le quinquina dont il se
» sert malgré les avis des médecins ne fait qu'em-
» pirer la fièvre. Enfin, Monsieur, nous nous réu-
» nissons tous tant que nous sommes pour vous
» conjurer de voler à son secours. Je n'espère pas
» de réponse par écrit, mais bien une de bouche.
» J'ai l'honneur, etc.

HALLER, grand-sautier.

Au moment où Tissot reçut cette lettre, il était lui-même au lit souffrant d'une fièvre continue. Zimmermann arriva donc tout à point pour donner à M. de Haller des soins dont l'effet fut prompt et heureux et accourut à Lausanne où il trouva heureusement son ami hors de danger, quoiqu'il se fît saigner dans le moment même où Zimmermann entra dans sa chambre, pour se débarrasser d'une pesanteur de tête qu'il jugeait absolument pléthorique. C'est sur ce fait que Madame de Genlis a brodé l'anecdote rapportée dans les souvenirs de Felicie. [1]

[1] « Voici un trait intéressant que m'a conté l'amie in-

Jamais ces deux amis si intimément liés ne s'é-
taient vus ; mais ils se connaissaient assez pour n'être

» time de M. Tissot. ' Ce dernier était en commerce de
» lettres depuis quinze jours avec le célèbre Zimmermann,
» premier médecin du roi d'Angleterre, et homme de let-
» tres très-distingué. M. Tissot sollicitait depuis longtmps
» son ami qu'il n'avait jamais vu, de venir passer quelques
» mois en Suisse. M. Zimmermann s'y décida enfin, il
» quitte l'Angleterre, traverse rapidement la Suisse, et ar-
» rive à Lausanne. Mais en entrant dans la maison de son
» ami, il apprend que M. Tissot est sans connaissance et à
» l'extrémité d'une fièvre maligne ; M. Zimmermann s'é-
» tablit dans la chambre du malade, le soigna, le veilla,
» et le guérit. M. Tissot connut tout ce qu'il devait à
» l'amitié ; mais à peine était-il convalescent, que M. Zim-
» mermann tomba dangereusement malade, et M. Tissot
» lui rendit tous les soins qu'il avait reçus de lui. M. Zim-
» mermann recouvra la santé et passa un an à Lausanne.
» La liaison de ces deux hommes vertueux devint intime,
» et dura jusqu'à la mort. » Mémoires, T. IX, page 167.

Cette amie intime de M. Tissot était Mme de Crousaz **
qui n'a certainement pas conté ce fait d'une manière
si inexacte. La correspondance de Tissot et Zimmermann durait depuis 23 ans. Zimmermann était méde-

---

* Ce trait n'a été recueilli ni dans la vie de Zimmermann, ni
dans celle de Tissot. Il est vrai dans tous ses détails, c'est pourquoi on le rapporte ici. (*Note de Mme de Genlis.*)

** Isabelle de Polier, mariée en premières noces à H. de
Crousaz de Mézery, et en secondes noces au baron de Montolieu.

point surpris en se voyant. La conversation de
Zimmermann ressemblait à ses lettres. Même
promptitude à saisir les rapports des objets ; même
fécondité dans l'esprit ; Tissot n'avait à découvrir
en lui que le feu de son regard, l'expression vive
et animée de sa figure et la grande précision de
son langage en français comme en allemand, qui
étaient caractéristiques. « Quand nous parlions
» de médecine, « dit Tissot, » et nous en par-
» lions souvent, je lui trouvais les principes les
» plus sages et les connaissances les plus nettes ;
» quand je le menais auprès de quelque per-
» sonne attaquée de maladie très-grave, ou quand
» je lui lisais les consultations que je recevais
» sur les cas les plus difficiles, je lui trouvais
» toujours la plus grande sagacité à découvrir les

cin du roi de Hanovre. Tissot ne le sollicitait point de
se rendre en Suisse. Zimmermann ne quitta point l'Angleterre où il ne mit jamais les pieds. Il mit 25 jours à
arriver à Berne, ce qui n'est point rapide ; etc. etc. Enfin
Tissot n'avait point une fièvre continue et était convalescent à l'arrivée de Zimmermann qui ne fut point malade
à Lausanne, et n'y passa que cinq semaines. Il ne recouvra d'ailleurs jamais complétement la santé, que tous les
soins humains et l'habileté des médecins ne pouvaient
lui rendre.

» causes et à expliquer les symptômes; une grande
» justesse en formant les indications, et un juge-
» ment exquis en fixant le choix des remèdes;
» il en indiquait peu, mais n'en admettait que
» d'efficaces; et enfin, dans tous les momens je
» vis l'homme vrai, droit et vertueux. Son séjour
» ici fut beaucoup plus court que je ne l'aurais
» désiré. M. Zimmermann emmenait sa fille, qui
» réunissait toutes les qualités propres à justifier
» l'extrème tendresse d'un père dont elle aurait
» fait le bonheur, si un chagrin violent, le suicide
» d'un homme qu'elle aimait, n'eût pas porté à sa
» santé un coup douloureux dont elle ne se releva
» point. Au bout de cinq ans elle succomba à une
» maladie de langueur.....

L'on ne saurait adopter tous les termes de cet
éloge dans lequel Tissot, exprimant des regrets
réels et profonds, a cru devoir laisser dans l'oubli
les défauts qui empoisonnèrent si cruellement la
vie de Zimmermann. Les fragmens de ses lettres
que j'ai cités suffisent pour le faire connaître. Il
faisait le charme de ses amis par la grâce de son
esprit et l'agrément de sa conversation; mais aussi
combien n'avaient-ils pas à souffrir de l'inégalité
de son humeur? Eloigné de son bureau, c'était
l'homme le plus doux, le plus poli, le plus com-

plaisant; mais la plume à la main, il devenait le satyrique le plus extravagant, le plus amer, et l'indiscrétion personnifiée.

Parvenu, grâces à Tissot, au poste de premier médecin du roi de Hanovre, on a vu combien ses chaînes dorées lui furent à charge. Il ne pouvait encore se plaire sur ce théâtre trop étroit pour son orgueil. Tissot, au contraire, après avoir renoncé à de brillans établissemens, était parvenu, par son mérite, à agrandir le théâtre sur lequel il était placé, et ne s'occupait qu'à y répandre ses bienfaits. Zimmermann, flatteur des grands, leur faisait payer cher quelquefois, par ses sarcasmes, les hommages qu'ils en avaient reçus. Critique sévère et mordant, il fut à son tour cruellement déchiré par la critique qui le blessa toujours au vif. Tissot, au contraire, doué d'une humeur égale, douce et bienveillante, ne cherchait guères à voir le mal, et recevait avec calme les observations et le blâme. Aussi, quelle différence entre la vie de ces deux hommes !

Ce contraste de leurs humeurs donna lieu à quelques aventures plaisantes. Un jour les deux amis allaient bien poudrés et le chapeau sous le bras, faire une visite à la campagne : le temps était magnifique et la chaleur excessive. Bientôt le ciel se couvre de nuages, et une bonne pluie d'été vient inonder nos deux docteurs, non sans causer quelque dégât dans leur toilette. M. Tissot ne pouvait s'empêcher d'en rire, et cherchait à égayer Zimmermann qui gardait un silence farouche. Ce ne fut qu'après un grand moment, qu'il lui demanda enfin d'un air tragique, comment il pouvait vivre dans un pays où la pluie tombait ainsi sans avertissement, et s'efforça de lui persuader de s'expatrier au plus tôt. Une autre fois il se fâcha presque de ne plus retrouver la même une dame qu'il avait connue jeune et jolie, et qui était devenue une excellente ménagère dévouée à l'éducation de sa nombreuse famille. Aussi, pendant longtemps Zimmermann fut-il le sujet des causeries de la société de Lausanne dont il avait fait les délices par son esprit et le charme de sa conversation. A peine en était-il parti, que Mme de Genlis y arriva pour consulter sur la santé de sa mère, Mme la baronne d'Andlau ; mais l'affluence des étrangers qui venaient réclame les soins de Tissot était si grande, que pendant plusieurs heures on fit de vaines recherches pour lui trouver un logement convenable. Ce fut Mme de Crousaz qui, la voyant de sa fenêtre obligée de rester dans sa voiture, en fut touchée, et lui offrit l'hospitalité de la manière la plus gracieuse. Mme de

Genlis fut parfaitement aimable pendant son séjour à Lausanne ; elle s'attacha vivement à M. Tissot dont elle a plusieurs fois célébré les talens dans ses écrits.

C'est ici le lieu de faire mention d'une lettre de Voltaire à Tissot, la dernière qu'il en ait reçue.

« On exige, monsieur, que je fasse des démar-
» ches en faveur d'une dame Dhuc, de Béthusy,
» dont le mari vient de mourir en Saxe d'une mort
» fort extraordinaire ; je me souviens d'avoir donné
» à dîner, il y a cinq ou six ans, à ce M. Dhuc,
» qui était un marchand de Lyon, retiré auprès
» de Lausanne.

» On m'assure que vous avez été leur médecin
» et que vous êtes très-bien informé de leurs af-
» faires.

» Ils avaient une petite maison de campagne au-
» près de Lausanne, nommée Béthusy, et ils ont
» pris en Saxe le nom de comte et de comtesse de
» Béthusy.

» Ce marchand étant mort empoisonné, on soup-
» çonne la veuve et un de ses parens nommé C.
» qui avait obtenu un titre de colonel en Pologne,
» sans avoir servi.

» Ce M. C., après la mort du marchand, se
» chargea d'abord d'aller voir à Lausanne si le

17

» défunt avait fait un testament. Il devait accom-
» pagner à Lausanne un fils du défunt. N'ayant
» point d'argent pour partir, il prit quelques dia-
» mans de la veuve, la montre, la bague, la taba-
» tière et le pommeau d'or de la canne du décédé.
» Mais, en partant, il dit à la veuve : « Je ne puis
» me résoudre à aller à Lausanne ; j'ai pensé y être
» roué pour vous, je ne veux plus m'exposer à ce
» danger. »

» Après avoir tenu ce discours, il prit la route
» de Berlin au lieu de prendre celle de la Suisse.
» Il fut arrêté, mis aux fers à Berlin, conduit en
» Saxe, et on instruit actuellement le procès cri-
» minel de ce colonel polonais et de cette mar-
» chande nommée comtesse de Béthusy.

» On m'assure que ce propos de M. C. : « J'ai
» manqué d'être roué pour vous à Lausanne, » n'est
» pas aussi criminel qu'il paraît l'être, et que ces
» paroles n'ont de rapport qu'à une insulte qu'on
» voulut faire à Lausanne à la prétendue comtesse,
» dont ce M. C. avait pris la défense. On m'ajoute
» que vous êtes très instruit de cette affaire.

» C'est donc à vous, monsieur, que je m'adresse
» avec confiance pour avoir quelque lumière. Je
» ne dois m'intéresser à une telle aventure et im-
» plorer la protection des puissances en faveur des

» accusés, que lorsque je serai entièrement au fait
» et que j'aurai des preuves de leur innocence.
» C'est ainsi que j'en ai usé dans les terribles aven-
» tures des Sirven et des Calas.

» Pardonnez-moi donc mon importunité ; faites-
» moi connaître la vérité, dont vous devez être
» instruit, et soyez persuadé de l'estime infinie et
» de tous les sentimens avec lesquels j'ai l'honneur
» d'être, monsieur, votre très-humble et très-obéis-
» sant serviteur.

VOLTAIRE, gentilhomme ord. du roy
de France.

M. Tissot, qui était le plus grand ennemi du
charlatanisme et avait toujours fait une guerre
acharnée aux vendeurs d'arcanes, n'apprit pas
sans chagrin que son nom même servait à couvrir
les entreprises de quelques spéculateurs qui cou-
raient l'Europe, se vantant de posséder un remède
secret que M. Tissot les avait chargés de répandre.
Ils avaient à leur tête un nommé Levasseur, soi-
disant médecin du prince-abbé d'Einsiedeln. Tissot
donna la plus grande publicité à la déclaration qu'il
fit, que non-seulement il n'avait jamais vu le dit
Levasseur, ni ordonné ce remède, mais que loin
d'avoir des remèdes secrets, il regardait comme

des charlatans et des fripons tous les médecins qui en avaient. (20 septembre 1775.)

La maladie de Haller fut, dès le mois de janvier, pour Tissot, une source de soucis et d'inquiétudes qui ne devait tarir qu'à sa mort. Haller, âgé de soixante-neuf ans, ne pouvait vivre sans travailler, et le travail le tuait. L'accroissement considérable de son embonpoint, et la faiblesse de sa vue, qu'une écriture extrêmement menue tendait à fatiguer tous les jours davantage, lui rendaient ses travaux extrêmement pénibles. Mais plus le terme approchait, plus l'amour de la science semblait le dévorer, en sorte qu'au sortir des repas et bien avant dans la nuit, il s'y livrait sans ménagement. Il est surprenant qu'avec un tel régime il ait pu atteindre soixante et dix ans.

Voici quelques fragmens de ses lettres pendant sa dernière maladie.

19 mars 1776.

« Permettez-moi de vous demander la continua-
» tion de vos bons conseils..... Vous me consolez
» sur le terrible aphorisme de mon ami Bœrhaave...
» L'annonce d'une hydropisie assurée fait certai-
» nement une triste nouvelle, et quoiqu'il faille
» mourir et que je sois bien près du terme de
» soixante et dix ans, je regarde cependant l'éter-

» nité comme un objet trop sérieux pour ne pas
» être effrayé de son aspect..... »

Tissot, qui avait la plus grande vénération pour
son caractère chrétien, regardait ces craintes de
l'éternité comme un signe d'hypocondrie. Haller
lui répond :

2 avril 1776.

« Il n'y a point d'hypocondrie chez moi, il n'y
» a que l'attention que je prête aux suites de mes
» maux. Le moindre soulagement me rend la gaîté
» qui m'est naturelle. Je ne veux pas vous fatiguer
» de mes réflexions sur l'éternité, mais elles ne
» peuvent être que sérieuses. »

1ᵉʳ septembre 1776.

« ...... J'ai tant de vide dans ma vie, je suis
» si isolé, si souvent seul, que j'ai bien besoin de
» nourrir mon esprit et de le surcharger même
» pour oublier mes peines.... »

C'est dans cette lutte continuelle que Haller soutenait contre son amour de la science, qu'il apprit
à connaître le fond de son cœur. De là tous les
reproches qu'il s'adresse à lui-même si souvent et
dont son journal nous a conservé de précieuses
traces.

Ses lettres à Tissot, pendant l'année 1777, ne
roulent que sur ses maux, qu'il décrit avec une

précision, une netteté admirables. Il désirait les alléger, afin de pouvoir se rendre utile jusqu'à son dernier moment, mais il ne voulut point être trompé sur leur terme prochain. Pressé de le lui faire connaître, le docteur Rosselet lui annonça sans déguisement qu'il ne croyait pas qu'il pût survivre aux derniers jours de l'automne, et dès lors toutes ses pensées furent tournées vers l'instant de cette sérieuse et solennelle rencontre avec son Dieu.

Joseph II, voyageant en Suisse sous le nom de comte de Falkenstein, voulut faire à Haller un honneur qu'il refusa à Voltaire. Haller avoue dans son journal qu'il eut un accès de vanité et d'amour-propre à cette occasion, mais il ne fut que passager. Le 23 août, il écrivait au comte Max de Lamberg, qui le pressait de lui communiquer les détails de cette visite : « Voici, au reste, le précis de ma » façon de penser sur la visite de l'auguste comte : » Si vous me demandez : Le comte n'a-t-il pas fait » une action d'humanité, ne m'a-t-il pas honoré » infiniment et obligé par cette distinction ? j'avoue « le tout ; mais si vous me demandez : Cette visite » vous a-t-elle rendu plus heureux ? je répondrai » bien tristement, et peut-être en fanatique selon » vous : Je suis aux portes de l'éternité, mon » bonheur, ma félicité est au-delà du tombeau,

» tout ce que je possède en-deçà n'est plus pour
» moi que l'affaire d'un moment, une maison de
» cartes, dorée si vous voulez, mais qu'un vent
» inévitable va renverser. »

Ses lettres à Tissot ne renferment aucun détail
sur ses impressions morales. Il cherchait avec ardeur l'assurance du pardon de ses péchés. Jusqu'à
ses derniers jours il était poursuivi du souvenir de
ses expériences sur les animaux vivants, et il se
demandait sans cesse : « Dieu me pardonnera-t-il
» d'avoir tant tourmenté ses créatures ? J'ai mal-
» traité les créatures de Dieu ; comment Dieu me
» traitera-t-il ? » M. le pasteur K. qui lui parlait des
grandes vérités de la révélation, n'avait point
compris son état, et au lieu de l'entretenir de
l'amour du Sauveur, il l'effrayait et retournait le
poignard dans son sein par ses tableaux solennels
de la grandeur et de la justice de Dieu. Mais
M. le pasteur Stapfer eut le bonheur de lui faire
recevoir complétement le message du salut et la
bonne nouvelle de l'expiation parfaite accomplie
par Jésus-Christ.

Jusqu'au dernier moment M. de Haller envoya
à Tissot la description minutieuse des progrès de
sa maladie. Le 4 décembre, jour où il a clos son
journal, il lui adressa encore une grande lettre.

C'est la première où il donne à Tissot le titre d'ami qu'il méritait si bien.

« ..... La scène a extrêmement changé, mon
» cher ami, je me rapproche de ma fin.

» Je sentais depuis trois ou quatre semaines une
» accélération du pouls qui flottait constamment
» entre quatre vingt dix et cent pulsations; il y est
» encore; mais un sentiment de chaleur, même
» quelque petite sueur s'y est jointe.

» L'appétit est totalement perdu.

» M. Rosselet m'annonce que ce marasme sera
« fatal.

» J'ai pris le quina depuis quelque temps, mais
» j'ai mille peines à en avaler assez pour résister,
» etc., etc.....

» Je vous l'avoue, et je l'ai toujours avoué, je
» crains la mort; je suis d'ailleurs embarrassé
» dans des ouvrages qui seront la.....¹.... s'ils ne
» peuvent pas être finis. ».

Puis, après une série de questions, il ajoute :
« Vous souhaitez sans doute la conservation de
» votre ancien ami; veuillez l'assister de vos con-
» seils un peu détaillés pour le reste de sa vie.

» Commencez, je vous prie, par le pronostic.

¹ Mots illisibles.

» Quel qu'il soit, il ne change point la nature des
» choses, et il faut s'y exposer pour ne pas tomber
» dans une sécurité dangereuse ou bien dans un
» désespoir inutile et peu fondé. »

Le lendemain il termine par ces mots :

« Je prie mon bon ami de peser le tout; il ne
» s'agit plus d'une guérison; il s'agit de prolonger
» la vie que l'on croit en danger imminent. »

Le 6 il lui écrit encore, mais c'est à peine si
l'on peut lire ces lignes tracées par un mourant :

« Je vous prie de m'écrire par le premier cour-
» rier sur l'apparence du danger et sur les chances
» de guérir..... Ce sera un effet de votre ancienne
» amitié.

» Je vous embrasse. »

Cette lettre ne put être écrite qu'à trois reprises.
Le 7 il terminait par ces mots que je n'ai pu dé-
chiffrer en entier :

« J'embrasse mon ancien ami en attendant sa
» réponse.

« Il y a de la vie encore, mais trop peu, et.....
» fréquemment, pour guérir, être......... entre-
» vue...... redoutable. »

Ce sont les dernières lignes qu'il ait écrites.

Tissot apprit sa mort par la lettre suivante :

« Monsieur,

» L'amitié constante dont vous avez toujours
» honoré mon père m'oblige de vous annoncer, au
» nom de sa famille, que ce respectable vieillard
» nous a été enlevé vendredi le 12 de ce mois à
» huit heures du soir. Sa mort a été des plus douces,
» et il a conservé ses sens jusqu'au dernier moment
» de sa vie. Cette perte est trop grande pour que
» nous puissions jamais l'oublier ; la seule conso-
» lation qui nous reste est que nous le savons jouir
» d'une félicité éternelle.

» J'ai l'honneur, etc. »

EMM. DE HALLER.

Tissot et Bonnet étaient de tous les amis de
Haller ceux qui devaient sentir le plus profondément cette perte. Tissot consacra plusieurs mois à
faire une notice sur son ami, qu'il comptait publier.
Il en obtint le privilége de LL. EE. Il ne paraît pas
qu'elle ait jamais été imprimée. Peut-être la trans-
mit-il à M. de Tscharner, qui la cite dans son éloge
de Haller lu à Berne le 25 mars 1778 à la Société
économique, ou à Vicq d'Azyr, chargé de la même
tâche par l'Académie des sciences de Paris. J'ai
trouvé une ébauche de ce travail dans ses manus-

crits. En voici un fragment relatif aux opinions religieuses de Haller.

« .... Dans ses lettres sur les vérités les plus
» importantes de la révélation, M. de Haller s'oc-
» cupe avec le même zèle, la même force, la
» même chaleur des premières vérités du christia-
» nisme....... Il vient ensuite à cette question bien
» ancienne que les plus sages des hommes se sont
» déjà proposée : Comment l'homme pécheur fera-
» t-il sa paix avec Dieu ? Socrate, qui regardait
» l'étude de la vertu comme la seule occupation
» digne d'un homme sage, se l'est proposée, et il
» avoua son incertitude ; il ne pouvait pas com-
» prendre comment le péché pouvait ne pas encou-
» rir les jugemens de l'Etre infiniment saint, qu'il
» ne cessait pourtant pas de regarder comme un
» Etre miséricordieux, et cette idée était pour lui
» une source de confiance. « Je ne doute pas, disait-
» il, que Dieu, dans un temps marqué par sa sa-
» gesse, n'envoie un homme, instruit par Lui-
» même, qui leur révélera le plus intéressant de
» tous les mystères : comment les péchés peuvent
» être pardonnés. » De cette espèce de prédiction de
» Socrate M. de Haller passe à l'événement qui l'a
» vérifiée, et en présente toutes les circonstances
« avec une justesse, une vérité, une concision qui

» rendent la lecture de cet ouvrage également utile
» et intéressante, quoique la force des expressions
» soit sans doute affaiblie par la traduction. Enfin,
» en 1775 M. de Haller publia en allemand des
» lettres apologétiques en faveur de la religion
» chrétienne, qui sont, au jugement de ceux qui
» ont pu les lire, une réfutation victorieuse de
» toutes les objections faites contre la vérité de la
» révélation. En réunissant tous ces ouvrages, on
» aurait vraisemblablement ce qu'il y aurait de
» mieux à dire en faveur de la religion et par l'au-
» teur le plus propre à donner un grand poids à cet
» ouvrage. Ce n'est point un ecclésiastique qui
» doive, par état, défendre la doctrine qu'il en-
» seigne et l'autel dont il vit ; ce n'est point un
» théologien emporté qui, dans son courroux de
» ce qu'on ne pense pas comme lui, injurie et
» anathématise ses adversaires auxquels il en veut
» plus qu'à leur doctrine. Ce n'est point une âme
» plus pieuse qu'éclairée qui, dans sa frayeur,
» remplit des volumes de ses jérémiades. Ce n'est
» point un dévot outré qui se contente de crier au
» feu à tue-tête sans rien faire pour l'éteindre. Ce
» n'est point un athlète faible qui en attaque de
» plus forts que lui : c'est un laïque, un homme
» dont la *vocation* est étrangère à la religion, mais

» qui se croit appelé à la défendre comme tout ci-
» toyen l'est, dans un état démocratique, à défen-
» dre la patrie. C'est un homme doux, calme et
» tolérant, religieux, mais sans faiblesse, que rien
» n'effraie ni ne trouble, qui présente les argumens
» les plus forts comme autant de boucliers contre
» lesquels tous les traits viennent se briser; il ne
» sonne point l'alarme, mais il porte des secours
» de toutes ses forces. C'est l'homme le plus pro-
» pre par son génie, par ses connaissances, par ses
» mœurs à faire triompher sa cause. Quel est celui
» des ennemis de la religion, puisqu'enfin la reli-
» gion a des ennemis, qui ait eu plus de génie?
» qui d'entr'eux l'a égalé en connaissance dans les
» langues sacrées, l'histoire ecclésiastique et pro-
» fane, dans les antiquités religieuses? qui a lu et
» médité la Bible plus que lui? Qui a été plus juste
» et plus profond dans sa critique? Qui lui compa-
» rera-t-on pour la finesse du discernement? la
» droiture de l'esprit? Qui a eu un cœur plus ver-
» tueux? »

Tel est le sentiment de Tissot sur Haller; il est
digne de tous deux.

Bien différente fut la mort de Voltaire, qui sur-
vécut peu de mois à Haller. Il était parti le 5 février 1778 pour aller jouir à Paris du triomphe

que lui avaient préparé ses admirateurs, ayant à leur tête le marquis de Villette, Mme Denis et toute la cabale de Ferney. Dans l'âge de la pusillanimité, obsédé de tous les enfans perdus de la littérature, entouré d'une cohorte de flatteurs intéressés à circonvenir son jugement et sa raison, l'enthousiasme et le délire dont on l'étourdissait lui déguisèrent la guerre que l'on faisait à sa santé, à sa vie et à son âme. Mais la cour ne prit aucune part à ces manifestations, et ce fut un cruel désappointement pour Voltaire, qui, dès lors, fit les réflexions les plus amères sur les intrigues par lesquelles on l'avait attiré à Paris. En rentrant de la Comédie française, le jour même où sa présence y avait fait éclater des transports et des élans presque frénétiques, il dit : « Ah! vous ne connaissez pas les » Français, ils en ont fait autant pour Jean-Jacques, » puis ils l'ont proscrit et il a été obligé de s'en- » fuir. »

Cependant Mme Denis et ses autres courtisans étaient bien décidés à le faire rester à Paris pour y jouir, *quand même*, du reflet que sa gloire faisait rejaillir sur tout ce qui l'entourait. Vainement avait-on essayé de faire entrer Tronchin dans ce complot. « Je donnerais cent louis, dit-il à Vol- » taire, pour que vous fussiez à Ferney. Vous avez

» trop d'esprit pour ne pas sentir qu'on ne trans-
» plante pas un chêne de quatre-vingt quatre ans,
» à moins de vouloir le faire périr. Partez! j'ai
» une excellente dormeuse à votre service. » —
Suis-je en état de partir? — « Oui, j'en réponds
sur ma tête. » — Voltaire saisit sa main, fondit en
larmes et s'écria : « Ah! mon ami! vous me ren-
» dez la vie. » Mais il était esclave de ses entours;
on le retint bon gré, mal gré. Voici quelques
mots d'une lettre inédite de Tronchin à Bonnet
sur les derniers temps de la vie de Voltaire. Après
avoir rendu hommage à la mémoire de Haller....[1].
« Oh! mon ami, ajoute-t-il, j'en reviens toujours
» à l'excellente lettre qu'il a écrite à Voltaire,
» qu'on trucide ici à force d'adorations. C'est sans
» exemple. Il avait imaginé que je ne voudrais pas
» le voir, et cette imagination le tourmentait. Au
» débotté, il m'a écrit une lettre parfumée d'en-
» cens dans laquelle il me jure une estime et une
» amitié éternelles. J'allai le voir. « Vous avez été, »
» me dit-il, » mon sauveur, soyez ici mon ange tu-
» télaire, je n'ai plus qu'un soupir de vie, je viens
» le rendre dans vos bras; » et alors il fondit en
» larmes. Il pourrait bien avoir dit vrai : on le
» tuera. »

[1] 19 février 1778.

[1] « Si mes principes, mon bon ami, avaient eu
» besoin que j'en serrasse le nœud, l'homme que
» j'ai vu dépérir, agoniser et mourir sous mes
» yeux en aurait fait un nœud gordien; et en com-
» parant la mort de l'homme de bien, qui n'est
» que la fin d'un beau jour, à celle de Voltaire,
» j'aurais vu bien sensiblement la différence qu'il
» y a entre un beau jour et une tempête; entre la
» sérénité de l'âme du sage qui cesse de vivre et
» le tourment affreux de celui pour qui la mort est
» le roi des épouvantemens. Grâces à Dieu, je
» n'avais pas besoin de ce spectacle, et cependant
» *fortè olim meminisse juvabit.* Cet homme donc
» était prédestiné à mourir dans mes mains. Je lui
» ai toujours parlé vrai, et, malheureusement
» pour lui, j'ai été le seul qui ne l'ait jamais
» trompé. Oui, mon ami, m'a-t-il dit bien sou-
» vent, il n'y a que vous qui m'ayez donné de
» bons conseils; si je les avais suivis, je ne se-
» rais pas dans l'affreux état où je suis, je serais
» retourné à Ferney; je ne me serais pas énivré de
» la fumée qui m'a fait tourner la tête; oui, je n'ai
» avalé que de la fumée; vous ne pouvez plus
» m'être bon à rien. Envoyez-moi le médecin des

[1] 20 juin 1778.

» fous. Par quelle fatalité faut-il que je sois venu
» à Paris ! Vous m'avez dit, en arrivant, qu'on ne
» transplantait point un chêne de quatre-vingts ans,
» et vous me disiez vrai ; pourquoi ne vous ai-je
» pas cru ? Et quand je vous ai donné ma parole
» que je partirais dans la dormeuse que vous m'a-
» viez promise, pourquoi ne suis-je pas parti ?
» Ayez pitié de moi, je suis fou. »

« Il devait partir le surlendemain des folies de
» son couronnement à la comédie française, mais
» le lendemain matin il reçut une députation de
» l'académie française qui le conjurait de l'hono-
» rer, avant de partir, de sa présence ; il s'y ren-
» dit l'après-dîner, et là, par acclamation, il fut
» fait directeur de la Compagnie. Il accepta la di-
» rection, qui est de trois mois. Il s'enchaîna donc
» pour trois mois, et de sa parole à moi donnée
» rien ne resta. De ce moment-là jusqu'à sa mort
» ses jours n'ont plus été qu'un ouragan de folie.
» Il en était honteux ; quand il me voyait il m'en
» demandait pardon ; il me serrait les mains ; il
» me priait d'avoir pitié de lui, et de ne pas l'a-
» bandonner, surtout ayant de nouveaux efforts à
» faire pour répondre à l'honneur que l'académie
» lui avait fait, et pour l'engager à travailler à un
» nouveau dictionnaire à l'instar de celui *della*

» *Crusca*. La confection de ce dictionnaire a été sa
» dernière idée dominante, sa dernière passion. Il
» s'était chargé de la lettre *A*, et il avait distribué
» les vingt trois autres à vingt trois académiciens,
» dont plusieurs s'en étant chargés de mauvaise
» grâce, l'avaient singulièrement irrité. « Ce
» sont des fainéans, » disait-il, « accoutumés à
» croupir dans l'oisiveté; mais je les ferai bien
» marcher : » et c'était pour les faire marcher que
» dans l'intervalle des deux séances il a pris en
» bonne fortune tant de drogues et a fait toutes
» les folies qui ont hâté sa mort, et qui l'ont jeté
» dans l'état de désespoir et de démence le plus
» affreux. Je ne me le rappelle pas sans horreur ;
» dès qu'il vit que tout ce qu'il avait fait pour
» augmenter ses forces avait produit un effet con-
» traire, la mort fut toujours devant ses yeux.
» Dès ce moment la rage s'est emparée de son âme.
» Rappelez-vous les fureurs d'Oreste. *Furiis agi-*
» *tatus obiit.* »

A peine Voltaire succombait, écrasé sous le
poids de sa gloire et de son triomphe, lorsque J.-J.
Rousseau, qui avait enfin trouvé, dans ses vieux
jours, une retraite à Ermenonville, y mourut le 3
juillet. On ne peut guère douter qu'il n'ait lui-
même mis fin à ses jours, malgré les dénégations

de quelques-uns de ses partisans et l'assurance qu'il avait donnée à Tissot de ne jamais attenter à sa vie. J.-J. Rousseau avait refusé l'affection et les services de presque tous ceux qui l'aimaient. A quel titre Tissot, d'autant plus soumis à cette chance, que son enthousiasme pour Jean-Jaques était plus prononcé et plus expansif, resta-t-il en faveur à la cour de cette espèce de monarque, plus fêté et plus flatté que tous les souverains de son temps? C'est ce que nous ne chercherons point à expliquer. Toujours est-il qu'il n'y eut dans sa liaison avec Rousseau ni bourrasque ni refroidissement. Tissot le regretta sincèrement.

En quittant Berne, le comte de Falkenstein s'était arrêté quelque temps à Lausanne. M. Tissot, invité à lui en faire les honneurs, le vit tous les jours et fut enchanté de sa simplicité, de sa droiture, de son amour de la justice, ainsi que de sa conversation toujours intéressante et instructive. Celle du docteur vaudois ne plut pas moins à Joseph II, qui dès-lors conçut le projet de l'attirer à l'université de Pavie.

Le duc de Modène, grand-père de Mme la duchesse de Chartres, mère du roi Louis-Philippe, lui fit proposer aussi d'accepter les fonctions de son premier médecin. A son refus, il lui demanda de lui en indiquer un, et ce fut sur M. Chatelanat, de Moudon, que tomba son choix.

Ses travaux pendant l'année 1777 ne s'étaient point ralentis. Quoique ses occupations ne lui permissent plus d'inoculer depuis six ans, il regardait toujours cette méthode comme indispensable à la conservation de la santé publique. Il dut donc prendre sa défense lorsque la chambre de santé de Berne défendit, je ne sais sur quel fondement, d'inoculer dans les villes. Il fit un mémoire pour faire voir les inconvéniens de cette mesure, et obtint la révocation de cet arrêt.

Il donna, l'année suivante, son premier volume de son traité des *Maladies des nerfs*, dont le troisième tome avait déjà paru. On l'attendait avec impatience. Des traducteurs de divers pays s'en faisaient expédier les feuilles à mesure qu'elles sortaient de presse, afin de pouvoir faire paraître leurs traductions allemande, italienne, anglaise, espagnole et hollandaise aussitôt que l'édition française.

M. de Félice désirant publier une édition complète et élégante des œuvres de J.-B. Morgagni, s'adressa à Tissot pour l'enrichir d'additions et de remarques. Tissot renvoya cette besogne à Gaubius, ami intime de Morgagni, médecin fort habile dont les écrits en latin se font remarquer par leur élégance et leur pureté. Le savant professeur de Leyde s'en étant excusé, à son défaut Tissot accepta ; mais le savant de Félice s'étant décidé à ne donner que le traité *De Sedibus et causis morborum per anatomen indagatis*, Tissot le fit seulement précéder d'une préface et de la vie de Morgagni, qui se voit en tête de l'édition d'Yverdun [1].

Enfin au mois d'août 1779 parut la *Lettre à Hirzel sur le blé et le pain*. Elle fut écrite pour répondre à Linguet qui, dans ses Annales du 18e siècle, avait plus d'une fois parlé, avec sa verve accoutumée, contre l'usage de semer du blé et de le cultiver. Cette lettre fut traduite en plusieurs langues. Elle renfermait des détails d'économie rurale fort intéressans. Grimm, ennemi acharné de Linguet fait, dans sa correspondance littéraire, l'éloge de cet ouvrage, cependant il blâme l'estimable auteur de l'*Avis au Peuple* d'avoir réfuté Linguet sérieusement. Son article se termine en ces termes . « M. Tissot, persuadé qu'il ne suffit » pas d'avoir de bonnes raisons pour convaincre » son adversaire, qu'il faut encore être poli, et » flatter, s'il est possible, son amour-propre, ter- » mine sa petite diatribe par ce joli compliment :

[1] 3 vol. in-4° 1779.

» On peut avoir des hommes assez gros, assez
» grands, assez forts avec du maïs, des pommes
» de terre, du mil même. mais je doute que
» l'homme qui en vivrait écrivît jamais les *Annales*
» *politiques du 18ᵉ siècle*, les *Plaidoyers de M. le*
» *duc d'Aiguillon*, les *Défenses de M. le comte de*
» *Morangiès.*

» On croira sans peine que cet argument a dû
» toucher M. Linguet ; aussi le traite-t-il comme
» la plus forte objection qu'on ait pu faire à son
» système, et il y répond avec beaucoup de poli-
» tesse à la vérité, mais d'une manière qui doit
mettre M. Tissot au pied du mur [1].

» Vous croyez avec toute l'Europe, lui dit-il,
» que je vis de pain ? Hé bien, point du tout : j'en
» mange fort peu ; mon estomac le digère mal, et
» supporte beaucoup mieux la pâtisserie. Que ré-
» pliquer à cela ? Voilà de ces anecdotes intéres-
» ressantes du 18ᵉ siècle, qu'on ne trouvera guère
» que dans les *Annales de M. Linguet*, et qui doi-
» vent les rendre à jamais précieuses à la posté-
» rité [1]. »

[1] Voici les propres termes dont se sert Linguet :
» Quoiqu'il soit presque honteux pour moi de penser au-
» trement qu'un grand médecin sur l'article de la diges-
» tion, j'ai en moi-même un argument qui me rend in-

Les dernières publications de Tissot reçurent un accueil aussi favorable que toutes les précédentes. Tout récemment encore sa science et son habileté venaient d'être reconnus hautement dans les Pays-Bas, ravagés par une épidémie de dyssenterie meurtrière. Sitôt que le mal fut reconnu, le gouvernement fit imprimer et répandre avec abondance des extraits des ouvrages de Tissot contenant l'indication des remèdes de ce mal et la méthode de s'en servir. Les résultats furent aussi prompts que satisfaisans.

On ne s'étonnera donc point qu'une nouvelle vocation ait été adressée à Tissot, de la part du landgrave de Hesse-Cassel. Elle lui parvint par le général-major de Jungkenn, qu'il avait soigné et guéri quelques années auparavant. Il ne pensa

» domptable. C'est mon estomac. Soit constitution parti-
» culière, soit habitude, soit plus d'attention sur cet
» objet qu'on n'en a d'ordinaire, j'ai observé depuis mon
» enfance que le pain m'a toujours été contraire : seul,
» en quelque petite quantité que ce fût, il m'a toujours
» donné des aigreurs, de véritables indigestions ; et ce
» qui va peut-être vous étonner, c'est que je digère la
» pâtisserie, et en général le pain non levé impunément
» et facilement..... (*Lettre à M. Tissot, docteur en méde-*
» *cine, au sujet de sa Lettre à M. Hirzel,* etc., etc.)
» Annales polit., etc. Tome VII, p. 165. »

point à l'accepter. Mais jugeant que des cours de physique, d'anatomie, et de chirurgie devenaient nécessaires à son fils d'adoption alors âgé de dix-neuf ans, il se décida à faire un voyage à Paris pour les lui procurer. Ils partirent en novembre 1779.[1]

« L'arrivée d'un médecin célèbre, dans une ca-
» pitale, dit Condorcet, est presque toujours l'épo-
» que d'une révolution dans la médecine. Il apporte
» avec lui un autre régime, des remèdes inconnus
» ou inusités et de nouvelles méthodes. On n'a-
» dopte pas toujours tout ce qu'il propose, mais il
» force d'examiner de nouveau, de revenir de ces
» principes qu'on croyait incontestables, et qu'on
» suive ou non ses méthodes, l'art doit nécessaire-
» ment y gagner. »

On sut à peine que M. Tissot venait d'arriver à Paris qu'on accourut de toutes parts à l'hôtel d'Orléans pour le consulter. Il vit presque se réaliser la pensée que lui exprimait le vieux comte de Tressan, membre de l'académie française et de

[1] M. Tissot fit venir à Paris son neveu Auguste Pidou, ministre du St.-Evangile, qui était précepteur à Gotha. Il y fit quelque séjour et se rendit ensuite en Angleterre, où la réputation de son oncle, joint à son mérite person-nel, lui obtinrent un excellent accueil. On connait le rôle important qu'il a joué plus tard dans sa patrie.

celle des sciences, peu de mois avant son départ
pour Paris. « Oui, c'est à vous que Paris eût dû
» envoyer depuis longtemps un quadrige d'or orné
» de lys comme les Athéniens envoyèrent leur
» quadrirème ornée de banderolles et portant la
» chouette de Minerve pour pavillon au demi-
» dieu fils d'Apollon qu'ils appelaient à leur se-
» cours.

» . . . . . Oui, Monsieur, ajoute-t-il plus loin,
» je me ferai honneur de porter votre portefeuille
» à votre suite dans toutes les célèbres académies
» dont je suis membre depuis trente ans . . . . . »
Souvent la rue des petits Augustins ne pouvait
contenir la longue file de voitures qui se pressait
à sa porte. Ce grand empressement, cette curio-
sité, ces prévenances de la société la plus aimable et la plus brillante de Paris qui touchaient certainement M. Tissot ne tardèrent pas à lui causer
de la lassitude et de l'ennui. Au bout de quelque
temps, il se convainquit que cette manière d'exercer la médecine, en courant, et de voir une foule
de malades sans pouvoir en suivre un seul comme
il l'aurait voulu, ne pouvait amener de résultats
avantageux. Toute sa consolation était de voir combien son neveu était heureux et content de ce nouveau genre de vie. La langue française parlée avec

élégance et pureté lui rendait les cours de ses professeurs aussi agréables qu'instructifs, mais cette jouissance était trop chèrement achetée pour M. Tissot par une séparation presque continuelle d'avec son fils adoptif. A peine les deux amis pouvaient-ils passer quelques instans ensemble. Accablés d'invitations à dîner si gracieuses, qu'il n'y avait pas moyen de s'y soustraire, l'heure du repas n'était pas toujours celle de la réunion, et cette privation était trop forte pour le cœur sensible de M. Tissot. En vain combattait-il ce qu'il regardait comme une faiblesse : au bout de quelques mois sa santé visiblement altérée lui fit craindre le mal du pays, son dégoût de Paris était devenu invincible, et il se décida à retourner à Lausanne.

Long-temps il fut indécis s'il y ramènerait son jeune compagnon de voyage. Ses progrès rapides, son amour de la science que lui rendaient si attrayantes les leçons de Vicq d'Azyr, d'Arcet, Sigaud et d'Aubenton, l'espoir bien fondé de le voir un jour s'associer à ses travaux et les continuer après lui, l'impossibilité de suppléer à Lausanne, à tout ce que ce départ lui ôterait, tels étaient les motifs qui plaidaient en faveur de la séparation. Mais elle déchirait son cœur ! Le cœur l'emporta. Cependant une fois à Lausanne l'impossibilité d'y

achever les études médicales de son jeune ami lui
parut si claire, qu'il se décida à saisir la première
occasion qui se présenterait de le quitter pour se
rendre dans quelque ville d'Allemagne ou d'Italie
qui lui offrît plus de ressources.

Le vénérable Borsieri venait de quitter l'université de Pavie, où il occupait la chaire de médecine
théorique et pratique. Rappelé auprès de l'archiduc Ferdinand, gouverneur général de la Lombardie, il allait jouir d'un repos que son grand âge et
ses infirmités lui rendaient nécessaire.

Joseph II invita son frère à faire venir M. Tissot
pour le remplacer. Des négociations s'ouvrirent
dans ce but par l'intermédiaire du baron de Cron-
thal qui vint exprès s'établir en Suisse avec ordre
de ne pas en revenir sans l'acceptation de M. Tissot. Il aurait été facile à notre compatriote de profiter de cette disposition favorable du gouvernement impérial pour élever ses prétentions beaucoup plus haut qu'il ne le fit. Ses honoraires furent
fixés à 3000 florins d'Allemagne avec la faculté
d'exercer la médecine dans tout l'état de Milan et
au-dehors lorsque le service de l'université le per-
mettrait. Mais en revanche il fit ses conditions
pour l'appartement qu'il occuperait et en régla
la distribution de Lausanne en véritable auto-

crate. Ainsi, les rayons de sa bibliothèque ayant été placés dans une portion de sa chambre autre que ne l'avait désiré M. Tissot, ce fut un des objets traités officiellement avec le gouvernement impérial que le déplacement de ces rayons. Toutes ses demandes lui furent accordées avec l'empressement le plus gracieux. M. Tissot exigea la création d'une salle de clinique où il pût enseigner auprès du lit des malades. Elle lui fut accordée. Enfin on lui meublait sa maison aussi selon ses ordres, on lui remboursait ses frais de route et de transport; et il était dispensé de toutes cérémonies et fonctions qui ne s'accorderaient pas avec la profession de la religion réformée. Cela ne s'était jamais vu dans une université italienne et dans le saint empire romain. Tissot aurait voulu ne s'engager que pour deux ans. On lui répondit que cela ne se pouvait pas mais qu'au bout de ce temps il serait libre de donner sa démission.

Il se mit aussitôt à l'étude de l'italien, qui, malgré ses cinquante trois ans, lui devint bientôt familier, et lorsqu'il quitta le pays de Vaud, la prononciation seule lui restait à saisir.

Avant de partir, il avait reçu les instances les plus fortes de la part de la comtesse d'Albani de se rendre auprès d'elle à Rome. Non contente d'a-

voir écrit elle-même une fois, elle réitéra des offres fort brillantes et fit appuyer sa demande par
son ami de Bonstetten, alors baillif de Nyon.

« Le nom de la princesse Stuart, femme du pré-
» tendant, est trop célèbre pour que j'aie besoin
» de vous dire, monsieur, qui est la personne
» dont j'ai l'honneur de vous adresser la lettre ci-
» incluse.

» Elle ignore si vous êtes à Lausanne, c'est
» pourquoi elle me charge de sa lettre. « Priez-le,
» conjurez-le, » m'écrit-elle, « d'accepter mes of-
» fres, il ne s'agit que de me sacrifier quelques
» mois. Je le défraierais de tout, et je lui témoi-
» gnerai ma reconnaissance de manière à le con-
» tenter; par la même occasion il verra Rome. Je
» n'ai aucune confiance aux médecins italiens, et
» je ne suis pas bien.

» Je ne sais pas, monsieur, ce que Mme la
» comtesse d'Albany vous écrit; mais je puis avoir
» l'honneur de vous assurer que son mal vient des
» chagrins et des peines que son ivrogne de mari
» lui a fait endurer. Elle s'est retirée de Florence
» dans un couvent de Rome; de là elle va s'éta-
» blir chez le cardinal d'York, son beau-frère. Je
» sais, monsieur, qu'il est bon d'instruire les mé-

» decins de l'état moral de leurs malades ; c'est la
» raison pourquoi je vous préviens à ce sujet, etc.

» Ch. Victor de BONSTETTEN.

» Berne 29 mars 1781. »

Johnson, dînant un jour avec le général Paoli et
parlant de son voyage projeté en Italie, disait :
« Un homme qui n'a pas été en Italie a toujours la
» conscience de son infériorité, il sent qu'il n'a
» pas vu ce qu'un homme doit voir. Le grand
» objet de tous les voyages est de voir les côtes de
» la Méditerrannée, ces rivages où s'élevaient au-
» trefois les quatre grands empires du monde, les
» Assyriens, les Perses, les Grecs et les Romains.
» Tout ce qui nous distingue des sauvages nous est
» venu des bords de la Méditerranée. »
Ce fut le 11 octobre 1781 que nos deux voyageurs partirent de Lausanne accompagnés des
vœux de leurs nombreux amis. Ils s'arrêtèrent à
Turin, à Gènes, et visitèrent sur leur route les
établissemens utiles, et surtout les hôpitaux. A
Milan M. Tissot fut comblé de marques d'estime et
de faveur par le comte Firmian et l'archiduc Ferdinand. Lui-même en était tout surpris. Enfin le
temps fut tellement mis à profit qu'ils n'arrivèrent à

Pavie que le 26 novembre, jour même de l'ouverture
des cours. Une foule d'étudians remplissaient l'auditoire, et les bedeaux en grand costume, attendaient
le nouveau professeur qui, s'étant affublé d'une
grande simarre de soie et d'une fraise à l'espagnole, les suivit en toute hâte et se trouva bientôt
ei présence de la foule nombreuse qui remplissait
les salles de l'université. Sans émotion, mais avec
l'air modeste et froid qui lui était naturel, il prononça en latin un discours d'installation dont voici
les premiers mots.

« Nobles jeunes gens, douce espérance de la
» patrie, qu'il m'est doux et glorieux d'appeler
» aujourd'hui mes disciples, étranger à vos habi-
» tudes, à votre patrie, à vos mœurs, à votre lan-
» gue, craignant de ne pouvoir me faire compren-
» dre même en employant la langue latine, né et
» élevé de l'autre côté des Alpes, je n'ai qu'un
» seul titre à votre bienveillance, c'est mon ardent
» désir de vous être utile. C'est à cette œuvre que
» je me dévoue, je veux m'y adonner et m'y con-
» sacrer entièrement. S'il y a quelque chose de
» bon en moi, et plût à Dieu qu'il y eût davan-
» tage, mon unique vœu est de le faire tourner à
» votre avantage et à votre bien. C'est avec joie

» que je vous enseignerai tout ce que m'a appris
» un long travail; je m'efforcerai de vous instruire
» de manière à ce que vous puissiez le comprendre
» aisément et le retenir longtemps, etc......

Plus loin, en parlant de Borsieri, il s'exprime
ainsi........ « Lorsque l'auguste Marie-Thérèse,
» dont le nom sera dans tous les âges le titre le
» plus glorieux des rois, rétablit toutes les sciences
» dans cette antique université, elle voulut qu'un
» seul professeur enseignât la théorie médicale et
» conduisit lui-même ses disciples auprès du lit
» des malades. C'est de cette tâche que s'est ac-
» quitté récemment cet homme illustre par la force
» de son génie, l'étendue de sa science, sa grande
» expérience, qui ne le cédait à personne par le
» charme de ses manières, et dont la retraite fut
» une perte irréparable pour cette université. Suc-
» cesseur d'un savant aussi distingué, mais bien
» inférieur à lui, et sentant bien ma propre fai-
» blesse, c'est en m'attachant aux traces des grands
» hommes qui m'ont précédé, que j'éviterai, j'es-
» père, de vous détourner de la bonne route. »

Ce commencement modeste était fait pour désar-
mer l'envie excitée par la faveur dont Tissot était
l'objet. Accoutumés à l'harmonie d'un langage for-

tement accentué, les étudians ne furent pas enthousiasmés du débit froid et digne, de l'accent peu mélodieux et de la voix peu sonore de M. Tissot. Les premières leçons ne détruisirent pas cette impression. Il faut le dire : lancé tardivement et à l'improviste dans un enseignement aussi difficile, le professeur vaudois ne répondit pas d'abord à l'attente d'une jeunesse ardente et impétueuse.

La médecine enseignée par un médecin praticien qui arrive tardivement au professorat, ne saurait ressembler à celle du professeur érudit et sans pratique. Celui-ci intéressera ses élèves par le récit des phases que la médecine a subies et des opinions qui se sont succédé; il sera plus séduisant et obtiendra ainsi facilement un succès d'école, tandis que le médecin praticien, s'attachant à ce que la science a de positif, n'en aborde le fond qu'avec circonspection, et ne saurait être apprécié que par des élèves avancés. Une fois initiés à cet enseignement clair et simple, les élèves le savourent avec délices.

Spallanzani écrivait à Bonnet[1] : « Notre illustre » ami, M. Tissot, m'a appris que nous ne tarde- » rons pas beaucoup à voir trois autres volumes

[1] 31 décembre 1781.

» de ses œuvres..... Je viens de nommer M. Tis-
» sot. Il vous présente ses affectueux sentimens. Il
» me semble content de notre université, de nos
» collègues et de nos écoliers. Tout le monde à Pavie
» est aussi très-satisfait de lui. Ses leçons sont
» très-instructives et très-avantageuses pour la
» jeunesse, qui est accourue de toutes parts de
» l'Italie pour profiter de l'Hippocrate de la Suisse.
» Indépendamment de son savoir, qui certaine-
» ment est très-étendu, M. Tissot est l'homme le
» plus poli, le plus aimable du monde. J'ai l'a-
» vantage de converser avec lui presque tous les
» jours, car nous habitons tous les deux la même
» maison. »

Sans s'inquiéter des obstacles, M. Tissot se mit
avec zèle à examiner les ressources et les secours
que lui offraient la ville et l'hôpital de Pavie. Il
s'empressa de signaler les dangers et la cause de
l'insalubrité de cette contrée, et de demander le
transport de l'hôpital St-Matthieu dans le Château,
ou tout au moins de nombreuses réparations dans
les salles, dont il proposa une distribution beaucoup plus convenable. Le comte de Firmian, plein
de confiance en ses lumières, nomma une commission pour examiner l'utilité de ses demandes, et s'il
ne put accorder tout ce que M. Tissot aurait dé-

31 déc. 1781

siré, au moins entra-t-il dans ses idées en le chargeant de faire faire, sous ses yeux et à sa guise,
toutes les améliorations qui furent décrétées. Les
critiques ne lui manquèrent pas ; et la routine suivie de toute antiquité ne manqua pas de partisans
pour la défendre ; mais ils furent réduits au silence.
Au bout de deux mois les élèves avaient bien changé
d'opinion sur leur professeur, à juger par la lettre
suivante du docteur Francesco Antoni, qui, au
sortir de l'université de Padoue, était venu suivre
ses cours de médecine à Pavie. Elle est adressée
au docteur Gualandris, un de ses amis.

Pavie, 1er janvier 1782.

« Dans votre dernière lettre, reçue à Vicence,
» vous me demandez de vous écrire quelque chose
» sur l'état de cette université, dans laquelle vous
» savez que je me suis fait recevoir. Voici deux
» mois que j'y suis immatriculé et que je jouis en
» paix de la gravité qui s'attache au bonnet de
» docteur........... Mes études peuvent avancer,
» grâce aux secours qui abondent à Pavie. Me voici
» donc à M. Tissot, à la pratique médicale, à Sco-
» poli, à l'abbé Spallanzani et au professeur d'a-
» natomie Rezzia. Un détail succinct de ces quatre
» personnages vous fera connaître le personnel de

» la faculté. Je n'aurais pu le faire complétement
» avant ce jour, et puisque vous le vouliez exact,
» il me fallait différer jusqu'à maintenant.

« M. Tissot a pour fonction de donner une leçon
» par jour et de faire la clinique tous les jours aussi
» dans l'hôpital voisin. Je suis un de ses auditeurs
» depuis sa première leçon. Il nous lit un cours de
» médecine pratique manuscrit. Il a commencé
» par l'inflammation en général, et a parcouru
» toutes les issues qui lui sont ordinaires, etc.,
» etc....... Cher ami, je suis impartial, je vous le
» proteste, je suis sincère, ne croyez pas que je
» veuille augmenter ou multiplier les choses. J'é-
» cris ce qui est ; et bien éloigné de m'exprimer
» trop fortement, je puis vous dire que dans ses
» leçons M. Tissot est vraiment délicieux. Je ne
» saurais comparer exactement ses leçons avec au-
» cun autre ouvrage de médecine qui me soit
» connu dans ce genre. Tout son système est rai-
» sonné ; ses théories sont tirées des plus excellens
» auteurs modernes. Les réflexions qu'il a coutume
» d'en tirer prouvent son discernement, son éru-
» dition ; les faits médicaux qu'il rapporte pour
» donner force à ses argumens sont immenses, et
» nous montrent qu'à une lecture prodigieuse, notre
» professeur joint l'habitude d'observer avec la

» plus grande exactitude. Ses vues pratiques sont
» tout aussi belles, tout aussi raisonnables, auto-
» risées par les travaux des maîtres de l'art et
» confirmées par sa propre expérience. Que pour-
» rait-on désirer de plus dans une leçon? En vé-
» rité, je ne le sais.

» Après la leçon, qui dure cinq quarts d'heure,
» on se rend à l'hôpital. Vingt lits dans deux cham-
» bres différentes sont destinées à M. Tissot, l'une
» pour les hommes, l'autre pour les femmes. Tous
» les lauréats y sont admis, et chacun reçoit à son
» tour de M. Tissot le soin de quelque malade. Le
» jeune étudiant se présente au lit en face du pro-
» fesseur placé de l'autre côté, il commence l'exa-
» men de la maladie suivant une méthode générale
» enseignée par le professeur. Après avoir entendu
» l'histoire de la maladie, il passe aux causes,
» établit le diagnostic, et commence la cure en
» proposant les remèdes. Si pendant ce temps on
» omet quelque interrogation, M. Tissot y sup-
» plée, développe mieux les causes, approuve ou
» non le diagnostic, change, ajoute, ôte des re-
» mèdes proposés comme il lui semble plus oppor-
» tun; et avant de terminer cette visite, surtout
» dans les commencemens de la maladie, il nous
» fait remarquer les circonstances saillantes dans

» ce cas, soit relativement à la cause, soit aux re-
» mèdes; il nous cite à cette occasion ce qui a été
» écrit par d'autres ou par lui-même, etc. Le ma-
» lade guérit-il? on lui souhaite un bon voyage.
» S'il vient à succomber, on le dissèque; le pro-
» fesseur se retrouve là présent, et on raisonne de
» nouveau avec étendue sur ce cas. Voilà en peu
» de mots ce qui regarde M. Tissot. Il est aimé de
» tous, parce qu'il se montre poli, complaisant et
» extrêmement soigneux du bien de ses élèves [1]. »

Les choses en étaient là lorsqu'une épidémie
de fièvre bilieuse compliquée vint porter la désolation dans les environs de Pavie et dans toute la
Lombardie. Les ravages en furent terribles, et
malheureusement les médecins, peu d'accord entr'eux sur le traitement, ne s'y opposèrent point
avec l'ensemble et l'activité nécessaires. Le comte
de Firmian, dont les soins et l'administration paternelle ont laissé un si glorieux souvenir dans
cette contrée, n'hésita pas à confier à Tissot la décision du traitement et le choix des remèdes, et
ordonna dans tout le duché de se conformer de

[1] Nuovo giornale d'Italia spettante alle scienze natu-
rale, e principalmente, all' agricoltura, alle arti, ad al
commercio. N° XXXII.

point en point à ses indications. Aussitôt M. Tissot
se mit à l'œuvre, et dès le premier essai sa méthode fut couronnée du plus grand succès. La réalité et la solidité de sa science devint incontestable
à ceux qui l'avaient le moins goûté d'abord. Les
étudians surtout élevèrent leur professeur aux
nues dans les fêtes qu'ils célébrèrent en son honneur. Pour lui, toujours modeste, il saisit la
première occasion de se soustraire à cette ova-
tion, et profita des féries pour se rendre à Milan où
le comte de Firmian, gravement malade, réclamait ses soins. Toute la Lombardie faisait des vœux
pour son rétablissement. L'université de Pavie lui
devait l'érection des chaires de science et d'art
dont elle jouissait, sa bibliothèque, son jardin bo-
tanique, son laboratoire de chimie, ses cabinets
de physique, d'histoire naturelle et d'anatomie.
Tant de bienfaits le recommandaient tout particulièrement aux soins de Tissot, qui le rétablirent
pour le moment. Au bout de quelques jours Tissot
quitta Milan pour se rendre à Venise, où sa renommée l'avait précédé. Il y fut accueilli avec les
plus grands témoignages d'estime et d'affection,
surtout de la part des médecins, qui lui firent une
véritable cour. Dès le matin ils venaient assister à
son lever, le suivaient partout et en grand nombre

pendant toute la journée, et ne le quittaient qu'a-
vec peine pour le laisser se livrer au sommeil.
C'était un supplice pour M. Tissot, dont toute la
simplicité et la froide dignité ne purent calmer les
élans de l'enthousiasme et réprimer la flatterie ou-
trée naturelle aux Italiens. Cela contribua à lui
faire abréger son séjour à Venise pour se rendre
aux vœux du vieux Caldani, qui le pressait de s'arrêter à Padoue. Caldani, malgré ses quatre-vingts
ans, conservait toutes ses facultés, et était encore
plein de feu et d'amabilité [1]. Il voulut servir de
cicerone à M. Tissot, qui, à Padoue comme à
Venise, reçut les hommages les plus touchans de
la part des étudians surtout, dont l'empressement
autour de sa personne était si grand, que pendant
longtemps M. Tissot crut qu'il ne pourrait point
entrer dans le palais de l'université.

A son passage à Vicence, où il était attendu,
la garde l'arrêta à la porte pour lui demander s'il
savait quand devait passer le célèbre Tissot. Pré-

[1] Après la mort de sa première femme, il racontait
qu'elle lui était apparue pour lui présenter celle qui devait lui succéder, et qu'il n'avait pas cru devoir s'écarter
de cette indication, ce dont il n'avait qu'à se louer. L'une
et l'autre étaient danseuses de leur état et l'avaient rendu
très-heureux.

voyant l'impossibilité de renuer à Pavie pour l'ouverture des cours s'il satisfaisait à cette question,
il l'éluda habilement et inscrivit dans le livre des
voyageurs : M. Dapples et son gouverneur. Grâces
à cette ruse de guerre, il arriva à temps à son poste.

Une longue pratique et les relations intimes qu'il
avait depuis tant d'années avec des hommes
de toutes nations, de mœurs et de caractères
variés, avait bien suppléé chez Tissot à l'instruction et à la connaissance des hommes, que l'on
n'acquiert d'ordinaire que dans les voyages. Aussi
en Italie comme à Paris, saisit-il bientôt ces grands
traits de ressemblance qu'ont ensemble toutes les
réunions d'hommes de toutes les sociétés polies. Il
se faisait un devoir de faire profiter de son expérience ses amis de Lausanne, et surtout quelques
dames qui, sentant les défauts de leur coterie particulière, aimaient à se représenter au loin ce qui
ne se voit nulle part, une réunion d'individus tous
et toujours aimables, instruits, spirituels et mo-
raux. « J'ai voulu savoir où vous trouver, mon
» aimable amie, » écrivait-il à Mme de Saint-Cierge,
» avant de répondre à votre lettre, dans laquelle
» j'ai vu que vous commencez à sentir la nécessité
» de l'indulgence dans la société, et cette petite
» histoire de la bergère qui a les mêmes intrigues,

» les mêmes finesses, les mêmes jalousies que la
» dame d'honneur à la cour, me paraît valoir tout
» un cours de philosophie. Quand vous aurez bien
» couru le monde, quand vous aurez vu les hom-
» mes du nord et du midi, de toutes les couleurs
» et de tous les rangs, vous rentrerez chez vous en
» disant : Ils sont partout les mêmes, valait-il la
» peine d'en sortir? Je vous l'ai déjà dit et je le
» répète, la médiocrité est commune partout, par-
» tout il y a des êtres d'un vrai mérite : il peut
» se trouver quelque différence dans les partages,
» mais, sans avoir tout vu, je crois avoir vu assez
» pour être convaincu que notre pays n'est pas le
» plus mauvais, et ce qu'il y a de sûr, c'est que
» jusqu'à présent je le préfère à tout ce que je con-
» nais. A ne parler que de l'amabilité des hommes,
» j'entends faire partout les mêmes plaintes : il y
» en a d'aimables partout, mais partout c'est le
» très-petit nombre; et comme par une espèce de
» convenant tacite qui s'exécute tous les jours à
» Lausanne, ce sont ceux que l'on montre aux
» étrangers qui passent; ils s'y laissent aisément
» tromper, ils croient voir un échantillon de pièce,
» et c'est la fleur des pois. S'ils prolongent leur
» séjour, ils s'aperçoivent bientôt de leur erreur et
» finissent toujours par le refrain : C'est donc ici

» comme chez nous. Répétez-vous cette vérité soir
» et matin , et soyez persuadée que quand vous
» vous la serez bien inculquée, vous serez beau-
» coup plus heureuse. On ne doit jamais s'accou-
» tumer aux misères de la société, si l'on se per-
» suade qu'il y ait une société qui en soit exempte.
» C'est le phénix : il ne se trouve point. Les diffé-
» rences dans les usages sont de si peu d'impor-
» tance, qu'elles ne peuvent presqu'avoir aucune
» influence sur l'essentiel du bonheur. C'est la
» différence des revers et des paremens entre des
» régimens habillés de même couleur. Mais je
» m'aperçois que voilà trois pages de morale :
» passez-la à l'amitié qui la dicte, et ne croyez
» pas que je moralise pour tout le monde.

» Nous continuons à nous trouver fort bien ici ,
» quoiqu'il y ait plusieurs usages assez différens
» des nôtres et que le ciel ne vaille pas à beaucoup
» près celui de Lausanne. Nous n'avons pas de
» froid, il est vrai, et le thermomètre descend peu
» au-dessous de glace. Ce sont des brouillards con-
» tinuels ou au moins des temps fort obscurs; ce
» n'est pas une exagération, mais le résultat d'un
» journal exact : depuis le 1er novembre, nous
» n'avons vu le soleil que six fois, et l'on bâtit

» cependant ici comme dans le midi de l'Italie, où
» on ne le perd pas de vue.

» Nous trouvons ici plusieurs personnes fort ai-
» mables, mais nous sommes encore un peu étran-
» gers ici et nous n'avons pas tout vu. Ce qu'il y
» a de certain, c'est que nous n'avons qu'à nous
» louer infiniment de ce que nous avons vu..... »

Au bout de l'année universitaire, Tissot se pré-
para à regagner Lausanne, afin d'y passer les féries
d'été. Il s'arrêta peu de jours à Milan, chez le
comte de Firmian, qui le combla de bontés. Tissot
ne devait plus le revoir.

La famille Cambiasi, qui l'avait déjà comblé de
politesses à son premier passage à Gênes, l'y retint
plusieurs jours. A Lausanne, l'accueil le plus
affectueux et le plus tendre lui prouva qu'on savait apprécier son mérite et qu'on lui savait gré
de cette aimable simplicité, que les honneurs et la
flatterie n'avaient pu altérer; mais au mois de septembre il reprenait déjà la route de l'Italie, qu'il
devait parcourir avec son neveu avant de se renfermer dans les tristes et sombres murs de Pavie.
Pendant ce voyage il tenait un journal exact de
tous les objets d'art qu'il visitait. On y voit à
chaque page son jugement se former, son goût
s'épurer à mesure qu'il avance dans le cœur de

l'Italie, et cette sagacité presqu'exclusivement appliquée à sa pratique médicale, devenir un élément précieux de développement intellectuel et moral, par l'étude des chefs-d'œuvre de l'art. Ne voulant rien laisser en arrière, il se levait de grand matin, passait tout le jour à courir, rentrait tard, rédigeait ses notes, mettait à jour sa correspondance, et donnait au sommeil le peu d'instans qui lui restaient.

A quelques milles de Florence il faillit être victime d'un accident. Dans un chemin très-rapide, appuyé à droite contre la montagne et dominant à gauche un précipice, ses chevaux, vicieux ou fatigués, ne purent avancer à la montée et se laissèrent entraîner par le poids de la chaise de poste. La roue gauche, déjà sur la muraille, touchait au précipice, lorsqu'ils parvinrent à s'arrêter. M. Tissot, toujours dévoué, ne sauta à bas de sa voiture que lorsqu'il en eut précipité son neveu et qu'il l'eut vu en sûreté. Après un séjour de deux semaines à Florence, il partit pour Rome où la comtesse d'Albany l'attendait depuis un an. Il y trouva aussi dans la personne de notre compatriote Ducros un cicerone aussi habile que complaisant. Ce fut avec lui qu'il vit toutes les curiosités de Rome. Le 29 octobre il en partit pour se rendre à Naples, où la reine Caroline le priait de se rendre pour voir ses enfans. Une fois à Naples il eut de la peine à résister aux instances de la reine pour le retenir. Les offres les plus avantageuses lui furent faites s'il voulait s'attacher à sa cour. Elle se chargea de régler toute cette affaire avec l'archiduc Léopold son frère, alors vice-roi de la Lombardie. En vain fit-elle briller à ses yeux les honneurs, la gloire, la fortune, toutes les séductions de ce climat enchanteur ; tout échoua. M. Tissot repartit le 2 septembre pour donner encore quelques jours à la comtesse d'Albany. Ce fut pendant ce second séjour à Rome qu'Angelica Kaufmann, qu'il avait soignée avec succès à son premier passage, l'engagea à laisser faire son portrait. On n'avait de lui qu'une mauvaise gravure en taille-douce ornée de vers si louangeurs qu'il n'avait pu en prendre son parti. Aussi Lavater lui demanda-t-il vainement sa silhouette pour la faire figurer dans sa physiognomonie. Tissot craignait que sa figure ne courût le monde. Il n'était pas partisan du système de Lavater, et croyait que le caractère se montre plus dans les traits mobiles du visage que sur des contours osseux qui ne peuvent en recevoir les impressions. Il partageait l'opinion de Rousseau,

« que les traits du visage se forment par l'impression
fréquente de certaines affections de l'âme, qui,
lorsqu'elles deviennent habitudes, laissent des traces
durables. » « Voilà comment, » dit Rousseau, « je
» conçois que la physionomie annonce le caractère
» et qu'on peut quelquefois juger de l'un par l'au-
» tre, sans aller chercher des explications mysté-
» rieuses qui supposent des connaissances que nous
» n'avons pas. »

Angelica Kaufmann, qui faisait à la même époque le portrait du duc de Chartres, se plaisait à
faire de savantes dissertations sur le crâne de ses
deux modèles. Elle aurait voulu convertir Tissot à
son admiration pour Lavater et pour lui démon-
trer la vérité de son système, elle essayait, de for-
cer Tissot à convenir que son front portait les
indices les plus certains de la noblesse, de la sensibilité, du désintéressement et du génie ; dans
celui du duc de Chartres, à tort ou à raison, elle
ne voyait rien de tout cela.

Angelica Kaufmann était alors dans tout l'éclat de
son talent et de sa célébrité. Pleine de grâce et
d'élégance dans sa composition, ses portraits sont,
de plus, remarquables par le coloris et la vérité de
l'expression. Celui de Tissot est un fort beau
tableau.

De retour à Pavie, M. Tissot allait trouver son auditoire considérablement augmenté. Les étudians qui avaient joui de ses leçons pendant l'année précédente avaient fait retentir au loin leur admiration et leur amour pour leur professeur et ils avaient ainsi décidé la vocation d'un grand nombre de leurs amis. Il en vint de toutes les parties de l'Italie, des Iles Illyriennes, de l'Allemagne, d'Angleterre et de Suisse. Pavie se peuplait, s'animait, et changeait d'aspect ; peut-être aurait-elle pris une vie véritable si M. Tissot s'y fût établi. Tandis que cette jeunesse studieuse attendait avec impatience son retour, M. Tissot avait reçu à Rome de nouvelles preuves de l'estime qui s'attachait à son nom. Pie VI avait désiré de le connaître. Ce pape, généralement aimé à cause de son esprit doux et conciliant, venait d'accomplir son pénible voyage à Vienne, pour accommoder ses différends avec Joseph II. Il s'empressa de faire savoir à M. Tissot qu'il le dispensait de tout le cérémonial d'usage comme protestant, s'entretint avec lui pendant longtemps et lui fit présent à son départ de la collection de toutes les médailles frappées sous son pontificat.

Pendant ce dernier semestre M. Tissot, qui voyait s'approcher le terme de son séjour en Italie, s'attacha à remplir ses devoirs à l'université avec une exactitude scrupuleuse. Il refusa absolument de voir des malades en dehors de Pavie, et quoiqu'il eût, aux termes de son engagement, le droit d'exercer son art au-dehors sans recourir à des permissions spéciales de l'autorité[1], il en usait le moins possible, l'intérêt de ses élèves et de l'université étant la seule règle de sa conduite.

Il ne faisait aucune acception de personnes ; ainsi il refusa au roi de Sardaigne de se rendre à Turin pour y donner ses soins au prince, à la princesse de Carignan et à leurs enfans. Il fallut que Victor Amédée III chargeât son ambassadeur, le comte de Perron, de s'adresser directement, pour obtenir une visite de Tissot, à Léopold, qui rendit pleine justice à la délicatesse consciencieuse de l'illustre professeur. Pendant les huit jours qu'il passa à Turin à la prière instante de l'archiduc, une foule de malades recherchèrent ses conseils.

Tout ce que l'Italie possédait d'hommes illustres dans la politique, les arts et les sciences, tenait à honneur de connaître l'auteur de tant d'ouvrages si bien pensés. Tous auraient voulu le fixer en Ita-

[1] Le professeur Gallerati le suppléait en cas d'absence.

lie, mais surtout nombre de familles auxquelles ses soins avaient conservé quelqu'un de leurs membres lors de la terrible épidémie de 1782, lui avaient voué une reconnaissance profonde.

Ceux qui le connaissaient plus particulièrement aimaient le savant spirituel et modeste dont l'amour-propre ne blessa jamais celui de ses rivaux, l'admirateur des merveilles des arts et de la nature, l'ami de la jeunesse, le philanthrope qui répandait ses bienfaits sur le pauvre comme sur le riche, et ne voyait que des frères à soulager dans cette population ignorante et bigote, enseignée à regarder les protestans comme des païens. Enfin on estimait fort en Italie le citoyen libre et indépendant que l'appât des grandeurs n'avait pu faire renoncer à cette patrie qu'il servait et honorait par ses talens.

Mais l'époque de son départ approchait. Les études de son neveu touchaient à leur terme. Il prévint donc le gouvernement impérial qu'il ne comptait pas commencer un troisième cours, et cette nouvelle plongea dans la tristesse l'université et la ville de Pavie. S. E. le comte de Wildzeck, qui avait succédé au comte de Firmian dans le gouvernement de la province, lui adressa les in-

stances les plus fortes pour changer sa résolution.
Voici quelques passages de sa lettre.

« Le gouvernement de ce royaume, » lui écrivait-il, « satisfait du dévouement, du zèle et des
» connaissances étendues, par lesquelles V. S. Ill. [1]
» se distingue d'une manière si honorable à l'uni-
» versité de Pavie, n'a pu voir sans déplaisir dans
» votre honorée lettre que vous pensez à vous dé-
» mettre de la chaire de professeur royal.

» Ne pouvant se persuader que V. S. Ill. ait
» voulu l'accepter et la remplir pour un temps si
» court, il attend de votre condescendance bien
» connue que vous consentiez à la continuer. En
» effet votre départ porterait le plus grave préju-
» dice à l'université royale, puisque vous ne pou-
» vez dans un si court espace de temps avoir formé
» un élève qui mérite de vous remplacer dans vo-
» tre chaire.

» S. A. R. le sérénissime archiduc-gouverneur
» se flatte que, répondant à ses intentions, vous
» ne voudrez pas abandonner l'université royale et
» la studieuse jeunesse qui vous est si justement

[1] *Vostra Signora Illustrissima.* Ces mots n'ayant pas
leur équivalent dans notre langue, j'ai préféré les transporter en français, quoiqu'ils exagèrent un peu l'intention polie et respectueuse du correspondant.

» affectionnée. V. S. Ill. pourrait être bien assurée
» de tous les égards particuliers et les plus grands [1]
» qu'aura en toute rencontre pour vous ce gouver-
» nement royal.

» Aux instances de S. A. R. je joins les mien-
» nes, et j'attendrai avec un vrai plaisir que
» V. S. Ill. se détermine, comme j'en ai la ferme
» confiance, à demeurer dans cet emploi qu'elle
» remplit avec tant de gloire et une utilité si posi-
» tive pour l'instruction publique.

» Je suis avec une parfaite estime et une consi-
» dération distinguée [2],

Le comte de WILDZECK. »

Tissot témoigna au comte de Wildzeck sa reconnaissance pour les bontés de l'archiduc, ainsi
que pour les procédés dont il avait été l'objet de
la part de tous les membres de l'université; il
parla avec sensibilité de ses regrets de quitter les
étudians qui le regardaient comme un père, mais
il persista dans son dessein, se réservant d'exposer ses motifs dans son audience de congé à
son passage à Milan. La fin de l'année académi-

[1] Di tutti maggiori speciali riguardi.

[2] 8 février 1783.

que approchait. Le 12 juin Tissot prononça son discours d'adieu en public et donna le bonnet de docteur à trois de ses élèves. Il y eut un murmure d'émotion et de douleur dans son auditoire au moment où il prononça les paroles suivantes : « *Vos verò illustrissimi in utrâque facultate colle-* » *gœ, quos primum et quoniam sic mea fata fe-* » *runt, ultimum quoque palàm alloqui licet quibus-* » *que dulce est mihi publicas agere gratias pro tot* » *testimoniis quibus me per hoc biennium continuò* » *beâstis, alacres pergite* [1] *,* etc. etc. Au mot de *sic mea fata ferunt,* l'émotion du professeur et des élèves faillit interrompre l'orateur et fut pour tous les assistans et pour lui-même un gage bien précieux de leur affection réciproque. Pour perpétuer le souvenir de cette journée, les étudians de la ville de Pavie voulurent immortaliser leurs regrets

---

[1] Et vous très-illustres collègues dans l'une et l'autre faculté, auxquels je puis adresser la parole publiquement pour la première et la dernière fois, *telle est ma destinée ;* vous auxquels il m'est doux de rendre de publiques actions de grâces pour tant de témoignages d'amitié dont vous vous êtes plu à embellir tous les jours de ma vie pendant ces deux années, continuez avec joie, etc., etc.

en faisant placer dans une des salles de l'université
une table de marbre portant l'inscription suivante :

S. A. D. DE TISSOT
DOMO. LOSANNA. IN. HELVETIIS
CONSVMATAE. PERITIAE. MEDICO
STVDIORVM. IN. VNIVERSITATE. HOCQ. NOSOCOMIO
PER. BIENNIVM
SVMMA. CVM. LAVDE. MEDENDI. ARTEM. PROFESSO.
HONESTA. IMPETRATA. MISSIONE
PATRIAM. REMEANTI
TICINIA. VRBANA. CLINICA. PVBES
TANTI. VIRI. AEMVLATA. STVDIA
TITVLVM. FECIT
CIƆIƆCCLXXXIII

LOCVS. GRATIS. DATVS. CVRATORVM. DECRETO.

A Samuel Auguste David de Tissot,
De Lausanne en Suisse ;
Médecin d'une habileté consommée ;
Qui professa l'art de guérir avec la plus grande gloire,
Pendant deux ans,
Dans l'université et dans cet hospice de clinique,
Et qui maintenant retourne dans sa patrie,
Après s'être acquitté de cette honorable mission,
Les étudians en médecine de la ville de Pavie,
Admirateurs des travaux d'un si grand homme,
Ont consacré ce monument,
1783.
La place a été donnée gratis par décret des curateurs.

L'inauguration s'en fit avec beaucoup de pompe. Les étudians étrangers à la ville qui n'avaient pu prendre part à son érection , en élevèrent un autre moins durable que le marbre. Ils firent un recueil de vers qu'ils publièrent sous le titre de *Sentimenti d'affetto e di riconoscenza degli studenti di medicina verso il loro immortale precettore il signor S. A. D. Tissot*, avec cette épigraphe :

Urit enim fulgore suo qui prægravat artes
Infrà se positas : extinctus amabitur idem.
Præsenti tibi maturos largimur honores,
Jurandasque tuum per nomen ponimus aras.

HORAT, lib. II. Epist. II.

Quelques mots à la louange de Tissot, tirés du voyage de Sulzer de Berlin à Nice, précèdent la lettre que voici [1] :

« L'estime et l'admiration universelle qu'ont
» méritées vos ouvrages, ô notre bien-aimé maître
» n'ont aucune part dans cette noble lutte d'amour
» que vos écoliers offrent à vos regards, spectacle
» digne seulement d'une âme aussi sensible que la
» vôtre. Nous vous aurions célébré encore loin de

[1] All'immortale Signor Tissot, Professore nella R. I. Università di Pavia, etc. etc.

» cette université que vous avez honorée, et vos
» livres auraient toujours fait nos délices, comme
» de tous ceux qui ne savent pas refuser leur hom-
» mage au vrai mérite. Mais ici que l'estime et le
» respect se taisent. Le langage de vos élèves veut
» n'exprimer que l'amour par lequel ils prétendent
» reconnaître tous les droits que vous vous êtes
» acquis sur eux. C'est le seul langage qu'ils puis-
» sent employer sans offenser votre modestie ; que
» si, plus d'une fois, vos grandes vertus y sont
» rappelées, cela vient de ce qu'on ne pourrait
» parler de Tissot sans parler de la vertu. Puisque
» vous avez résolu de quitter cette université et de
» regagner cette patrie où d'autres devoirs vous
» rappellent, daignez accepter un témoignage de
» notre tendre reconnaissance, qui puisse vous
» rappeler quelquefois le nom des élèves qui vous
» chérissent. Présent comme absent, vous serez
» toujours le même pour nous, et toujours nous
» nous rappellerons ces momens heureux que nous
» enviaient les rois, non moins que les universités
» étrangères, dans lesquels vous nous présentiez
» en vous-même le modèle de la vraie sagesse et
» du médecin accompli. Nous rappellerons ces
» momens bien plus doux où votre savoir et votre
» sensibilité se prêtaient à nous guérir de ces ma-

» ladies dangereuses, pour lesquelles on recourait
» à vous comme à un oracle suprême.

» Continuez à faire du bien au monde avec vos
» livres, et surtout par cet excellent ouvrage sur
» les maladies des nerfs dont on attend la fin avec
» tant d'impatience. Vos élèves ne pouvant plus
» vous entendre, vous liront au moins dans vos
» livres. Oh ! quelle joie pour eux d'entendre re-
» tentir votre nom au milieu de votre gloire et de
» votre félicité ! Ils s'écrieront alors dans un trans-
» port d'orgueil et d'amour : Il fut notre maître !
» Que vos autres admirateurs n'essaient pas de se
» confondre avec nous. C'est notre privilège de
» vous aimer avec plus de force et à plus juste titre
» qu'eux. Nous vous le témoignons par ce baiser
» que nous imprimons sur votre main. »

Suivent les noms des soixante et douze élèves
étrangers à Pavie, dont un grand nombre avaient
déjà le grade de docteurs.

Les pièces de vers renfermées dans ce recueil
sont au nombre de quarante, en italien, en français, en anglais, en grec et en latin. Plusieurs
seraient vraiment dignes d'être citées, entr'autres
celles d'Aloys Ghizzoni, de Plaisance, de l'irlan-
dais Buttler, de F. Antoni, de Vicence.

En tête du volume se trouve la silhouette de M.

Tissot dessinée à son insu pendant une de ses leçons, et gravée en taille douce. Elle n'est pas d'une
ressemblance agréable ; l'expression est lourde et
peu spirituelle. Par parenthèse, ce ne fut pas ce
qui fit le plus de plaisir à M. Tissot que ce portrait, au-dessous duquel se trouvent ces mots :

IMMORTALI PRAECEPTORI
AUDITORES.

On crut un instant, à l'émotion de M. Tissot,
que sa résolution de partir était ébranlée et qu'il
serait encore possible de l'en faire changer ; mais
il était décidé, et répondit en souriant lorsqu'on
lui en parla : « Après avoir reçu le titre d'im-
» mortel, il ne serait pas prudent de s'exposer à
» descendre de si haut et à survivre, ce qui me
» paraît facile, à mon apothéose. »

Il sentait d'ailleurs le besoin de se retrouver au
milieu de ses amis, de ses contemporains. Les
hommes à qui de longs travaux ont donné un grand
fonds d'idées, ont besoin quelquefois de discuter,
même d'être contredits. A cette époque tout le
monde ne se croyait pas en droit de leur procurer cet avantage, et peut-être M. Tissot, entouré
de tant d'hommages et de respects éprouvait-il

plus qu'un autre le besoin de se rapprocher de ceux qui possédaient ce droit.

En retournant à Lausanne, M. Tissot était rappelé par un intérêt puissant. Il allait fixer le sort de son neveu, qui avait une si large part à ses affections et dont le bonheur était sa plus chère pensée. L'union de ces deux amis avait offert à l'université de Pavie un tableau touchant qui est rappelé dans plusieurs morceaux des *Sentimenti et affetti* des étudians de Pavie[1].

> [1] Nimium, nimiumque beate
> O Daplee! Nepos, et nostri cura magistri
> Unica, dulcis amor, spes vera, comesque fidelis.
> Visere quotidiè quem nos lugemus euntem
> Tu poteris. . . . .

Et ailleurs :

> D'Apples gentile
> Delizia del suo cor, sua dolce cura,
> Tu che fido con lui dividi i giorni
> Ed i cari affeti suoi. . . . . etc.

Ce fut le 21 juin 1783 que nos deux voyageurs reprirent le chemin de la Suisse, ils ne s'arrêtèrent à Milan que pour voir le comte de Wildeck, et suivirent la route du Simplon, bien différente alors de ce qu'elle est maintenant. Des ponts étroits et peu solides, lancés sur les torrens grossis par la fonte des neiges, étaient loin d'offrir toutes les garanties de sûreté désirables. Aussi nos voyageurs n'avaient pris avec eux que leurs effets les plus précieux. Les manuscrits, fruit de trente années d'étude et de travail, n'y étaient point oubliés. Quel n'est pas l'effroi de nos voyageurs de voir tout à coup le pont sur lequel passait le mulet chargé de ces trésors s'enfoncer ; les planches pourries ou mal assujetties avaient cédé sous ses pieds. Heureusement que les deux traverses du pont étaient assez rapprochées pour le retenir et donner le temps de le débarrasser de son fardeau. Dès qu'il en fut allégé, l'animal, jusqu'alors fort tranquille, pensa à lui-même, mais au premier effort qu'il fit pour se dégager, son frêle appui lui manqua et il tomba d'assez haut dans le bassin d'une cascade, où il demeura comme mort. Le muletier en colère, y étant descendu, donna un grand coup de pied dans le ventre à la pauvre bête : celle-ci rassemblant ses forces, remonta lestement et reprit son bagage comme si de rien n'était.

L'année 1784 vint compléter le bonheur de M. Tissot par le mariage de M. Dapples avec M_lle Gaulis. Il voulut garder auprès de lui les deux

époux. Le 19 mars 1785, nâquit le premier fruit
de cette union. C'était un fils, que M. Tissot reçut
dans ses bras, dont il entendit les premiers accens,
et qui lui inspira sur-le-champ un sentiment de
sympathie et de vive tendresse auquel il se livra
sans réserve. Dès cet instant M. Tissot devint le
grand-père le plus tendre et le plus caressant.
Rien de plus touchant que les soins, les attentions
de cet homme si grave et si froid d'ordinaire, pour
son petit ami. C'est ainsi qu'il l'appelait. Comme
il épiait les moindres développemens de son intelligence, comme il les prédisait, comme il en
jouissait d'avance! Avec quelle sollicitude il réglait
tout ce qui pouvait favoriser l'accroissement de ses
forces physiques! Dès l'âge de deux mois, Auguste
avait connu le son de sa voix; à quatre mois il
témoignait une joie non équivoque à son approche,
et à dix, il l'appelait distinctement. M. Tissot était
au comble du bonheur et le communiquait à ceux
qui l'entouraient.

Il publia alors son *Essai sur les moyens de per-
fectionner les études en médecine.* Il fit paraître
aussi le prospectus d'un *traité sur les vapeurs,* qui
devait renfermer toutes les maladies désignées sous
ce nom. L'hystérie et l'hypocondrie étaient à la
mode. Nul n'était mieux en état que M. Tissot

d'en indiquer les remèdes, mais cet ouvrage n'a
jamais été imprimé.

Il entretenait toujours des relations actives avec
ses anciens collègues de l'université [1]. Spallanzani,
qui se préparait à entreprendre son voyage à Constantinople, consultait quelquefois Tissot sur les divers objets auxquels il pouvait étendre ses recherches
pour l'avancement des connaissances médicales.
En butte à l'envie et à la jalousie de ses collègues [2],
dont il ne ménageait pas assez l'amour-propre, il
aimait à correspondre avec un homme chez qui la

[1] Ce ne fut qu'en 1785 qu'on parvint à le remplacer à
Pavie, par J. R. Franck, conseiller aulique de S. M.
Britannique, professeur en médecine à Gœttingue, auparavant médecin du margrave de Baden-Baden et du
prince-évêque de Spire, et depuis son départ de Pavie,
inspecteur-général des hôpitaux de Lombardie, puis professeur à Vienne et premier médecin de l'empereur de
Russie.

[2] Souvent il s'exprime dans ses lettres avec un ton de
plaisanterie âcre et mordant, qui montre qu'il ne cherchait guères à se les concilier.

« Scarpa se couvre d'honneur cette année comme la
» précédente. Depuis qu'il est à Pavie, il a fait cinq opé-
» rations de chirurgie dans l'hôpital; et les cinq personnes
» sur lesquelles il a fait ses expériences, sont entrées heu-
» reusement dans la gloire du paradis; d'où je conclus que

modestie et la science lui paraissaient se rencontrer
au même degré. . . . .

Zimmermann avait repris aussi la correspondance que ses maux lui avaient fait interrompre
pendant quelque temps.[1] . . . .
. . . .
. . . .

« Hélas ! ma lettre du 16 août 1784, dont vous
» avez dit si obligeamment : « Je voudrais qu'elle
» pût être le chef de file d'une nouvelle suite de
» celle de toutes mes correspondances qui m'a
» toujours été le plus agréable ; » cette lettre, reçue
» avec tant de cordialité, n'a pas été un chef de
» file. Mais celle-ci le sera. Notre correspondance
» va renaître pour toujours. Elle sera, s'il plaît à
» Dieu, aussi vive et aussi soutenue que jamais,
» et elle ne finira qu'avec notre vie. . . . . »

Tout son temps avait été employé par son tra-
vail sur la solitude. . . . .
. . . .

» si ce sont des âmes élues, le nombre des saints dans le
» ciel doit s'accroître avec un pareil opérateur. »

[1] 5 septembre 1785.

[2] Après la mort de sa fille, M. Zimmermann s'était
remarié avec Mlle de Berger, fille du docteur de Berger,
médecin du roi à Lunebourg.

« J'étais réduit à la dernière extrémité en 1784,
» et ma vie était comme éteinte, soit par mes
» maux de nerfs, soit par la plus profonde tristesse.

» Cet ouvrage sur la solitude, commencé en
» 1781 et fini en 1784 et 1785, m'a fait revivre
» aussi longtemps que j'y ai travaillé. Tous mes
» maux me restaient, mais je les sentais beaucoup
» moins violemment. Mon âme reprenait de l'éner-
» gie, ma femme prenait la part la plus intime à
» mon travail, et m'excitant toujours par le feu de
» son propre génie, je travaillais avec autant de
» vivacité que dans ma première jeunesse.

» J'endurais aussi le travail, qui d'ailleurs m'a-
» vait tué pendant que j'ai été à Hanovre, et qui
» m'avait toujours rendu le plus malheureux des
» hommes. Mais notez bien que dans cet ouvrage
» sur la solitude, j'ai exhalé mon âme et que j'y
» ai dit mille choses qui me pressaient le cœur.

» Cet ouvrage a fait une sensation étonnante par-
» tout où la langue allemande est connue. Mon li-
» braire en a donné deux éditions à la fois, une
» ordinaire et l'autre infiniment superbe : trois
» autres libraires l'ont imprimé, l'un à Carlsruhe
» l'autre à Munich, (quoique j'ai dit pis que pen-
» dre de la Bavière), et le troisième à Vienne.
» Depuis les trônes jusque dans les chaumières on

» m'a lu dans tous les états de la vie et dans tous
» les pays où on a pu me lire, j'ai ému les cœurs
» et gagné amis et ennemis. On m'a comblé d'hon-
» neurs de toutes parts, par reconnaissance pour cet
» ouvrage. Mais quelques philosophes scolasti-
» ques n'en ont pas été contens, en Allemagne
» quelques fanatiques ont crié contre, quelques
» envieux ont voulu le décrier, et on dit qu'à
» Zurich et à Berne on s'est bien fâché contre la
» liberté avec laquelle j'ai écrit.

» L'impératrice de Russie, à laquelle je n'ai
» point fait présenter cet ouvrage a eu une singu-
» lière idée. En janvier 1785, elle m'envoya une
» petite boîte dans laquelle je trouvai une belle
» médaille d'or avec son portrait ; une bague avec
» un solitaire de la valeur de deux à trois mille
» écus, et le billet suivant écrit de sa propre main,
» en allemand : « A M. Zimmermann, conseiller
» de la cour et premier médecin de sa majesté bri-
» tannique à Hanovre, par reconnaissance pour
» beaucoup de belles recettes ordonnées à l'huma-
» nité dans le livre de la solitude. »

» M. Marcard vous dira que l'impératrice m'a
» fait cette grâce si imprévue quoique je lui aie
» refusé le 3 août 1784 d'être son médecin ordi-
» naire et son conseiller d'état actuel. Il vous dira

» qu'en m'envoyant ce beau cadeau en janvier
» 1785, elle m'a fait inviter de venir la voir cet
» été à ses frais pour quelque temps quoiqu'elle se
» porte parfaitement bien. Il vous dira quelle sensa-
» tion différente cette invitation a faite chez ma
» femme et chez moi, comme ma femme a désiré
» le voyage et comme moi je l'ai craint, et comme
» j'ai répondu à l'impératrice. Il vous dira comme je
» suis sorti glorieusement de cette affaire par une
» longue lettre infiniment gracieuse et écrite de la
» main propre de l'impératrice que j'ai reçue sur
» la fin du mois de mars. Il vous dira que l'impé-
» ratrice m'a encore écrit une lettre remplie de
» bonté, en me disant avec quel plaisir elle attend
» les deux derniers volumes de mon ouvrage, au
» mois d'avril, et qu'elle a joint à cette lettre
» écrite de sa main deux médailles dont chacune
» pèse cent vingt ducats.

» Malgré tous ces succès je suis redevenu mal-
» heureux et aussi malade que jamais depuis que
» je n'ai plus un livre à écrire. Ce triste état m'a
» fait entreprendre un voyage cet été avec ma
» femme pour le bien de ma santé ; mais ce voyage
» a très-mal réussi, puisque nous n'avons point eu
» d'été ; et depuis le commencement de juillet jus-
» qu'à l'heure qu'il est il a fait un temps presque

» constamment abominable. . . . .

» Ma femme me dit sans cesse que je dois re-
» commencer à écrire un livre, et toujours elle me
» répète que je dois écrire le troisième volume de
» mon traité de l'expérience en médecine. Ma
» femme a raison, mais bien loin d'avoir fait en-
» core un pas pour cela, bien loin d'en avoir fait
» un seul depuis tout le temps que je suis à Hano-
» vre, je me dis sans cesse, et j'en suis persuadé
» intimement, que je ne sais pas un mot de mé-
» decine.

» Voilà, mon chérissime ami, un tableau vrai
» de ma situation actuelle. Ah! si vous pouviez
» me ranimer, si vous pouviez m'exciter au tra-
» vail, si vous pouviez jeter quelques idées dans
» ma tête, et quelques étincelles de feu dans mon
» âme endormie, vous feriez un miracle et par-là
» vous remettriez en train la correspondance dont
» vous avez désiré si cordialement la continuation.

» Je n'ai point reçu votre lettre du mois de dé-
» cembre 1781, et jamais aucune lettre de Paris;
» cela est d'autant plus fâcheux pour moi, puis-
» que vous me dites que cette lettre de décembre
» 1781 est la seule à laquelle vous attendiez et
» attendiez vainement une réponse.

» J'ai été infiniment charmé par tout ce que

» vous m'avez dit de votre séjour à Pavie, dans
» votre lettre du 28 août 1784 ; j'ai été ravi d'a-
» voir cette preuve de votre contentement en main,
» lorsque, au commencement d'octobre 1784, j'eus
» la visite de deux professeurs de Pavie, dont vous
» ne parlez pas, mais que j'ai trouvés remplis de
» génie et très-aimables ; l'un M. Volta, profes-
» seur en physique, et l'autre M. Scarpa, profes-
» seur en anatomie. Ces deux messieurs croyaient
» que vous aviez été mécontent à Pavie, je les ai
» fait revenir victorieusement de leur erreur. Ils
» en ont été charmés et m'ont parlé de vous avec
» le plus grand respect, et les regrets les mieux
» sentis. Comme M. Volta sait très-bien l'allemand,
» je lui ai donné les deux premiers volumes de ma
» solitude, (que lui et son collègue connaissaient
» déjà et dont ils m'ont parlé avec beaucoup de
» chaleur), et au mois de mai de cette année je lui
» ai envoyé les deux autres.

» Pavie est un triste séjour en hiver, et un sé-
» jour abominable en été, d'après ce que ces
» MM. Volta et Scarpa m'ont dit, très-conformé-
» ment à vos observations. . . . .

. . . .

¹ M. de Servan, avocat-général au parlement de

¹ 1780.

Grenoble, connu par ses discours sur l'administration de la justice, et l'abolition de la torture
et par son plaidoyer en faveur de la validité des
mariages des protestans en France, s'était retiré à
Lausanne. Il avait pris fait et cause pour le magnétisme, dans une brochure intitulée : *Doutes
d'un Provincial à MM. les Médecins-Commissaires
chargés par le Roi de l'examen du magnétisme animal.* Cette discussion, où il avait manié l'arme du
raisonnement avec autant d'habileté que de légè-
reté et de grâce, sans prouver que le mesmérisme
eût raison, avait au moins convaincu ses ennemis
qu'ils pouvaient bien avoir quelques torts. En attaquant les médecins, Servan était parvenu à leur
renvoyer tous les sarcasmes lancés contre les magnétiseurs. Dès son arrivée à Lausanne, il y avait
établi un baquet mesmérien où il faisait du magnétisme pour lui et ses amis. Le bruit de quelques
cures merveilleuses opérées par son moyen avait
retenti jusqu'à Genève, d'où Ch. Bonnet écrivit à
Tissot la lettre suivante :

Genthod, près Genève, 11 août 1786.

« J'entends beaucoup parler, monsieur mon
» célèbre confrère, des prodiges qui s'opèrent au
» baquet de l'illustre Servan, et dont on m'assure

» que vous êtes le témoin journalier, mais très-muet.

» Je pénètre assez la raison de votre silence, et
» ne puis que l'approuver. Un médecin de votre
» ordre doit voir beaucoup et longtemps avant que
» de prononcer sur une nouvelle méthode. Je croi-
» rai à tout ce que vous aurez vu, parce que je vous
» sais aussi bon observateur que bon philosophe,
» et vous êtes bien assuré que je ne ferai de votre
» jugement que l'usage que vous me prescrirez.
» Un de mes meilleurs amis a une jeune parente
» aliénée d'esprit depuis plusieurs mois à la suite
» d'une fièvre maligne ; on lui conseille de la con-
» duire au baquet de M. de Servan, et le tendre
» intérêt qui m'attache à cet ami me fait désirer
» de savoir s'il y a quelque réalité dans ces cures
» merveilleuses qui font bruit ici. Je n'ai pas de
» peine à comprendre l'influence des procédés de
» nos magnétiseurs sur une imagination très-mo-
» bile, et je conçois aussi comment en agissant
» fortement sur l'imagination on peut produire de
» grands effets sur la machine. L'imagination est
» la plus puissante de nos facultés, et l'histoire de
» l'art est pleine de ses prodiges. Il est donc très-
» possible que dans certains cas la médecine em-
» ploie avec succès le prétendu magnétisme animal ;
» mais combien est-il d'autres cas où il pourrait

» produire des effets funestes. La société royale de
» médecine de Paris l'a bien prouvé, et les rap-
» ports qu'elle a reçus de ses correspondans en di-
» vers lieux et qu'elle a publiés, ne sont point
» du tout favorables aux nouveaux procédés. On
» me raconte les choses les plus étranges de ces
» somnambules à la façon des magnétiseurs. Mon
» ami Lavater m'a entretenu par lettres de tout ce
» qu'il a opéré sur sa femme et qu'il croit de la
» meilleure foi du monde. Je lui ai opposé quelques
» principes de logique et de psychologie qui n'ont
» fait que glisser sur la surface de son cervelet. Il
» déplore mon incrédulité, et je ne déplore pas
» moins sa crédulité. L'art de voir n'est pas com-
» mun, et l'art de penser ne l'est pas davantage.
» J'ai de si bonnes raisons de suspecter la plupart
» des choses qu'on raconte de ces merveilleux
» somnambules, que je ne me presse point de dé-
» férer aux témoignages quelquefois respectables
» sur lesquels on les appuie.

» Vous voyez, mon cher monsieur, que je ne
» suis pas du nombre de ceux qui conseillent à
» mon ami d'envoyer sa jeune parente au baquet
» de Lausanne. Mais comme tous les remèdes
» qu'on a tentés jusqu'à présent pour sa guérison
» n'ont eu à peu près aucun succès, on pense qu'il

» conviendrait d'essayer enfin la vertu de la mer-
» veilleuse baquette. Votre réponse sera pour mon
» ami le mot de l'oracle.

    » Agréez le renouvellement du parfait attache-
» ment de la considération très-distinguée avec la-
» quelle j'ai l'honneur d'être, monsieur, votre
» très-humble et très-obéissant serviteur.

BONNET. »

M. Tissot ne conseilla point d'amener la jeune
malade à Lausanne, mais dans le but de s'éclair-
rer et de répondre aux questions de Bonnet, il se
mit en route un jour pour aller assister aux expériences de M. de Servan, qu'il connaissait pour
l'avoir souvent rencontré chez Mme Roëll. Chemin
faisant il accosta M. P. Bridel, qu'il pria de l'accompagner. Ne se trouvant pas suffisamment éclairé
après une première séance, M. Tissot voulut y
retourner encore, mais on lui déclara que la porte
était fermée pour lui et M. Bridel; pour celui-ci
parce qu'il avait eu l'air de sourire des opérations
de M. de Servan, et pour M. Tissot parce qu'il
avoit pris des notes. Ne pouvant rien conclure
du peu qu'il en avait vu, Tissot n'avait rien écrit
à Bonnet, lorsque celui-ci lui rappela sa promesse
en ces termes :

A Genthod, près de Genève, 15 septembre 1786.

« Souffrez, monsieur mon célèbre confrère, que
» je vous rappelle l'espérance que vous vouliez
» bien me donner dans votre dernière de me com-
» muniquer vos idées sur ce que vous avez observé
» au baquet de M. de Servan. Je vous réitère les
» assurances les plus expresses de n'abuser point
» de cette communication. Je viens encore de
» recevoir des Cévennes un grand mémoire d'un
» disciple de Mesmer et de M. de Servan, qui con-
» tient une multitude de faits par lesquels l'auteur,
» acteur et témoin journalier, voudrait me per-
» suader la réalité du magnétisme animal et l'uni-
» versalité de son efficace. Je lui réponds que je ne
» contesterai point ces faits, parce qu'ils n'offrent
» rien qui ne soit explicable pas les lois les mieux
» connues de l'économie de notre être, sans qu'il
» soit nécessaire de recourir à la supposition d'un
» fluide universel, dont ils ne démontrent point
» l'existence. J'ajoute que je pense sur ce sujet
» comme les commissaires des trois compagnies
» chargées par le roi de France de l'examen de
» cette matière. N'est-il pas en effet bien singulier
» qu'on érige en preuves d'un agent universel des
» faits qui ressortent assez manifestement de la
» seule mécanique de notre constitution?

» Qui le sait mieux que vous, monsieur, vous
» qui avez tant étudié la théorie des nerfs, et dont
» l'excellent ouvrage sur ce sujet ne saurait être
» trop médité! Le somnambulisme qu'opèrent nos
» magnétiseurs est ce qui pique le plus ma curio-
» sité; on n'en parlait point encore lorsque les
» commissaires s'occupaient de l'examen du ma-
» gnétisme prétendu *animal*. M. le marquis de
» Puységur est, je crois, le premier qui nous en
» ait entretenus. C'est apparemment une sorte
» d'extase, et dont on débite des choses qui cho-
» quent le sens commun. Le temps anéantira tou-
» tes ces visions comme il a anéanti celles de l'an-
» cienne école.

» Je vous rends bien des grâces, mon cher mon-
» sieur, de votre bon conseil au sujet de la jeune
» parente de mon ami : il n'a pas manqué de s'y
» conformer, et n'a point permis que l'on condui-
» sît la malade à Lausanne. On va lui faire respirer
» l'air natal à Orange, sa patrie.

» Vous connaissez, monsieur mon cher confrère,
» les sentimens si distingués et si vrais que vous a
» voués pour la vie

» Le solitaire de Genthod. »

Je n'ai point trouvé dans la correspondance de

Bonnet la réponse de Tissot. Il est fâcheux qu'il n'ait pas pu étudier les faits magnétiques avec cette conscience rigoureuse qui le caractérisait. Il est vrai que l'observation exacte des faits suppose sinon un commencement de foi, tout au moins un consentement préalable à la possibilité des faits qu'il s'agit d'examiner. Il est des faits que nous nions d'avance, parce qu'ils contredisent nos principes ; reste à savoir si ces principes eux-mêmes, fondés sur un trop petit nombre d'observations, n'auraient pas besoin d'être réformés. Or au point de vue scientifique et philosophique de Tissot et de Bonnet, le magnétisme devait être impossible.

Tissot fut très-affligé de la triste et scandaleuse trame dont Spallanzani faillit d'être la victime au retour de ses voyages. Accusé par trois de ses collègues d'avoir volé le musée de l'université de Pavie pour enrichir les collections qu'il avait formées à Scandiano, il fut sommé par le gouvernement impérial de se justifier. Rien ne lui était plus facile, car les objets qu'il avait pris au musée étaient enregistrés par le concierge, et ils ne lui avaient été délivrés que sur une permission spéciale de l'autorité dans le but de favoriser ses études et de l'aider dans ses cours ; mais il n'en est pas moins vrai que s'il fût mort pendant son voyage de

Constantinople, sa mémoire en serait restée enta-
chée et déshonorée sans retour. Ses ennemis, non
contents de le dénoncer au gouvernement, avaient
sollicité l'autorisation de faire une visite domici-
liaire chez lui à Scandiano, et avaient répandu
au loin le bruit de la fâcheuse découverte qu'ils
y avaient faite. Tissot, Senebier, de Saussure,
Bonnet en avaient été également informés par
Scopoli et Volta, qui leur peignaient le larcin des
couleurs les plus noires, tandis que Scarpa et
Fontana s'étaient chargés de déshonorer Spallanzani en Italie. Tissot n'avait point été persuadé;
il n'avait eu que le chagrin bien réel de voir des
hommes éminens par leurs talens, leur science,
les services qu'ils avaient rendus à l'humanité,
aveuglés par l'envie et la haine, s'y abandonner au
point d'oublier même les précautions les plus simples de la prudence humaine.

L'innocence de Spallanzani fut reconnue d'une
manière éclatante, par un décret du souverain. Il y
ordonne « qu'il soit imposé un silence éternel au
» bruit calomnieux qui n'a servi qu'à cimenter
» l'honneur d'un des plus illustres professeurs, etc.,
» etc., etc. » Le chanoine Volta fut privé de tous
ses emplois, et lui-même dut rétracter ses calom-
nies. Les trois autres professeurs furent sévère-

ment repris, avec avertissement de se tenir sur
leurs gardes à l'avenir. La publication de ce décret donna lieu aux manifestations de joie les plus
éclatantes de la part des étudians et de toute la population de Pavie, qui, au retour de Spallanzani,
se porta en foule à sa rencontre et lui fit une véritable entrée triomphale [1].

[1] Je n'aurais point rapporté ce trait fort triste pour
l'honneur des lettres et des sciences, si la *Biographie
universelle*, n'émettait des doutes sur l'innocence de
Spallanzani. Voyez *Biog. Univ.*, art. *Scopoli* et *Spallanzani*.

J'ai relevé cette erreur de la *Biographie universelle*, il
serait facile d'en signaler d'autres d'une moindre portée.
Elle nomme Tissot *Simon André*. Selon elle, il reçut une
pension de la république de Genève, pour avoir écrit
l'*Avis au peuple*; selon elle encore, il était parent de Clé-
ment Joseph Tissot, qu'il recommanda à Tronchin en
1785, et Tronchin, après en avoir fait son disciple et
son secrétaire, le désigna en 1787, comme médecin ad-
joint de la maison d'Orléans; mais dans le même volume,
la *Biographie* nous certifie, et cette fois sans faute, que
Tronchin est mort le 30 novembre 1781.

Dans l'article de Tronchin, il est encore parlé de l'a-
mitié de J.-J. Rousseau pour Tronchin, mais cette bévue
n'est rien auprès de celle-ci. Tronchin n'a fait, outre ses
thèses, qu'un seul traité de médecine, célèbre par les
critiques de Bouvard. Il est intitulé : *De colicâ pictonum*.

Combien Tissot n'eut-il pas à se féliciter alors
d'avoir pris le sage parti de se retirer à Lausanne,
avant que sa gloire et ses succès eussent aiguisé
contre lui les armes de l'envie et de la calomnie !
Dans son pays il n'avait rien de pareil à craindre ;
son nom y était partout vénéré, et je ne sais sur
quel fondement quelques voyageurs ont pu dire
qu'il n'était pas suffisamment apprécié. Au reste,
les voyageurs ne sauraient être juges en cette
matière. L'accusation est grave et mérite d'être
bien pesée. C'est ce dont ils se soucient le moins
en général. Ils croient souvent donner une haute
opinion de leur estime pour ce qui est beau et
grand, et s'approprier quelque chose du génie
qu'ils exaltent par leurs louanges, en se montrant
seuls capables de le reconnaître. Nul ne peut, sur
ce sujet, être meilleur juge que Tissot, et son témoignage contredit en toute occasion celui de ses
admirateurs.

Voici, dans un tout autre sens, une anecdote qui

De la colique de Poitou. **MM.** de Sevelinges et Weiss
l'indiquent sous le titre de *De colicâ pictorum* et ajoutent
savamment : « Ce livre est intitulé dans quelques dictionnaires : *De colicâ pictonum*, ce qui voudrait dire la colique des poitevins, au lieu de la colique des peintres !!! »

montre comment les voyageurs, même de fort
bonne foi, peuvent s'égarer dans leurs récits.

Un Allemand fort instruit, naturellement en-
thousiaste et passionné, se présenta à Lausanne,
muni d'excellentes lettres de recommandation,
chez un de nos professeurs, et lui fit part de son
désir de connaître l'auteur immortel de l'*Avis
au peuple*. Ce soir-là, ce professeur se rendait
chez Mme de Charrière, qui recevait la société la
plus aimable de Lausanne. Il lui propose de l'y introduire. C'était à la campagne. Au moment où
ils entrèrent chez Mme de Charrière, on venait de
faire quelques jeux et l'on payait les gages. Un des
assistans jouait du violon, tandis qu'un homme
d'un embonpoint remarquable semblait chercher
dans le salon quelque chose qu'il ne trouvait point.
Enfin le violon rendit des sons plus forts, et le gros
homme, ce n'était rien moins que l'illustre Gibbon,
vint prendre la main de M. Tissot, dont la grande
figure digne et froide formait le plus parfait contraste avec la sienne; mais ce n'était point assez,
le violon jouait toujours, et tous deux dûrent faire
quelques figures de menuet, à la grande joie de
toute l'assemblée. C'était l'acquittement du gage
que devait payer Gibbon, dont l'humeur gaie se
prêtait volontiers à cette espèce de plaisanterie.

Mais c'est ce que ne comprit point notre Allemand,
dont l'émotion et l'attendrissement à la vue de ce
spectacle étaient visibles. Et l'année suivante, quel
ne fut pas l'étonnement à Lausanne d'apprendre
qu'il avait pris tout cela au sérieux, et que, dans
le récit de ses voyages qu'il venait d'imprimer, il
en citait comme un des événemens les plus remarquables, l'avantage d'avoir vu le célèbre historien
de Rome, et l'illustre philanthrope, le bienfaiteur
de l'humanité, entrelacer des danses et des pas
harmonieux, et rappeler ainsi les beaux jours de
l'Arcadie, dont ils avaient toute la simplicité et
l'antique vertu [1]!

[1] Lantier, dans les Voyageurs en Suisse, raconte
l'anecdote suivante arrivée à Adolphe D. : « Il alla chez
» Tissot; l'anecdote est plaisante. Une vieille servante
» ouvrit la porte, et lui dit que son maître était sorti.
» Mais si vous venez le consulter sur quelque maladie,
» vous perdrez votre argent et vos peines. Il y a vingt
» ans que j'ai mal à l'estomac, et il n'a jamais pu me
» guérir. » Nous avons ri beaucoup avec Tissot lui-même
» de cette naïveté. » . . . .
Apostille de D. « Ne soyez pas étonnée de ce petit
» panégyrique de Tissot; sans doute il est mérité;
» mais la sensible Blanche se pique de reconnaissance.
» Ce fameux Esculape lui a dit d'un air galant : « J'a-
» voue, madame, que je craignais un peu l'instruction

Parmi les correspondans de Tissot se trouvait l'élite de la société française et des savans de tous les pays. Ses consultations étaient fort nombreuses et de bien loin on venait chercher auprès de lui des ressources que la médecine semblait ignorer ailleurs.

Au nombre des malades dont il eut à s'occuper en l'année 1787, se trouvait un prêtre vénérable, pieux, instruit, doué de beaucoup de pénétration, sous des formes simples et naïves, d'un caractère sage et enjoué, qui vivait à Ajaccio, entouré de la nombreuse famille d'un neveu mort depuis quelques années. Il administrait la fortune de la jeune famille, que le luxe et les folles dépenses du père avaient à peu près détruite. Cet homme était le conseil des habitans de son canton. Y avait-il une difficulté grave, qui offrit matière à procès, c'était à lui que l'on venait soumettre et exposer le cas, et l'on s'en trouvait bien. L'archi-diacre d'Ajaccio était atteint de la goutte. Un de ses petits-neveux, officier d'artillerie en garnison à Douai, étant venu

• chez les femmes; mais vous m'apprenez que lorsqu'elle
• est voilée par la modestie, c'est le coloris du tableau,
• c'est celui du Corrège. »
Je ne garantis ni l'une ni l'autre de ces anecdotes.

passer auprès de sa mère un semestre de congé, eut l'idée de consulter M. Tissot, et lui écrivit la lettre suivante [1] :

Ajaccio en Corse, 1ᵉʳ avril 1787.

Monsieur,

« Vous avez passé vos jous à instruire l'huma-
» nité et votre réputation a percé, jusque dans
» les montagnes de Corse où l'on se sert peut de
» médecin, il est vrai que l'éloge court mais glo-
» rieux que vous avez fait des leurs aimé général,
» est un titre bien souffisant pour les pénétrer d'une
» reconnaisance, que je suis charmé me trouver
» par la circonstance dans le cas de vous témoy-
» gner au non de tous nos compatriotes.

» Sans avoir l'honneur d'être connus de vous,
» n'ayant d'autre titre, que l'estime que j'ai conçu
» pour vos ouvrages, jose vous importuner et de-
» mander vos conseilles, pour un de mes oncles
» qui a la goute.

» Ce sera un mauvais priembule pour ma con-
» sultation, lorsque vous saurai que le malade en
» question à (70 ans), soisante et dix ans mais,

---

[1] On a cru devoir reproduire l'orthographe de cette lettre, telle qu'elle est dans l'original.

» Monsieur, considérez que l'on vis jusqu'à cent
» ans et plus et mon oncle par sa constitution de-
» voit être du petit nombre de ces prévélégiés,
» d'une taille moyenne, n'ayant fait aucune dé-
» bauche, ni de femme ni de table, ni trop sé-
» dentaire ni trop peu, n'ayant été agité d'aucune
» des ces passions violentes, qui dérangent l'éco-
» nomie animal, n'ayant presque point eu de ma-
» ladie dans tous le cous de sa vie je ne dirai pas
» comme Fontenelle qu'il avoit les deux grandes
» qualités pour vivre, bon corp et mauvais cœur,
» cependant je crois qu'ayant eu du penchant à
» l'égoïsme, il s'est trouvé dans une sitoytion heu-
» reuse, qui ne l'a pas mis dans le cas d'en déve-
» lopper toute la forse.

» Un vieux gouteux génois lui prédit dans le
» temp qu'il étoit encore jeune, qu'il seroit affligés
» de cette incomodité, prédition qu'il fondoit sur
» ce que mon oncle a des mains et des pieds ex-
» trémement petits et la tête grosse. Je crois que
» vous jugerai que cette prédition acomplie n'est
» qu'un effet du hazard.

» Sa goute, en effet, lui prit à l'âge de 32 ans,
» les pieds et les genoux en furent toujours le
» téatre, il s'est écoulé quelquefois jusqu'à 14 ans
» sans qu'elle revins ; un ou deux mois étaient la

» durée des accès il y a dix ans entr'autres qu'elle
» lui revint, et l'accès dura 9 mois il y aura
» deux ans au mois de juins que la goute lata-
» qua aux pieds ; depuis ce tems-là il garda tou-
» jours le lit des pieds la goute se communiqua
» au genoux, les genoux enflèrent considérable-
» ment depuis cette époque tout usage du genoux
» lui a été interdi. Des douleures cruelles s'en sui-
» virent dans les genoux et les pieds, la tête s'en
» ressenti, et dans des crises continuelles il passa
» les 2 premiers mois de son séjour aux lit, peut
» à peut sans aucun remède les genoux se désenfle-
» rent, les pieds se guairirent et le malade n'eut
» plus d'autre infirmité que une inflixibilité de ge-
» noux occasionée par la fixassion de la goute au
» jarrets c'est-à-dire aux nerfs et aux artères qui
» servent au mouvement. S'il asseie de remuer le
» genoux des douleus égus lui font cesser son accion.
» Il dort sans aucune espèce de mouvement, son lit
» ne s'est jamais refai, simplement l'on décou les
» madelas et l'on remue la laine et les plumes. Il
» menge bien, digère bien, parle, lit, dort, et ses
» jous se coulais mais sans mouvement, mais sans
» pouvoir juir des douceurs du soleil, il implore
» le secours de votre science, sinon pour le gairir

» du moins pour fixer dans une aute partie ce mal
» gênant.

» L'humanité, Monsieur, me fait espérer que
» vous daignerez reponde à une consultation si mal
» digeré moi-même depuis un mois je suis tur-
» manté d'une fièvre tierce ce qui fait que je doute
» que vous puissiez lire ce griffonage. Je finis,
» Mousiou, en vous exprimant la parfaite estime
» que m'a inspiré la lecture de vos ouvrage et la
» sincère reconnoicence que j'espère vous devoir.

» Mousiur, je suis avec le plus profond res-
» pect votre très humble et très obéissant servi-
» teur

BUONAPARTE,

officier d'artillerie au régiment de la Fère.

» Ajaccio en Corse le 1er avril 87. »

L'adresse porte : « A monsieur monsieur Tissot
» docteur en médecine, de la société royale de
» Londres, de l'académie médico phisique de
» Bassle, et de la société œconomique de Berne à
» Lausanne en Suisse,

à Lausanne.

Et au coin : « Isle de Corse. »

Le cachet très-bien conservé porte les armes de la famille Bonaparte surmontée d'une couronne de comte.

Cette lettre est d'autant plus précieuse qu'on en a fort peu de cette époque-là. Ce n'est guère que de Valence que datent les plus anciennes qui aient été publiées. On n'a même pas signalé dans ses biographies ce séjour en Corse. Qui pouvait en effet se soucier de savoir où ce jeune Corse sauvage, sans parens, sans fortune en France, sans avantages extérieurs, allait passer ses congés?

Le passage sur Paoli, auquel Bonaparte faisait allusion, est tiré du *Traité sur la santé des gens de lettres*. Tissot combat l'abus du travail de cabinet qui prive trop tôt le monde des lumières et des travaux de tant d'hommes de lettres, morts trop jeunes pour le bien de l'humanité.

« Les occupations de la souveraineté, celles du » ministère, de la magistrature, les spéculations » quelconques, si l'on s'y livre, en un mot tout ce » qui peut exercer les facultés de l'âme fortement et » longtemps, produit les mêmes maux que la culture » des sciences les plus abstraites. Les rois, les séna- » teurs, les ministres, les ambassadeurs, les fai-

¹ Pag. 121, éd. de Lausanne 1768.

» seurs de projets éprouvent le même sort que les
» gens de lettres , s'ils donnent autant de temps et
» d'application à leurs affaires que les savans à
» leurs études. Il est vrai qu'ils ont un avantage
» dont j'ai déjà fait sentir l'importance , c'est que
» les devoirs mêmes de leur charge les forcent
» souvent à des distractions et à un exercice dont
» les hommes qui ne sont que savans sont privés ;
» mais d'un autre côté leurs travaux sont souvent
» mêlés de chagrins et d'inquiétudes dont les in-
» fluences sont encore plus cruelles que celles de
» l'inaction , et qui accablent également l'âme et
» le corps; aussi ceux qui résistent aux occupa-
» tions des plus grandes entreprises et aux soucis
» qui les accompagnent inévitablement sont pour
» moi des phénomènes incompréhensibles. César,
» Mahomet , Cromwell , M. Paoli , plus grand
» qu'eux peut-être, ont sans doute reçu de la na-
» ture des forces plus qu'humaines , et malgré cela
» ils auraient succombé sans le secours de l'exer-
» cice et de la sobriété. Mais c'est assez s'occuper
» des maux , il est temps de venir aux remèdes. »

Telle fut l'occasion de cette curieuse lettre. Dès
les premières lignes on y reconnaît celui qui devait
plus tard réunir en lui tant de traits de Mahomet ,
de César , de Cromwell. Comme leurs noms le

poursuivent ! Comme leur gloire fait battre son
cœur ! Que Paoli lui paraît grand placé au-dessus
de ces héros !

Tissot avait écrit ces lignes dans le plus beau
moment de la lutte de la Corse contre les Génois, et
elles avaient inspiré au jeune Bonaparte autant de
respect que d'estime pour le savant philanthrope,
qui savait applaudir aux efforts de ses concitoyens
pour conquérir leur liberté. Ce sentiment exprimé
avec tant de chaleur aurait dû, semble-t-il, exciter
chez M. Tissot quelque sympathie, tout au moins
de la reconnaissance.... Mais soit que vingt-cinq
ans écoulés l'eussent un peu réfroidi dans son enthousiasme pour les sujets qui se révoltent contre
leurs souverains, soit que Paoli n'eût pas répondu
à son attente, soit que les maux du vieil archi-diacre
Lucien lui parussent au-dessus des ressources de
l'art, je dois le dire, quoiqu'à regret, il paraît que
M. Tissot n'y fit aucune réponse, puisqu'il écrivit de
sa main sur la lettre de Bonaparte, la note suivante :
« Lettre non répondue, peu intéressante ! »

Ainsi en jugea notre illustre compatriote... Que
lui importait, après tout, à lui, fêté et loué de
toute l'Europe, l'hommage timide de cet officier
d'artillerie, qui ne savait pas l'orthographe et qui
avait l'air, à la fin de sa lettre, de vouloir lui es-

camoter une consultation pour sa fièvre tierce !
Etrange destinée ! Qu'aurait dit M. Tissot, s'il eût
connu celui qui recueillait avec tant de soin ses
paroles comme un titre à la reconnaissance d'une
nation entière. Il est assez probable qu'il l'ignora
et qu'il ne se souvint pas plus tard que sur les
milliers de lettres qu'il recevait chaque année, il
s'en trouvait une du vainqueur d'Arcole et du con-
quérant de l'Italie.

De nombreux abus existaient encore dans le
pays de Vaud relativement à l'exercice de la médecine. Tissot les avait souvent signalés. LL. EE.
l'avaient fréquemment assuré de leur reconnaissance et de leur confiance dans ses lumières, sa
droiture, et son patriotisme. Elles lui en donnèrent
une nouvelle marque en 1787 en le mettant à la
tête du collége de médecine nouvellement créé
à Lausanne. Voici la lettre qui lui fut adressée à
ce sujet :

Monsieur !

« Vous avez fréquemment donné au conseil de
» santé les preuves les moins équivoques du zèle
» le plus pur et le plus désintéressé : vous avez sou-
» vent fixé son attention sur des objets d'une uti-
» lité générale. Toutes les fois que vous avez été
» consulté vous avez envoyé à notre tribunal les

» mémoires les plus satisfaisans : vous avez étendu
» les lumières, combattu les préjugés, et, non
» content du titre de grand médecin, vous avez
» mis votre gloire à celui de médecin patriote.

   » Encore en dernier lieu vous nous avez fait par-
» venir un mémoire très-sage. Tant de droits à
» notre reconnaissance ne doivent pas être mécon-
» nus, et nous nous faisons un vrai plaisir de re-
» connaître que notre pays doit se féliciter de pos-
» séder un homme qui sait faire un aussi bon
» emploi de ses talens et de ses lumières; nous
» chercherons toutes les occasions de vous prou-
» ver que nous savons vous rendre justice, et nous
» espérons que vous envisagerez comme un garant
» de cette façon de penser le choix que nous avons
» fait de vous, Monsieur, pour occuper la place de
» vice-président du collége de médecine que nous
» venons d'établir à Lausanne.

   » Nous sommes etc. »

Cette charge était loin d'être une sinécure, surtout dans le commencement d'un établissement
comme celui-là. Il fallait entretenir une correspondance extrêmement active et minutieuse soit avec
la chambre de santé, soit avec les médecins et chirurgiens non patentés établis en grand nombre
dans le pays, et qui tous auraient voulu éluder
quelqu'une des obligations que leur imposait la loi.

Les examens des médecins, chirurgiens, sages-femmes, officiers de santé anciens et nouveaux, prirent un temps très-considérable à M. Tissot qui jamais n'eût consenti à se charger de cette corvée, si elle eût été le moins du monde rétribuée. Lui seul pouvait au reste s'en acquitter avec le dévouement et le tact nécessaires à cette organisation nouvelle qui froissait tant d'amours-propres, et irritait vivement une classe nombreuse de personnes dont le manque de règlemens avait pour ainsi dire sanctionné les écarts. Il y réussit à peu près complétement.

Pendant une des journées les plus chaudes de l'été de 1789, M. Tissot eut à dîner une très-légère défaillance dont il ne s'aperçut point, mais trois mois après il en eut une seconde plus sérieuse. Il recevait la visite du comte de Moussin-Pouschkin et causait avec lui debout au milieu du salon, lorsque M. Dapples, surpris d'entendre hésiter celui qui n'hésitait jamais, le vit chanceler et n'eut que le temps de le recevoir dans ses bras. Cet évanouissement fut plus long et plus complet que le précédent et lui laissa de l'assoupissement et une grande faiblesse, qui se dissipèrent presque sans remède, au bout de quelques jours. M. Tissot s'aperçut fort bien de ce qui lui était arrivé. Il eut quelque inquiétude pour sa mémoire, mais après l'avoir éprouvée, *il eut la satisfaction de retrouver chaque chose à sa place*, et se plut à en donner des preuves précieuses à ses enfans.

M. Tissot publia à cette époque une lettre à la Gazette de Santé en réponse à un mémoire de M. Portal sur la pleurésie inséré dans le N° 89, il en publia peu après une seconde adresse à une dame Gautthier auteur d'un voyage en Suisse où il relève quelques inexactitudes.

M. Tissot regrettait vivement de n'avoir pu faire entrer dans les études de son neveu celle de la langue anglaise dont la connaissance était devenue nécessaire à un médecin, depuis que les Anglais visitaient annuellement la Suisse. Le moment semblait donc favorablement choisi pour faire un voyage en Angleterre. M. Dapples y avait d'ailleurs de proches parens : il fut décidé qu'il s'y rendrait au printemps, confiant à M. Tissot sa femme et ses deux enfans. L'aîné était devenu, en grandissant, l'objet de toute l'affection et de la sollicitude la plus tendre, de la part de M. Tissot, aux soins duquel il répondait à merveille; à quatre ans il était, grâces aux leçons de son ami, géographe et naturaliste comme beaucoup de gens ne le sont pas à quarante. A cinq, M. Tissot l'envoya à Monrion pour y être inoculé conjointement avec le fils du fermier. On peut croire qu'il ne négligea point dans le choix du venin et dans la manière dont l'opération fut conduite, toutes les précautions qu'il avait recommandées à tant d'autres. Au bout de huit jours les plaies se guérirent, au lieu de s'enflammer. De nouveaux fils furent inutilement employés par M. Dapples. M. Tissot y vit une preuve que l'enfant n'était point disposé à prendre la petite-vérole, et ne fit point de nouvel essai. Sur ces entrefaites M. Dapples partit.

Voici un passage de la première lettre que lui adressa M. Tissot :

« Quelles que soient les distances qui nous sépa-
» rent, mon cher fils, l'œil de la plus tendre ami-
» tié les franchit toutes et ne te perdra pas un ins-
» tant de vue; le cœur de ton ami sera toujours
» à côté de toi, et jouira ici de ce que tu as laissé
» de toi-même. C'est ce précieux dépôt qui sera
» l'objet de tous mes soins, et j'ose espérer que
» tu seras content de l'état dans lequel je te les
» rendrai. »

Le courrier suivant il écrivait :

« Comme la nouvelle que M. le comte de Lally
» Tollendal a la petite vérole à Lausanne sera pu-
» blique à Paris, je te l'annonce moi-même; ne

» sois point en peine de notre *amicello*, je ne la
» lui donnerai pas, et d'ailleurs je voudrais qu'il
» l'eût comme M. de Lally, qui l'a la plus heu-
» reuse possible..... »

Voici les details dans lesquels il entrait le 15
mars :

« Pour ce matin, cher et tendre ami, nous es-
» périons vivement une de tes lettres, mais ce
» malheureux courrier a encore manqué, et nous
» voilà renvoyés de quatre jours ; elle arrivera le
» vendredi 17, et ce sera le meilleur plat de notre
» petit goûter du vendredi 19, anniversaire de ce
» cher ange que Dieu nous a donné il y a cinq ans,
» à pareil jour, comme il en brisera le cachet
» avec transport !

» Ce délicieux enfant nous a donné pendant
» quelques jours un peu d'inquiétude que nous
» avons été charmés que tu n'eusses pas à parta-
» ger. Il fut peut-être un peu agité le mercredi 3,
» il le fut certainement dès le jeudi matin, sans
» se plaindre, sans dégoût, sans accident qu'un
» léger vomissement sur le soir ; le vendredi,
» quelques rougeurs ; le samedi, de véritables
» boutons de petite-vérole, marqués aux pieds
» mêmes. Mon parti fut pris sur le champ de ne
» point la nommer jusqu'à ce que je fusse sûr que

» personne ne pouvait te l'écrire avant moi. Elle a
» été fièvre rouge, petite vérole volante ou rou-
» geole même pour ta chère Louise et pour la
» bonne grand-maman jusques à mercredi matin,
» et pour les autres jusques après le départ du
» courrier. Ce cher enfant en a beaucoup, mais
» beaucoup ; son petit pouls est très-vite, l'abatte-
» ment très-grand, mais grâces à Dieu dont
» nous bénissons à chaque instant la bonne Pro-
» vidence, pas un accident, ni rêveries, ni con-
» vulsions, ni la plus légère oppression, mais bien
» des démangeaisons au visage qu'il gratte conti-
» nuellement, et où il n'a pas laissé à la matière
» le temps de croupir : le visage est sec et le des-
» séchement des autres parties se fait successive-
» ment. Il a dormi presque continuellement du
» sommeil le plus doux, on ne l'entend pas. Son
» excellente mère le soigne comme tu peux le
» croire.

» Mercredi, ce cher Auguste, qui t'a dit adieu
» constamment soir et matin, se fera lire ta lettre.
» Je hasarderai demain un mot par Paris, mais à
» mercredi les progrès de notre convalescence. »

On voit par cette lettre à quel point M. Tissot
craignait que M. Dapples ne fût mal informé ou
plutôt ne le fût trop bien ! En vain cherchait-il

à lui cacher l'inquiétude que lui donnait ce pouls si fréquent, cette prompte dessiccation, cette extrême faiblesse, cet assoupissement, signe non équivoque d'une mort prochaine. Personne n'aimait plus vivement, et n'espérait avec plus d'ardeur pour ceux qu'il aimait !

MM. Dapples et Gaulis se chargèrent d'annoncer à leur frère la déchirante séparation qui eut lieu le 15. Leur lettre, dont le seul aspect lui dit tout, lui parvint dans sa solitude, où il était à peine établi.

La douleur de M. Tissot vint doubler la sienne. Voler à son secours fut son unique pensée. Tous les efforts pour le retenir furent inutiles, il écrivit à M. Tissot de venir à sa rencontre à Lyon, et lui en fixa le jour. La lettre suivante, qui croisa la sienne vint encore affermir sa résolution.

« Mon fils, mon cher fils, cher et tendre ami,
» mon cœur est déchiré de sa propre douleur et
» du sentiment affreux que chaque instant rappro-
» che celui où le tien va l'être ! Je me désespère
» de n'être pas allé te joindre. Quel coup tu vas
» recevoir sans avoir personne au monde qui ap-
» porte quelque soulagement à ta peine ! Si du
» moins tu avais été auprès de ta bonne sœur !

» mais nous voyons que tu ne sais pas même dans
» quelle portion de l'Angleterre elle est mainte-
» nant. Il te reste la Providence. Tous mes vœux
» la conjurent de te soutenir, de te consoler, de
» t'aider, mais qu'ai-je à attendre de mes vœux,
» de mes prières les plus ferventes? Elle y a été
» sourde; elle a dit : Je te reprendrai l'enfant que
» je t'ai donné, et elle m'a frappé d'aveuglement,
» elle m'a ôté ce qu'elle avait daigné m'accorder
» de lumières dans tant d'autres circonstances.
» Elle a rappelé à elle cette créature angélique que
» j'avais reçue dans mon cœur, au moment où tu
» la mis dans mes bras. Ah! quand tu me dis :
» nous te le donnons! était-ce pour le perdre à
» jamais? Cher Auguste, toi qui, avec ton bon,
» ton excellent père, étais l'objet de mes plus
» chères affections, le but de tous mes projets,
» toi que je me réjouissais de remettre dans ses
» bras, toi qui m'as abandonné, toi pour qui je
» n'ai pu rien faire, si tu as quelque sentiment de
» ce qui se passe ici-bas, vois notre douleur amère,
» prie Dieu pour nous, mon affliction n'est com-
» parable à aucune autre; le remords, ce senti-
» ment affreux, que je n'ai sans doute pas fait tout
» ce qu'il fallait faire, s'y joint et me navre.......
» O mon Dieu! n'avais-je pas assez de la dou-

» leur sans ce terrible poignard ! Mais tu m'es
» témoin que c'est bien moins mon propre mal-
» heur qui me touche que celui du meilleur des
» pères et de la meilleure des mères ; il ne peut
» plus y avoir un instant de bonheur pour moi.
» Le vide que j'éprouve sera de tous les momens,
» mais ma carrière est avancée , tandis que tes
» excellens parens, tout jeunes encore, avaient
» l'espérance de vivre de longues années avec toi :
» tu aurais fait leur bonheur tous les jours de leur
» vie.... ils t'auraient vu croître en lumières, en
» sagesse, en vertu, ils auraient joui du bien que
» tu aurais fait; quelle douceur c'eût été pour eux!
» la seule attente de ce que tu serais comblait mon
» âme; ils auraient été glorieux d'un tel fils. Je
» l'étais déjà, je l'étais peut-être trop, et ce fils
» n'est plus; et toi, son frère chéri, mon cher
» Marc, enfant fait pour me consoler si je pouvais
» l'être, tu ne sais pas ta perte, mais je la vois dans
« toute son étendue, et quel sentiment pour moi!
» tu avais un frère bon, doux, charmant, qui aurait
» vécu avec toi, pour toi, qui te chérissait, qui
» aurait été ton intime ami, ton conseil, ton
» exemple; votre union eût fait le charme de tous
» les vôtres, et cette bonne grand'maman dont
» chaque jour aggrave la douleur, qui cherche son

» Auguste, qui le redemande sans cesse et ne le
» retrouve point..... Mais, mon ami, quelle lettre
» cruelle! Je devrais chercher à soulager ta dou-
» leur, et je l'aggrave de tout le poids de la
» mienne. Ah! pardonne-le-moi! mais il fallait
» bien qu'une fois au moins je l'épanchasse dans
» le cœur de quelqu'un; et dans quel autre pour-
» rais-je l'épancher? il est à toi depuis trente ans.
» C'est avec toi que je dois déplorer toute l'étendue
» de notre perte. Un enfant à qui Dieu s'était plu
» à donner bonté, douceur, intelligence, qui pro-
» mettait tout, qui se développait davantage cha-
» que jour, ne devait-il pas être l'objet de nos es-
» pérances les plus fermes, les plus douces? Quel
» sort plus heureux que le nôtre après ton retour!
» Toute la confiance publique t'était acquise par
» avance. Tu aurais partagé mes occupations, tu les
» aurais peu à peu toutes prises à mesure qu'elles
» seraient devenues plus pénibles; elles ne l'auraient
» pas été pour toi qui feras le bien, qui m'aurais
» épargné de la peine, et aurais travaillé pour ces
» charmans enfans, dont l'éducation eût été le dé-
» lassement de ma vieillesse! Je me serais réjoui
» en pensant quels hommes utiles et vertueux je
» laisserais après moi, et je perds... nous perdons
» mon Auguste! Oh! mon Dieu, si tu voulais le

» reprendre, pourquoi nous l'as-tu montré ? Sou-
» tiens-moi, soutiens mon cher fils. Console-le,
» dirige-le. S'il peut être heureux, si tu bandes sa
» plaie, c'est le seul soulagement que tu puisses
» apporter à la mienne.

» On t'a écrit de revenir pour moi. On ne sait
» donc pas que ma seule consolation ne peut être
» que ton avantage....... Ici tout renouvellerait ta
» douleur, loin d'ici chaque objet y fera diversion.
» On conseille les voyages aux malheureux, comme
» le seul moyen de soulagement. Ils font l'effet du
» temps, pourquoi donc abrégerais-tu le tien, s'il
» devait t'être utile ? pourquoi perdre le fruit de
» tes sacrifices ? Il te reste un fils charmant, la
» Providence t'en accordera d'autres. Ta femme et
» ton fils sont bien, ainsi ne te laisse pas entraîner
» aux premiers mouvemens qui pourraient t'inspi-
» rer une résolution à laquelle tu aurais peut-être
» du regret. . . . .
. . . .

» Jamais le public n'a pris autant de part à un
» événement de ce genre qu'à celui-ci. Quel atta-
» chement il nous a témoigné ! Quel tact il a
» montré en sentant si bien que mes malades n'é-
» taient rien au prix de ma douleur ! Tout Lausanne
» a été en deuil. . . . . »

M. Dapples n'hésita point à suivre son premier projet. Il partit le 15 avril et rejoignit M. Tissot à Lyon le 26. Au premier abord il le trouva mieux qu'il n'avait espéré, et se flatta de le distraire en parcourant avec lui les établissemens utiles et intéressans de cette ville.

Ils virent plusieurs fois l'abbé Rozier, qui avait refusé, ainsi que Tissot, de se rendre aux vœux de Stanislas-Auguste [1] ; le docteur Rast, cherchant toujours querelle à la médecine, et s'occupant avec ardeur du projet de faire créer un hôpital sans médecin, où les malades seraient observés, nourris, et du reste abandonnés à la nature, estimant qu'il y aurait plus de guérisons dans cet hôpital que dans tout autre ; enfin, le docteur Gilibert, attaché à l'Hôtel-Dieu et professeur au Collége de médecine, l'un des médecins dont Tissot faisait le plus de cas.

Les attentions, les égards affectueux et la conversation de ces hommes distingués, parurent faire une précieuse diversion à la douleur de M. Tissot. Peut-être ce voyage eût-il dû se prolonger encore..... Le retour à Lausanne sembla rouvrir

---

[1] A la recommandation duquel il obtint de la cour de France le riche prieuré de Nanteuil-le-Haudoin.

toutes ses plaies. D'après ses ordres, la dépouille
mortelle d'Auguste avait été déposée à Monrion.
Il avait fait graver sur sa tombe quelques mots destinés à lui rappeler sans cesse qu'il avait perdu
celui qui faisait tout le charme de sa vie. Chaque
jour on le voyait se diriger vers le lieu de ce précieux dépôt, et là cet homme si ferme, abîmé
dans sa douleur, semblait en savourer l'amertume et vouloir se hâter d'user et de courber vers
la tombe cette existence si utile et jusqu'alors si
heureuse.

Toute la force d'aimer dont M. Tissot avait été
doué s'était réveillée au même âge où elle s'en-
dort chez la plupart des hommes. Pour lui, une
vie toute nouvelle avait commencé avec celle de
cet enfant, qui était devenu le but, le centre de
toutes ses pensées ; mais à l'âge de M. Tissot, ce
n'est point impunément qu'on aime avec cette profondeur, et lorsque ce lien si doux fut rompu, son
cœur fut brisé. Après de tels coups, l'âme ne peut
plus se prendre à la vie ; le charme est dissipé sans
retour. Mis à nu par la main de Dieu, il ne reste
plus qu'à se revêtir de Dieu. Il semble même qu'il ne
peut plus y avoir de vie et de sentiment en dehors
d'une affection sainte, qui répare et renouvelle le
cœur. Il faut se donner à Dieu. Il faut l'aimer de

tout son cœur, de toute son âme, de toute sa pensée...... C'est là l'enseignement de ces douleurs où
la faculté de souffrir semble s'être développée aux
dépens de toutes les autres, mais cet enseignement
ne se faisait jour que lentement et péniblement
dans l'âme de M. Tissot.

Aimé comme peu d'hommes le sont dans ce
monde, M. Tissot fut comblé dans son affliction des
témoignages de sympathie les plus réels et les plus
touchans. Combien l'on eût désiré montrer la voie
de la consolation et du relèvement à celui qui
avait été l'heureux instrument de tant de consolations et de délivrances ! Voici quelques fragmens
de lettres qui le touchèrent vivement :

» . . . . . . [1] Votre triste et touchant billet, mon
» cher oncle, a brisé nos cœurs ; je pleure et je
» souffre avec vous ; je vous suis dans tous les sen-
» timens douloureux que vous éprouvez. . . . . .

. . . .

« Est-il quelque être souffrant et malheureux qui
» n'attende de vous du secours et du soulagement ?
» Quel motif de courage pour votre âme grande
» et sensible ! votre foi et votre piété vous en pré-
» sentent de bien plus forts encore ! Ce Dieu qui se

[1] Lettre de Mme Charlotte Pichard née Pidou.

» servit en tant d'occasions de vos talens et de vos
» lumières pour rétablir la santé, a voulu les ren-
» dre infructueux pour cet être chéri. Ses voies
» ne sont pas nos voies !

» Modérez donc votre douleur toute juste qu'elle
» est, mon cher oncle, au nom de ces tendres
» parens plongés dans l'affliction et que le specta-
» cle de la vôtre achèverait d'abattre, au nom de
» toute votre famille éplorée, au nom de la société,
» de l'humanité entière à laquelle vous vous devez
» et dont vous fûtes toujours le conservateur et
» l'ami. . . . .

» . . . . Oui, les prières de ceux dont, à l'aide
» de Dieu, vous fûtes le sauveur, seront exaucées !
» Qui ne vous doit un père, un époux, un frère,
» un fils chéri ! Tous ces cœurs échauffés par la re-
» connaissance et l'amour s'élèveront vers le ciel,
« et en feront descendre sur vous le baume de ses
» divines consolations ! C'est à côté de mon petit
» enfant que je vous écris ; il se porte bien et,
» après Dieu, c'est à vous que je le dois. »

Le marquis de Lally-Tollendal lui avait écrit,
dès qu'il avait appris la maladie d'Auguste :

« J'ai appris hier au soir, monsieur, ce que je
» craignais d'apprendre, et ce qu'on m'avait nié
» depuis deux jours. Ce neveu, l'objet de toutes

» vos affections, a la petite-vérole. Quoiqu'on m'ait
» dit que tout allait bien et quoiqu'il vous ait près
» de lui, vous concevez cependant, si vous con-
» naissez mon cœur, et si vous rendez justice aux
» sentimens qu'il vous a voués, l'état de tourment
» où je suis quand je songe que vraisemblablement
» c'est moi qui ai porté chez vous et cette maladie
» et cette inquiétude, que je partage de toutes les
» facultés de mon âme. Par grâce, rassurez-moi
» par un mot sur cet enfant précieux, que j'aime
» dès que vous l'aimez, et soyez bien convaincu
» qu'on ne peut être plus sincèrement et avec plus
» de vivacité que moi, monsieur, votre, etc.

LALLY.

En apprenant la mort de cet enfant, M. de
Lally ressentit toute la sympathie qu'un cœur tel
que le sien, si longtemps, si cruellement éprouvé,
ne pouvait manquer de ressentir. Le chagrin qu'il
en eut aggrava son état; M. Tissot en ayant été informé lui fit adresser des conseils et des consolations auxquelles il répondit en ces termes :

« Quel excès de délicatesse et de bonté! Que
» je n'aie pas une autre idée que vous, que je forme
» le désir de racheter, s'il était possible, vos cha-
» grins aux dépens de ma vie, cela doit être; je

» serais un monstre d'insensibilité si cela n'était
» pas ; mais que vous pensiez à moi, que vous me
» fassiez adresser des paroles de consolation, vous !
» oh mon Dieu ! comme j'en conçois davantage et
» toute la bonté de votre cœur, et toute l'étendue
» de vos peines, et toute celle de notre malheur !
» On vous a parlé de moi, je le vois ; j'avais de-
» mandé cependant qu'on ne vous prononçât pas
» mon nom. Que vous font mes larmes? Que vous
» fait mon désespoir? Que vous fait ce sentiment
» qui m'attache à vous comme au frère le plus
» chéri, ce sentiment qui ne devait être fondé que
» sur la reconnaissance et qui devient tout à coup
» si profond et si étroitement serré par les liens ter-
» ribles du plus affreux malheur ! Je vous dois peut-
» être la vie et j'ai porté la mort dans votre famille
» et dans votre âme, et je suis venu de cent lieues
» pour cela ! Je m'arrête : quand vous pourrez, si
» vous pouvez jamais supporter ma présence, j'irai
» mêler mes larmes et mon cœur avec les vôtres.
» J'attendrai. Je respecte votre douleur autant que je
» la partage. Ne me répondez même pas. C'est bien
» assez, c'est peut-être trop que de prétendre à vous
» faire lire une lettre de moi, mais comment résis-
» ter à ce que vous m'avez fait dire ce matin? »

Zimmermann, cet ami de tous les temps, tou-

jours malade et malheureux, si faible lui-même
contre ses propres maux, essaya de soutenir et de
fortifier Tissot dans son épreuve. Ses conseils portent toute l'empreinte de son âme élevée et sensible.

                                Hanovre, 13 août 1790.

   « Ah mon chérissime ami ! je savais la cause de
» votre silence. Je sentais ce que vous devait coû-
» ter une lettre qui exprimerait votre douleur et je
» n'avais pas le courage de vous écrire. Votre
» touchante lettre du 31 juillet, arrivée ici le
» 10 août, m'a percé le cœur et m'a rempli de la
» douleur la plus profonde. Ah ! mon ami de qua-
» rante ans, que ne suis-je avec vous ! Que ne puis-
» je vous serrer dans mes bras, vous presser sur
» mon cœur, mêler mes larmes aux vôtres, pleu-
» rer, vivre et mourir avec vous ! Vous avez gravé
» toute la grandeur et toute l'étendue de votre
» affliction dans mon cœur avec des traits de feu.
» Elle est ineffaçable chez vous et chez moi. Je ne
» prétends pas de pouvoir vous consoler et vous ne
» devez jamais me déguiser votre douleur. Mais il
» existe pourtant des consolations. Je vous prie à
» genoux, je vous conjure d'essayer tous les moyens
» imaginables pour vous détourner de cette atten-
» tion constante sur vous-même et sur l'objet de

» votre affliction. Essayez tout, ne négligez point
» les moyens les plus simples. Après cela, mon
» chérissime ami, pensez sans cesse et n'oubliez
» jamais ce qu'Addison a dit : que notre imagina-
» tion nous rend susceptibles d'une immense me-
» sure de félicité et de misère, mais que Dieu seul
» connaît les voies et les moyens d'agir sur notre
» imagination. Dieu peut nous donner des idées
» selon son bon plaisir. Il peut nous remplir d'après
» sa volonté, de terreur, d'affliction et de félicité,
» sans l'aide d'un mot ; sans l'assistance d'aucune
» cause extérieure il peut créer dans notre âme une
» suite d'idées tout à fait opposées. Il peut nous
» plonger dans la plus profonde tristesse et faire
» succéder à cette tristesse le plus doux repos. Je
» ne dis pas cela aussi bien, ni près de là, qu'Ad-
» dison l'a dit, mais ce sont des vérités d'expéri-
» ence, des vérités d'une certitude parfaite. Vous
» ne pouvez donc pas dire, mon chérissime ami, que
» votre affliction ne mourra qu'avec vous. Cela n'ar-
» rivera point, si Dieu ne le veut pas. En détour-
» nant votre imagination sur d'autres objets, Dieu
» peut vous guérir, et j'espère en lui qu'il vous guéri-
» ra sans que vous sachiez comment et sans que je
» puisse vous en indiquer les moyens. »

» Hélas ! mon chérissime ami, je suis plongé

» comme vous dans la plus profonde mélancolie ;
» toutes les forces de mon corps et de mon âme
» sont éteintes à la suite d'une fièvre tierce dont
» j'ai eu la première attaque le 2 juin de cette
» année. Pendant les mois d'avril et de mai, j'ai
» eu beaucoup de chagrin. Les accès de ma fièvre
» ont été accompagnés de spasmes indicibles à la
» tête et partout le corps. Jamais je n'ai éprouvé
» de douleur pareille. Dans les accès, je savais ce
» que je voulais dire, mais il m'était impossible
» de trouver les mots les plus ordinaires pour ex-
» primer les plus simples de mes besoins. Quand
» l'accès était fini, je pouvais parler; mais mes
» énormes douleurs, accompagnées d'une très-
» grande faiblesse, duraient dans les intervalles
» des accès, pendant dix à douze heures. . . . . .
. . . .
. . » Tout ce qui fait du bien à d'autres, m'irrite
» et reste sans effet. La compagnie constante de
» ma femme, infiniment sensée et aimante, est
» mon unique soutien et mon unique consolation.
» Elle me supporte avec une patience angélique,
» mais sa santé et la sérénité de son âme se fond,
» en me voyant toujours triste et toujours souf-
» frant, incapable de me soutenir, incapable de
» me distraire, incapable de travailler et même de

» lire. Si je n'avais pas une si excellente femme,
» je ne désirerais que la mort à tout instant de ma
» triste existence....... mais le passage d'Addison
» dont je viens de vous parler, me reste et me
» console. Je sais par une longue expérience, que
» l'imagination la plus irritée peut se calmer et
» que la paix de l'âme peut succéder aux agita-
» tions les plus cruelles, au désespoir le plus par-
» fait, si Dieu le veut.

    » Travaillons de concert à nous relever, mon
» infiniment cher ami. Dites-moi ce que je dois
» faire et permettez que je vous dise que vous de-
» vriez faire quelque grand voyage. Puisque vous
» n'êtes pas physiquement malade, comme je le
» crois, vous n'avez pas besoin de faire attention
» au climat. Allez donc à Londres ; mille objets
» vous y intéresseront, et tout objet qui vous inté-
» ressera pour un instant diminuera votre tristesse.
» Vous mourrez sur le tombeau de votre cher Au-
» guste, si vous restez à Lausanne. Je ne puis pas
» vous conseiller d'aller en France, malgré tout ce
» qui y attire l'attention, car je crois que la triste
» situation de ce beau royaume vous désolerait.
» Je ne puis pas vous conseiller d'aller en Italie,
» puisque ce pays n'est plus nouveau pour vous.
» Si vous craignez le bruit de Londres, établissez-

» vous d'abord aux environs, par exemple à Wind-
» sor, et essayez peu à peu si vous soutiendrez le
» séjour de Londres. Vous aimez trop votre dou-
» leur, à ce que je crois, mon très-cher ami, et si
» cela n'était point, elle vous serait retracée à tout
» instant dans votre maison. Pensez donc, je vous
» en conjure, à quelque grand remède ; surtout à
» ce voyage d'Angleterre si vous vous sentez in-
» capable de travailler; mais si vous pouvez tra-
» vailler, reprenez, au nom de Dieu, votre traité
» des nerfs, cet ouvrage immortel, et pensez aux
» miracles que produira une occupation pareille,
» une attention si constante, si soutenue » . . . ,
. . . .

Tels étaient les conseils et les consolations de
Zimmermann. Hélas! ce n'était pas à Addison qu'il
fallait renvoyer une âme altérée de paix et de consolation, non que la pensée qu'il exprime ne soit
vraie et chrétienne, puisqu'elle établit que Dieu
tient nos cœurs dans sa main. Montrer Dieu comme la sûre et vraie ressource dans une grande douleur est bon, mais une telle consolation pouvait-elle
être offerte et acceptée d'emblée, sans rappeler
qui est Celui qui nous a obtenu grâce et donné
accès auprès de Dieu. Nous ne pouvons nous
empêcher de voir là un triste retour des choses

de ce monde. Vingt ans auparavant, Tissot cons-
seillait à Zimmermann la lecture de Candide, de
Pétrone et d'Horace, comme pouvant alléger ses
maux et Zimmermann n'a pour le relever maintenant que cette pensée d'Addison et un projet de
voyage !

M. Tissot essaya de se remettre au travail, qu'il
avait quitté pour soigner son petit-fils. Par une
triste coïncidence, c'était un mémoire sur les cime-
tières, destiné à montrer la nécessité de les éloigner des villes. Il y déterminait toutes les directions qu'ils devaient avoir, proportion gardée de la
population, la profondeur, la distance des fosses,
la nature du terrain la plus convenable pour que
les corps ne s'y décomposent ni trop vite, ni trop
lentement. Il s'y élève avec force contre l'usage de
garder les morts trop longtemps et contre la crainte
exagérée que témoignent quelques personnes d'être
ensevelies vivantes.

Ce qui rendait encore la douleur de M. Tissot
plus poignante, c'était le silence qu'il s'était imposé au milieu de sa famille. Il avait renfermé sa
douleur et s'était fait une loi de ne la point montrer aux siens. La profonde et amère souffrance de
son cœur réfoulée, avait trouvé cependant quel-

que soulagement à s'épancher dans un journal qui commence par ces mots :

Nulla dies mihi mœrorem e pectore demet.

« Si jamais cet écrit tombe entre vos mains, qui
» que vous soyez, n'y voyez point le délire d'une
» âme exaltée, il ne contient que les sentimens
» d'un cœur navré à jamais. » . . . .

. . . .

« Je trouve une certaine douceur à tracer ici
» cette fable charmante qui fit une si vive impres-
» sion sur ce délicieux enfant ; cette fable qu'il
» me demanda les yeux baignés de larmes de lire
» une seconde fois..... qu'il me redemanda le len-
» demain et le surlendemain, et qu'il se trouva
» savoir le quatrième jour, lui qui n'avait encore
» rien appris par cœur jusqu'alors.

L'ENFANT ET LE DAUPHIN.

Un enfant en Italie
Tous les jours se promenait,
Au bord de la mer il donnait
De son pain un peu de mie
A certain dauphin qui venait
Constamment *et qui se plaisait*
Si fort à sa compagnie,
Que dès que l'enfant l'appelait

Du fond des eaux il s'élançait
Et jusqu'au bord il s'avançait.
Quand l'amitié fut établie
Au dauphin l'enfant se fiait,
Il l'embrassait, le caressait.
Le dauphin à tout se prêtait.
Devant lui doucement il baissait son échine,
Pour ne pas le blesser rabattant mainte épine,
Que son dos hérissé portait,
Puis l'enfant il y recevait,
Se promenait près du rivage.
C'était merveille de les voir,
Tous les matins après les embrassades,
Aux écoles, à deux cents stades,
De le porter se faisait un devoir.
Il le ramenait sur le soir.
Mais est-il un bonheur durable?
La plus tendre amitié ne nous garantit pas,
De la dure loi du trépas.
Rien ne saurait fléchir la Parque impitoyable.
L'enfant, au plus beau de ses jours,
Est frappé d'une maladie,
Et la mort arrête le cours
Des plaisirs innocens d'une si douce vie.
Le pauvre dauphin, cependant,
Chaque jour paraissait sur la plage, attendant,
Pour rendre à son ami le service ordinaire,
Inquiet, ne sachant que faire,
Enfin ne le retrouvant plus,
Il s'abandonne au deuil, aux regrets superflus.
Il en conçut une douleur si vive
Qu'accablé de chagrin il mourut sur la rive.

» Il m'est absolument impossible de ne pas re-
» connaître que la Providence m'avertissait, par
» la bouche même de cet enfant, du coup affreux
» qui m'était réservé; puisse-t-elle se hâter d'ac-
» complir la prophétie! »

Arrivé à cette dernière période de la vie de M.
Tissot, je n'ai presque plus rien à dire sur le grand
médecin, le praticien, et le penseur. On oublie
ces qualités pour ne penser qu'à l'homme, l'homme seul intéresse. Peu importe en effet que cet
homme qui souffre, qui pleure, qui meurt de son
amour et de sa douleur, se soit appelé Tissot. Peu
importe que ce vieillard qui, en s'emparant tardivement de tout ce qu'il y a de plus doux dans la
vie, s'empare de ce qu'elle a de plus amer, ait
honoré son siècle et son pays, et ait laissé un nom
qui ne mourra point. Le langage de la douleur et
de la souffrance sont de tous les pays et de toutes
les intelligences.

A l'âge de soixante-deux ans qu'avait alors M.
Tissot, il était impossible que toutes ses facultés
aimantes se tournassent en douleur sans affecter sa
santé physique. Il changea rapidement, ses sens
s'affaiblirent, ses belles dents s'altérèrent, ses
mains devinrent tremblantes. Quelques mois le
rendirent méconnaissable.

La révolution française, qui le trouva penché sur la cendre d'un mort, fut pour lui un nouveau deuil profondément senti. L'inquiétude et la crainte commençaient à gagner tous les esprits. On ne parlait que de cela. M. Tissot, qui suivait avec la plus grande attention les progrès de l'anarchie, en avait d'avance prédit tous les maux et les excès. Il la détestait et voyait avec effroi ses principes se répandre dans sa patrie. L'ordre établi, toujours cher aux vieillards, l'était à M. Tissot par reconnaissance pour le passé autant que par inquiétude sur l'avenir ; mais de plus, par le motif que la soumission aux puissances est ordonnée de Dieu.

Les émigrés arrivaient en foule à Lausanne. Beaucoup d'entr'eux, qui l'avaient accueilli avec bienveillance à Paris dans leur prospérité, se présentèrent chez M. Tissot dans la détresse et le dénuement même; son cœur en était navré. Il le fut bien davantage lorsqu'il apprit la mort de Louis XVI. Aucun Français n'en fut plus douloureusement affecté que lui. Il conservait le N° 20 du supplément du *Journal de Paris*, du 20 janvier 1793, renfermant les votes des députés à la Convention, sur la question : « Quelle peine infligera-t-on à Louis? » Il y ajouta de sa main le nom des juges qui condamnèrent la reine et le fit relier et encadrer de noir.

Bien d'autres victimes qui lui étaient chères suivirent celle-là. Combien il regretta le vénérable
Malesherbes , avec lequel il avait passé tant d'heures précieuses, quinze ans auparavant , dans sa retraite de Fontenay ! Sa vie s'en allait par toutes ces
blessures.

Cependant il continuait à vaquer à ses occupations , quoique avec fatigue.

A la demande du baillif de Lausanne, Albert G.
d'Erlach , il rédigea un mémoire sur les subsides,
connus sous le nom de gages , que LL. EE. donnaient à quarante-huit étudians en théologie : ce
qui montait annuellement à mille cent-quatre livres en argent et mille sept cent vingt-huit mesures
de froment.

M. Tissot , en exposant ses doutes sur l'utilité
actuelle d'une institution très-louable, qui avait
sûrement fait beaucoup de bien dans son principe ,
signalait avec raison le danger de séduire par l'appât du gain une foule de jeunes gens de la classe
agricole, et de les entraîner à suivre une carrière,
pour laquelle ils n'avaient pas reçu de vocation.

Il indiquait un emploi beaucoup plus convenable
de cet argent, en proposant de réduire les gages à
trois ou quatre bourses destinées à favoriser les
études de quelques sujets vraiment remarquables ,

et d'employer le surplus à augmenter la pension de retraite des pasteurs âgés ou infirmes, ou celle que ceux-ci donnent à leurs suffragans.

On lui demanda encore un mémoire sur la question de savoir s'il convenait de permettre aux Genevois d'acquérir des fonds dans le canton de Vaud[1].

Au mois de juin 1794, M. Tissot fut atteint d'une fièvre rémittente, accompagnée de toux et de sueurs. Il voulut aller passer quelque temps dans un chalet au-dessus de Lausanne, pour y changer d'air et y boire du petit-lait, mais l'un se trouva trop froid pour son estomac, et l'autre trop vif pour ses poumons. Il fut obligé de redescendre à Monrion, où l'exercice du cheval contribua beau-

---

[1] La lettre de remerciement de M. d'Erlach est assez curieuse :

Monsieur,

« J'ai l'honneur de vous remercier pour l'envoi de vos
» notes pleines de sagacité et de justesse; permettez-moi,
» je vous supplie, de les copier, après quoi je vous les
» renverrai. Si la crainte de toucher de trop près à la
» propriété empêche peut-être de défendre absolument
» toute vente de fonds aux étrangers, je suis persuadé
» que du moins on les rendra très difficiles : je n'aurais
» point cette crainte, car en Angleterre où l'on a pour le

coup à le remettre. Il souffrait d'être obligé de se
ménager. La conversation, qui ne roulait que sur
les progrès de la révolution française, n'était plus
un délassement pour lui. Elle ne faisait qu'alimen-
ter ses peines et sa tristesse.

La température froide et humide qui succéda à

» moins autant de respect pour la propriété que partout
» ailleurs, les étrangers ne peuvent point acheter de
» fonds.

« ...... Il n'est pas douteux, monsieur, que vous êtes
» la première cause de l'enrichissement, si je peux me
» servir de ce mot, du Pays de Vaud, et surtout de Lau-
» sanne, et si vous étiez autorisé à prélever la dîme de
» toutes les sommes que vous y avez fait importer, vous
» seriez l'homme le plus riche du canton.

» Il serait bien à souhaiter, monsieur, que les Gene-
» vois pussent rentrer bientôt dans leur turbulente ville ;
» je crains qu'ils ne corrompent *notre excellent peuple*
» *du Pays de Vaud;* et lorsqu'ils seront rentrés chez eux,
» et que la tranquillité sera rétablie en Europe, il sera
» encore bien à souhaiter, je crois, qu'on rase leurs mau-
» dites fortifications; avec une simple enceinte, je crois
» qu'ils seraient plus heureux et plus tranquilles, et leurs
» voisins aussi.

» On assure que M. de Gœtz va être remplacé à Bâle
» par M. de Hardenberg; puisque le roi de Prusse est
» assez lâche et assez peu instruit pour essayer de travail-
» ler à la paix avec un gouvernement tel que la Conven-

l'été chaud de 1794, occasionna beaucoup de dyssenteries parmi le peuple. Le conseil de santé demanda au collége de médecine une instruction claire sur la manière de la traiter. M. Tissot, qui était l'âme de ce corps, s'en acquitta avec le zèle qu'il mettait à tout ce qui regarde le bien public. On en tira un grand nombre d'exemplaires, pour être répandus dans les endroits où il manquait d'autres secours. Il en fut de même d'une autre

» tion, c'est un bonheur qu'il y emploie ce ministre-là,
» qui passe pour n'être pas du tout porté à la paix, et
» qui, par conséquent, avancera à pas comptés et ne
» se laissera pas tromper facilement.

» Que de sottises on a faites, monsieur! de tous côtés
» on prétend que les Anglais ont travaillé sous main à
» perdre la Hollande pour s'emparer de ses colonies, mais
» vous verrez qu'il ne s'en empareront pas.

» Avez-vous vu M. de Precy à son passage à Lausanne,
» c'est un homme singulièrement simple, uni et modeste.
» Je sais de sûre part que les Français comptent s'empa-
» rer du Milanais avec la même facilité que de la Hol-
» lande, au moyen de la corruption employée avec grand
» succès par des agens envoyés d'avance.

» J'ai l'honneur d'être, monsieur, avec une considération très-distinguée, votre très-humble et très-obéissant serviteur.

D'ERLACH DE SPIETZ. »

Berne 10 mars 1795.

instruction rédigée par M. Tissot, pour traiter les personnes mordues par des chiens enragés. Un dernier travail devait bientôt l'occuper, c'était le récit de la vie de son ami Zimmermann, dont la santé chancelante était complétement ruinée. Ses discussions, sa lutte contre l'illuminisme et les sociétés secrètes, qu'il accusait de tous les maux de l'Europe, et la crainte de voir l'Electorat de Hanovre devenir le théâtre de la guerre y portèrent le dernier coup. Il était tombé dans une mélancolie profonde. Le 4 octobre 1794, il parlait avec la plus touchante sensibilité à Tissot de la joie qu'il avait éprouvée en apprenant son rétablissement, mais il y montrait, du reste, le plus grand accablement. « Je cours risque, disait-il, de de- » venir, encore cette année, un pauvre émigré, » forcé d'abandonner sa maison avec la chère com- » pagne de sa vie, sans savoir où donner de la tête, » où trouver un lit pour y mourir. »

Tissot fut frappé de l'affaissement et de la tristesse de celle du mois de décembre qui suivit. Il le sollicita de la manière la plus pressante de venir auprès de lui avec Mme Zimmermann. En vain lui représenta-t-il qu'il y jouirait de la plus entière sécurité, de toutes les douceurs de la paix et de l'amitié. Mme Zimmermann tomba malade, Zim-

mermann ne tarda pas à l'être aussi, au point de
devoir renoncer à toute occupation. Enfin tourmenté d'une idée fixe, celle que l'ennemi dévas-
tait sa maison, il mourut le 7 octobre 1795. Sa
mort fut vivement sentie par M. Tissot.

A la demande de Mme Zimmermann, Tissot
écrivit la vie de son ami. Quelque étranger que ce
genre de composition fût à son talent, il s'y mit
avec ardeur. Peut-être écrivit-il cette notice avec
trop de verve, et ne s'attacha-t-il pas assez à l'ordre, à la netteté dans la narration; néanmoins,
on ne peut la lire sans intérêt.

Ce n'est point, dit-il lui-même, un éloge académique; toutefois il me semble qu'en général il
n'y a pas assez accusé les défauts de son ami pour
être rigoureusement vrai. M. Necker écrivait à
Tissot :

Coppet 25 février 1797.

« Permettez-moi, monsieur, de vous remercier
» de la bonté que vous avez eue de m'envoyer
» l'éloge historique de M. Zimmermann. Cet hom-
» me distingué par de grands talens et par de
» grandes vertus était digne de vous avoir pour
» ami, et vous le rendrez cher à tous vos lecteurs.
» Vous employez pour y parvenir ce *charme cal-*
» *mant* que vous attribuez au langage de M. Zim-

» mermann, et comme si ce mérite n'eût pas suffi
» pour attacher à votre ouvrage, vous y avez ré-
» pandu un grand nombre d'idées générales que
» vous gravez dans l'esprit en peu de mots.

   » Agréez, je vous prie, l'hommage de ma re-
» connaissance et une nouvelle assurance de mon
» estime profonde et de mon inviolable attache-
» ment.   NECKER. »

De quelque côté que se tournassent les regards
de M. Tissot, ils ne pouvaient lui apporter du dehors aucune impression de calme et de tranquillité.
M. Tissot était patriote dans le vrai sens du mot.
Il aimait sa patrie tout entière, il aimait ceux qui
gouvernaient et ceux qui étaient gouvernés. Nous
l'avons dit, il eut quelques sujets de mécontentement[1], mais ils furent passagers, ce furent des torts
qu'il pardonna, et en les pardonnant il resserra
peut-être encore le lien qui l'unissait au souverain.
Dès longtemps il avait compris que le pouvoir ne
s'exerce jamais par des hommes sans qu'il y ait du
mal et beaucoup de mal commis. Aussi ne deman-

[1] Je n'ai point mentionné quelques petits désagrémens
qu'il eut à l'occasion de Monrion, à son retour de Pavie,
non plus qu'un procès fort ennuyeux pour un droit d'eau,
dans lequel il ne fut pas traité *avec faveur*, etc.

dait-il pas au gouvernement plus qu'il ne pouvait
donner, et il trouvait que celui de Berne était, à
tout prendre, bienfaisant et paternel. Tissot avait
d'ailleurs pour amis les hommes les plus distingués
et les plus respectables de l'aristocratie bernoise.
Les Haller, les d'Erlach, les Steiguer, les de Muralt, les de Graffenried, Albert de Mulinen surtout, étaient bien faits pour la lui rendre chère.
Quant aux sujets, il ne pouvait voir sans terreur
se lever pour eux l'aurore d'une liberté préchée et
octroyée par la république française, souillée du
sang de tant d'innocentes victimes. Aussi tous les
symptômes d'agitations, tous les mouvemens com-
primés et qui menaçaient le régime politique sous
lequel il avait vécu et auquel il avait prêté le secours de son illustration, ne pouvaient qu'assom-
brir encore le soir déjà si triste de M. Tissot.

Frédéric César De LaHarpe venait de publier
l'*Essai sur la constitution du Pays de Vaud*, qui sou-
leva tant de discussions et d'animosités. M. Tissot,
fort au courant des détails de l'administration,
trouva que plusieurs des assertions contenues dans
cet essai pouvaient être contestées ; il obtint en
outre de M. d'Erlach de Spietz, des informations,
d'après lesquelles il rédigea ses notes sous forme
de lettre au colonel De la Harpe. Cette lettre,

qui se trouve en manuscrit parmi les papiers de
M. Tissot, était-elle destinée à la publicité? Je
l'ignore.

M. Tissot ne croyait pas, ... eh! qui le croyait
alors? .... que l'exilé De la Harpe parviendrait, à
force d'énergie, à renverser la puissance de Berne.
Aussi traite-t-il comme le rêve d'un esprit exalté
tout le plan d'organisation des états, projeté par
M. De la Harpe. Mais à la fin de sa lettre, il feint
pour un instant de le prendre au sérieux, et signale
à son auteur une lacune importante, c'est l'oubli
des honneurs qui devaient être rendus au restaura-
teur de la constitution vaudoise. M. Tissot y a
pensé pour lui. Son âge lui faisant espérer de pouvoir
présider la première assemblée des députés des
communes, le premier vote qu'il y sollicitera sera
de rappeler le colonel De la Harpe avec le plus
grand éclat. Une députation sera envoyée à sa rencontre. On instituera une fête en son honneur, et
le premier emploi des deux cent quatre-vingt-seize
millions que les deux cent trente-six familles auront rendus, sera consacré à l'érection d'un monument digne de LaHarpe, dans l'endroit qu'il dési-
gnera, avec cette inscription :

La patrie reconnaissante
à
LaHarpe le grand!!!

Après quarante années la pensée de Tissot va recevoir son exécution dans les lieux où La Harpe a vu le jour.

Nous avons besoin de le dire : Tissot n'avait en vue que le fougueux patriote, le La Harpe de 1796. Que n'a-t-il vu, comme nous, descendre dans la tombe La Harpe en cheveux blancs ! il n'eût pu se défendre d'aimer ce vieillard vénérable, ce vrai républicain, au cœur dévoué et généreux. Pour nous, libres de toutes ces préoccupations qui divisent les enfans d'une même patrie, il nous est doux d'unir dans un même sentiment d'amour et de reconnaissance ces noms si chers ! Puisse le patriotisme et le dévouement d'un Tissot et d'un La Harpe, trouver parmi nous beaucoup d'imitateurs !

La santé de M. Tissot s'altérait de jour en jour. On l'engageait en vain à essayer de passer l'hiver dans le midi de la France ou en Italie. M. Rast s'offrait à l'y accompagner. Il ne pouvait s'y décider. Il ne pouvait se soumettre à s'occuper de lui-même, tout son bonheur etait de travailler à celui de ses enfans adoptifs. Son affection si tendre, si désintéressée, lui avait fait donner par eux un nom arabe [1] qui signifie *notre bonheur.* Avec quel chagrin ne voyaient-ils pas s'approcher le moment

[1] Bathmendi.

d'une séparation qui, selon toute apparence, ne pouvait être bien éloignée! M. Tissot dépérissait à vue d'œil, et son état aurait exigé des ménagemens auxquels il lui était impossible de s'astreindre. Il écrivait si facilement, que le travail de corriger ce qu'il avait dicté lui paraissait plus pénible que celui d'écrire lui-même [1]; aussi ne pouvait-il point se servir de sécrétaire, néanmoins il travaillait beaucoup.

Le 2 mai 1797, après avoir fait sa tournée de visites et le soir une promenade à Monrion avec un des enfans Dapples, M. Tissot fut surpris par un violent frisson. La nuit fut très-inquiète; le lendemain il se manifesta de la toux et un point au côté droit de la poitrine qui furent combattus par la saignée et les antiphlogistiques. La toux diminua, l'expectoration s'établit, mais ce symptôme rassurant n'annonçait point la guérison. Mme Tissot prit mal le surlendemain et de la même manière que son mari : mais chez elle la maladie eut une marche beaucoup plus rapide. Pendant trois semaines, elle ne put prendre chaque jour que quelques gouttes de bouillon clair et

---

[1] Une des dernières consultations qu'il ait reçues lui fut adressée de Constantinople, par le docteur Razi, médecin du capitan-pacha.

d'une potion calmante. Elle fut exaucée dans son désir ardent et souvent exprimé de ne pas survivre à son époux. Celui-ci, quoique doué d'un cœur si aimant et de tant d'affection pour sa femme, ne montra que peu de sensibilité à la nouvelle de sa maladie et point du tout en apprenant sa mort. Il était alors extrêmement affaibli et passait plusieurs heures de la journée dans un état qui n'était ni de la veille ni du sommeil, dont il sortait si on lui parlait très-haut, pour y retomber immédiatement, après avoir répondu avec précision à ce qu'on lui demandait. Cet état singulier commençait ordinairement à 9 heures du matin, et durait jusqu'à 2 heures ; le pouls et la respiration étaient très-faibles ; ils devenaient plus forts lorsqu'il avait cessé. Au sortir de cet engourdissement, M. Tissot reprenait le sujet de conversation qui l'occupait avant que d'y entrer, au même point où il l'avait quitté.

La maladie qu'il avait eue trois ans auparavant avait laissé dans le poumon des tubercules qui s'enflammèrent ; la suppuration s'y établit et attaqua différens organes. L'œil droit en fut entièrement décomposé ainsi que le rein gauche. Son extrême faiblesse ne permettant pas de lui faire changer de position, son dos ne fut bientôt qu'une plaie. De là de cruelles douleurs qu'il supporta avec une douceur et une patience admirables.

L'homme qui avait passé sa vie à soulager les maux de l'humanité en fit alors une épreuve terrible. Ils semblaient s'être tous à la fois concentrés dans son corps pendant les quarante-un jours de cette longue agonie.

Dès la seconde période de la maladie, M. Dapples avait appelé auprès de lui M. le Dr Scholl, dont les lumières, la dextérité et la force physique furent également précieuses. M. le Dr Benvegnin, à peine convalescent d'une fièvre nerveuse dont M. Tissot venait de le guérir, eut aussi la douceur de lui rendre les soins qu'il en avait reçus.

M. Tissot continuait à attacher quelque intérêt aux nouvelles politiques. Les succès de Bonaparte en Italie l'effrayaient, il soupirait ardemment après la paix. Il reçut avec joie la nouvelle que les préliminaires en avaient été signés à Leoben, mais plus tard il fut attristé en apprenant la ruine de la répu-

---

¹ M. Benvegnin avait été choisi par M. Tissot pour être envoyé à Paris afin d'y étudier aux frais de LL. EE. sous le célèbre Dessault. Le chagrin qu'il eut de ne pouvoir sauver la vie à celui dont Dieu s'était servi pour la lui conserver, le fit tomber dans une profonde mélancolie dont il ne s'est point relevé, et il lui a peu survécu.

25

blique de Venise, qui lui avait donné des marques si honorables d'estime. Il y eut des momens
dans sa maladie où il sembla que les facultés de
M. Tissot se fussent un peu ranimées. Il se fit
lire une fois le sermon sur la montagne, mais du
reste il ne parla point de l'état de son âme. Il s'occupa souvent de ses amis, les fit appeler les uns
après les autres auprès de son lit pour leur donner
ses conseils et ses directions. Lui-même prit plaisir
à leur distribuer, en souvenir, les présens honorables qu'il avait reçus de plusieurs souverains, et
se plut à leur donner quelques directions sur leur
santé. Mme de Montolieu, douée d'une imagination vive et d'une grande mobilité, se frappait facilement l'esprit dès qu'elle avait quelque mal.
M. Tissot lui recommanda avec toute l'autorité
dont il savait user dans l'occasion, de ne jamais
faire appeler de médecin et de laisser agir la nature autant que possible. Avec une santé fort délicate, nous l'avons vue arriver à l'âge de quatre-
vingts ans, et se rappeler toujours avec reconnaissance les derniers avis de l'excellent ami qu'elle
avait perdu.

Un jour M. Tissot témoigna le désir qu'on fît
appeler en consultation M. Jurine et M. Odier.
M. Dapples écrivit tout de suite à Genève, mais le

soir même, M. Tissot fut si faible que M. Dapples, croyant le dernier moment arrivé, crut devoir les prévenir qu'ils feraient peut-être une course inutile. Cela n'arrêta point M. Odier qui se rendit seul auprès de son collègue mourant. En le voyant, M. Tissot se ranima et témoigna du plaisir à l'entendre ; mais sans qu'on puisse en assigner la cause, ce fut en latin qu'il répondit à toutes ses questions avec une parfaite clarté.

Parvenu à la troisième période de sa maladie, M. Tissot souffrait peu. L'attention la plus soutenue à prévenir ses désirs, ni les soins les plus tendres, si doux à rendre à ceux qu'on aime, ne pouvaient plus prolonger une vie dont le terme était marqué.

Ce fut le 13 juin 1797 que se termina cette longue agonie. Il était âgé de soixante-neuf ans et trois mois.

La nouvelle de sa mort causa un deuil général.

Le 16 juin la ville de Lausanne vit sortir de la maison Fraisse, vis-à-vis de l'hôtel-de-ville, un cercueil porté par les étudians. Un cortége nombreux, formé de tous les corps de l'Etat, le suivait avec recueillement. Tout le peuple s'y joignit. Chacun sentait qu'il avait perdu un bienfaiteur et un ami. Les pauvres s'y faisaient remarquer par tous les signes d'un sincère regret.

A cette oraison funèbre, la plus éloquente de toutes, M. le professeur Dutoit, recteur de l'académie, ajouta quelques paroles. Elles étaient adressées aux parens réunis sur la tombe.

» Messieurs,

» C'est avec la plus vive douleur que notre com-
» pagnie vient se joindre à vous, pour rendre les
» derniers devoirs à la dépouille mortelle du grand
» homme que vous pleurez et que pleurent avec vous
» tous ceux qui le connurent. Il vous servit de père,
» messieurs, et par ses lumières ainsi que par
» sa célébrité, il fut longtemps l'ornement de notre
» corps : il n'est aucun de nous dont en particulier
» il n'ait mérité la reconnaissance. Cependant les
» larmes que nous versons sur sa tombe l'honore-
» ront bien moins que le souvenir que nous con-
» serverons de ses bienfaits et de ses vertus. L'Eu-
» rope admira et admirera ses talens, son profond
» savoir, ses travaux; mais nous, qui l'avons vu
» de plus près, nous qui avons eu le bonheur de
» vivre avec lui, nous ne cesserons d'admirer en-
» core son zèle ardent et éclairé pour la religion et
» les mœurs, son entier dévouement à l'humanité

» souffrante, l'intérêt vif et efficace qu'il prit à
» l'instruction de notre jeunesse et sa constance
» vraiment chrétienne au milieu de ses maux.
» Bénissons Dieu, messieurs, de ce qu'il a daigné
» terminer ces longues et douloureuses souffrances,
» et, en payant au bienheureux défunt le tribut
» de regret que nous lui devons à tant de titres,
» disons : Le Seigneur l'avait donné, le Seigneur
» l'a ôté, son saint nom soit béni. »

Bien des témoins occulaires de ces funérailles
pourraient nous dire de quelle émotion fut saisi le
peuple à la vue des derniers restes de celui qui
l'avait le plus honoré; mais peu de personnes pen-
sèrent que Tissot ne précédait que de quelques
mois au tombeau le régime politique dont il emportait la plus belle décoration. Notre liberté ne
put se parer de ce nom si pur et si respecté; mais
pourtant il nous appartient, et tant que le canton
de Vaud n'aura pas renié le pays de Vaud, Tissot
restera nôtre pour servir aux jeunes générations
d'encouragement et de leçon. Il ne sera pas, nous
pouvons y compter, de ceux que leur lieu ne reconnaît plus.

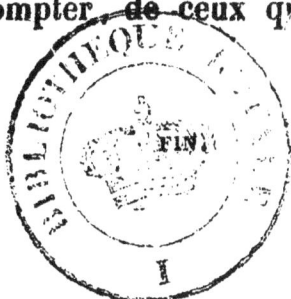

FIN

www.ingramcontent.com/pod-product-compliance
Lightning Source LLC
Chambersburg PA
CBHW061113220326
41599CB00024B/4025